国家医学中心创建经验丛书

总主编 梁廷波 黄 河

浙一路·流光溢彩

浙一护理史

王华芬 主编

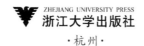

ZHEJIANG UNIVERSITY PRESS
浙江大学出版社
·杭州·

图书在版编目(CIP)数据

浙一路·流光溢彩：浙一护理史/王华芬主编. -- 杭州：
浙江大学出版社, 2022.10
ISBN 978-7-308-23096-4

Ⅰ.①浙… Ⅱ.①王… Ⅲ.①医院—护理—历史—史
料—浙江 Ⅳ.①R47-092

中国版本图书馆CIP数据核字（2022）第176159号

浙一路·流光溢彩： 浙一护理史

王华芬　主编

责任编辑	殷晓彤	（yinxiaotong@zju.edu.cn）
责任校对	陈　宇	
封面设计	周　灵	
出版发行	浙江大学出版社	
	（杭州天目山路148号　邮政编码：310007）	
	（网址：http://www.zjupress.com）	
排　　版	浙江时代出版服务有限公司	
印　　刷	浙江省邮电印刷股份有限公司	
开　　本	710mm×1000mm　1/16	
印　　张	23.5	
字　　数	400千	
版 印 次	2022年10月第1版　2022年10月第1次印刷	
书　　号	ISBN 978-7-308-23096-4	
定　　价	188.00元	

《浙一路·流光溢彩：浙一护理史》
编委会

主　编　王华芬

副主编　许骁玮　赵雪红　邵乐文　黄丽华

　　　　　章梅云　陈黎明　卢芳燕　冯洁惠

编　委（按姓氏笔画排序）

卫建华	王　莺	王飞霞	王招娣	王晓燕
王群敏	方晓眉	叶　娟	孙彩虹	孙燕燕
杨丽萍	肖林鸿	吴毅颖	余淑芬	沈秀兰
张洁苹	陈　霞	陈晓君	罗　洁	金建美
金爱云	郑小红	孟海燕	胡倩希	郦美玲
俞　伶	俞　超	姜香云	袁　静	莫军军
顾　青	徐　燕	徐小宏	徐红霞	高春华
陶思怡	章华芬	章夏萍	韩毛毛	童晓飞
蒲小玲	魏　巍			

序

星河璀璨，物华流光。

人类数千年的发展史孕育出璀璨的文化，如春雨润物般恩泽后世，而为人类健康保驾护航的医学在人类的发展中作出了不可磨灭的贡献。护理学作为医学不可或缺的一部分，同样在人类健康事业中发挥着举足轻重的作用。自南丁格尔带领护理团队穿梭在克里米亚战场到全球护理人共同抗击新冠肺炎疫情、维护公共卫生安全，护理学已走过近 200 年的光辉岁月，肩负起了救治生命、减轻痛苦、增进健康的专业职责，为维护和促进人类健康的事业作出了积极的贡献。

春风带雨，泽世未央。

浙江大学医学院附属第一医院（简称"浙大一院"）自 1947 年 11 月 1 日建院至今，已走过了 75 载峥嵘岁月。漫漫征途，数代浙一人秉承严谨求实的职业价值观，前赴后继，不断探索、不断创新，在艰难崎岖的征途中走出了一条快速发展之路，跻身于国内先进之列，创造了历史。纵观浙大一院 75 年的发展史，无论是建院初期的开疆拓土，还是如今六大院区的齐头并进，浙大一院前行的每一步，都离不开数代浙一护理人的默默奉献与不懈努力。作为浙江省护理质控中心的挂靠单位，浙大一院始终以奋斗的姿态与时代"双向奔赴"，用责任托起使命，为浙江省护理事业"燃烧"。这一路艰辛与风景相伴，这一路汗水与收获并存。成长中的浙一护理，汇细流以成其大，兼风雨以成其远，迎日月以蔚其观。

而今，医院的发展开启了新征程，护理学科的建设是医院建设和发展的核心之一。护理团队紧跟医院高质量发展的步伐，积极推动护理学科发展，围绕一流临床和护理学科的建设需求，凝聚一流人才队伍，进一步提升管理能力、完善管理体系，努力让浙一护理成为行业标杆。

芝兰生于林，以人而芳。

《浙一路·流光溢彩》解开了时光的封印，记录了浙一护理发展中鲜明生动的人物间温暖翔实的故事，多视角展现了浙一护理人在临床、教育、科研、管理及社会担当等方面的付出与成长。该书是所有浙一人的共同回忆，具有较高的史料及人文价值。每一个浙一护理人都可以从中找到属于自己的足迹与身影、情感与价值，从而激发更大的职业热情与能量。

浙江大学医学院附属第一医院党委书记

2022 年 10 月

　　筚路蓝缕，以启山林。1947 年 11 月，浙江大学医学院附属第一医院护理学科成立。75 年栉风沐雨，浙一护理人秉承"严谨求实、仁爱笃行"的核心价值观，以"融合临床、教学、科研，践行最佳护理，激发潜能、点燃希望，为人类健康和幸福作出贡献"为使命，朝着"提供国际一流的健康照护"的愿景不断向前，为推进全省护理事业的发展谱写了浓墨重彩的华章。

　　弦歌不辍，薪火相传。回首过往，历代浙一护理人兢兢业业、励精图治，将全部的心血和精力献给了他们所深爱的护理事业，为医院发展作出了卓越的贡献。在建院 75 周年之际，浙一护理团队述往思来，向史而新，梳理浙一护理的发展历程，组织编写《浙一路·流光溢彩》一书，用细腻的笔触、真挚的情感与诸君共飨。

　　《浙一路·流光溢彩》一书以时间轴为主线，通过层林尽染、百舸争流、雄关漫道真如铁、而今迈步从头越四个篇章，追溯护理历史、介绍护理重点学科史、回顾重大社会事件、展望护理未来，全方位多角度展示浙一护理发展的历程，内容涵盖护理管理、临床工作、护理教育、科研创新、文化建设、社会担当等方面，力求真实、全面和深刻。

　　回忆是一双翅膀，带领着我们穿越时空，去探寻浙一护理在漫漫长路上留下的每一个片段。如同珍贵的吉光片羽，流光溢彩，悠长而隽永。这是我们世代相传的精神财富，它刻入了我们的血脉，塑造着我们的形象，淬炼着我们的思想。历史总是要向前的，而今我们珍藏这份最亲切、最温暖的记忆，凝聚历代护理人的磅礴力量，以薪火相传、玉汝于成的姿态，迎接继往开来的新时代。

本书历时近一年编纂而成，汇聚了诸多护理前辈、专家和院领导的心血，也得到了浙江省档案馆、浙江大学档案馆、浙江省卫生健康委员会档案室以及浙大一院综合档案室和病案室等多家单位、多个部门的鼎力支持与无私帮助，在此一并致以最诚挚的谢意。主编团队尽了最大的努力对本书进行斟酌与修改，但受篇幅、时间和水平限制，仍有部分内容无法展现。如有疏漏及不足之处，恳请护理前辈、护理同仁及广大读者朋友们予以斧正。

浙江大学医学院附属第一医院护理部

2022 年 10 月

目　录

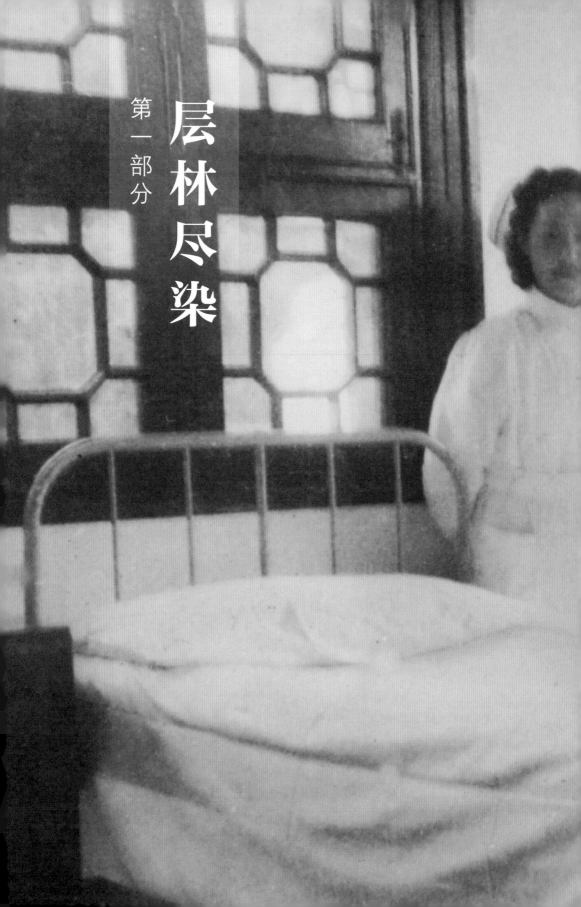

第一部分

层林尽染

踏岁月山河，卷书留迹；恣山川百肆，史写千秋。

浙大一院从成立至今，已历经 75 载时光。岁月积淀之下，是涵济天下的道义之德，也是良医躬谦的矜名处世；是众笔齐书的山川锦绣，也是同心协力的救死扶伤。

救治、惠民、公益、服务，我们立志为"生命"服务，功立而不居。不断提高护理技术，提升服务水平，培育勤奋敬业的专业人员，推动科学建设，营造学术氛围，引进项目技术，为医院的成长和发展建立成熟的机制。

文化在于传承积淀，更在于耕耘创造。为民立德，为医立功，为业立勤，为学立言。

博施济众，医者仁心。

百年的历史沉积之下，以德修身，以德造才，以德服众，以德惠民，以"立德"为情怀，铸就造化，立功品格。

百年的历史沉积之下，层林尽染，鹰击长空，以史为记，写下我们奋进的历程，以昭岁月。

南方协和　弄堂起步

新中国成立前，战火连天，社会动荡，浙江为数不多的医院都被迫停业，就连教会医院也陆续关闭。

"要把浙江大学办成综合性大学，就必须有医学院，而且在文理学院的基础上，办医学院更为理想。"1946年冬，在浙江大学首任校长竺可桢先生的这一倡议下，医学院开始筹办。

1947年3月，浙江大学医学院正式获批成立，王季午教授被聘任为医学院院长。由于当时没有合适的医院可供临床教学与学生们实习，所以王季午教授开始筹办教学医院。同年4月，浙江大学从医学院的筹备款中抽出一部分资金购买直大方伯巷（旧称"头发巷"）田家园6号和9号王姓住宅，作为医院用房，计地3亩8分（约）。经半年修缮，1947年11月1日（这是个值得浙一人永远铭记的日子）国立浙江大学医学院附属医院（简称"浙大医院"）正式开院应诊，一家"弄堂医院"在杭州田家园诞生了，成为浙江大学医学院附属第一医院的前身，这也是浙江省第一所正规的教学医院。

　　1947年11月1日，天气晴朗，杭州田家园至头发巷一带热闹非凡。下午两点，竺可桢先生和王季午先生携夫人参加医院开幕典礼，仪式由竺可桢先生主持。

　　据《东南日报》（《浙江日报》的前身）报道："蒙党政长官、医界先进暨各界领袖宠赐隆仪莅临参观指导，不胜荣幸。"

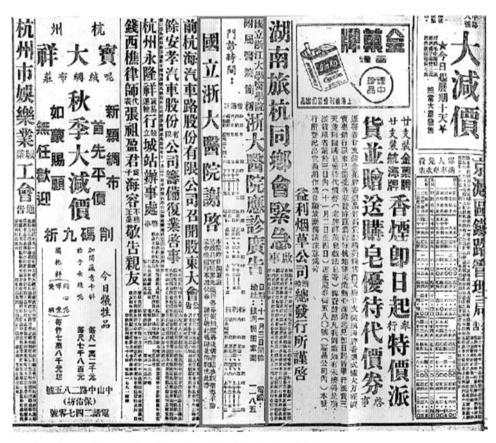

1947年11月2日，《东南日报》中缝位置刊登国立浙大医院开业应诊广告

　　《国立浙江大学校刊》（《浙江大学报》的前身）是这样描述的："……新设附属医院……本校师生及来宾前往参观者，极为拥挤，头发巷上，途为之塞。据参观后归来者谈，内部设备极为完美，诸医师护士态度和蔼，招待甚周，此实为本校之福音云……"

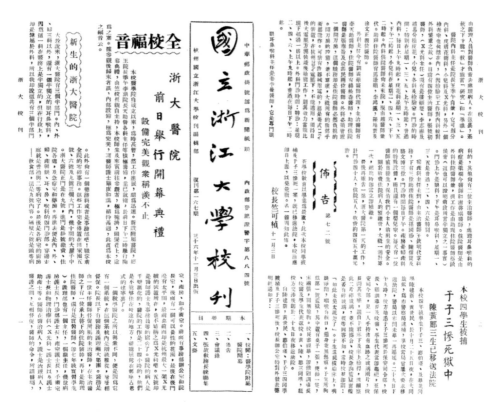

1947年11月3日，《浙大医院前日举行开幕典礼》一文在《国立浙江大学校刊》刊登，文中报道了医院正式开幕及介绍了开幕时医院的概貌，作者表示医院设备完美，观后称羡不止

　　开幕典礼结束后，竺可桢夫妇、王季午夫妇与全体员工合影留念。在这张珍贵的黑白照片中，背景楼是医院当时最好的建筑，面积为648平方米，一楼是手术室，二楼是妇产科和眼科病房，该楼位于田家园6号；护士们头戴燕尾帽，身穿白大褂；女士们化着淡妆，发型是20世纪40年代最时髦的波浪式卷发；男士们都身穿西服，打着领带。

　　也许当时这张珍贵照片中的医院"创始人"们谁也不曾想到，照片中的文化一直传承到现在，成为医院文化的象征。至今浙大一院还保留着男士打领带、女士化淡妆这个约定俗成的"领带"文化。

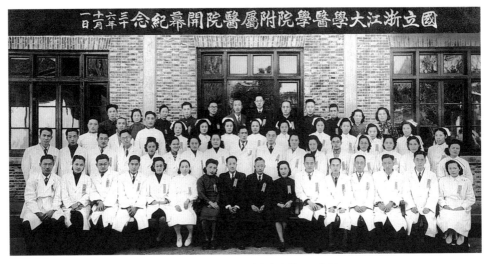

国立浙江大学医学院附属医院开幕，竺可桢夫妇、王季午夫妇与全体员工合影

開幕紀念合影人員名單

第四排：　李壽泉　孫婉英　沈矛令　殷開茂　白潔　陳鬆年　田浩來　孫任烜　張正勤　戴樂培　潘志遐　費登珊

第三排：　黃錦才　任一陽　章交學　王永馥　張德珊　詹穎霞　朱國華　戴銘瑾　汪輝忠　姜愛信　俞增福　吳果誠　沈乙白

第二排：　蔡琛　吳潤輝　屠珍荃　王靈芝　肖慶國　駱文博　孫國珍　施綬經　徐文正　馬逢順　陳信寶　李鴻漢　俞培琴　蔡鋮侯　俞壽民　羅靖寰　張泰侖

第一排：　賀繡君　李志彬　樓福慶　姜辛曼　張發初　李天助　陳汲　竺可楨　王季午　張簡青　郭紹宗　梁樹今　劉震華　趙易　王欽明　楊鬆森

国立浙江大学医学院附属医院开幕纪念合影人员名单

前排右中：原浙江大学校长竺可桢教授及夫人陈汲女士。

前排左中：原浙江大学医学院院长兼附属医院院长王季午教授及夫人张简青女士。

前排左六：郭绍宗，代理护理部主任，曾就职于北京协和医院，曾任李宗仁先生的保健护士。

前排右六：李天助，参与了医学院和附属医院的筹建工作，时任副院长，外科主治医师。

前排右一：贺绣君，时任护士长，后任护理部主任，李天助副院长的夫人。

第二排右二：吴润辉，时任护士长。

第二排右三：王灵芝，时任护士长。

第三排右一：黄锦才，时任护士长，后任护理部主任。

第三排右二：任一阳，时任护士。

第三排右三：章文学，时任护士长。

第三排右四：王永馥，时任护士长。

第三排右五：张德珊，时任护士长。

第三排左一：沈乙白，时任助理护士。

第三排左四：姜爱信，时任护士长。

建院时，医院建筑面积为2770平方米。门诊部内设传达警卫室、急诊科、门诊各科室（内科、外科、妇产科、儿科、眼科、耳鼻喉科、牙科、皮花科）、化验室、药房、挂号处、收费处；住院室设有消毒室、手术室、产房等，病房共有病床60张，分头等、二等、三等；医院还设立了营养室、职工食堂、开水灶、洗衣房等；行政办公在中央楼房内，有院办室、总务科、会客厅；职工宿舍分为上下楼，一楼的三间大厅供职工室内活动用，放有乒乓球桌，在这里可以组织节日文娱表演、举办周末舞会。职工宿舍楼旁边有花园草坪、假山石洞、小桥流水，环境幽雅。

医疗设备主要由行政院善后救济总署、联合国善后救济总署（"二战"后的

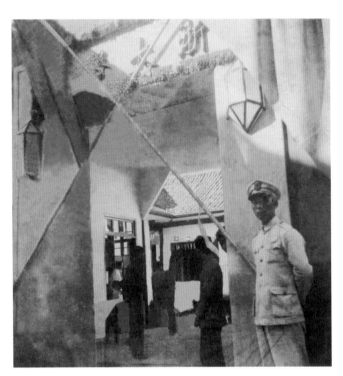

1947年11月1日，医院开幕时的大门

医院院史志记载的浙大医院所在地址

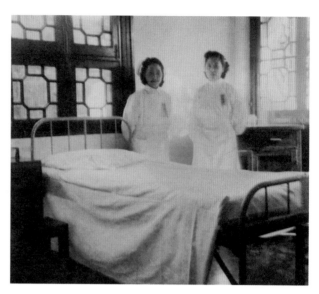

1947年11月1日，医院开业时的病房及护士长

一个国际组织）和美国医药援华会援助，重要仪器有显微镜、X 光机和心电图仪等，虽然只能做三大常规和 X 线透视、摄片、心电图等，但当时我国刚结束抗战，经济十分困难，这些设施在当时已经是非常先进了。

　　建院初期，医院大门设在田家园 9 号。东临头发巷，南面是绸业会馆花园围墙，西边是窄窄的大王庙巷，巷中有座萧王庙，据说是古代祭奉狱神和关押囚犯之处，北靠马所巷。田家园是条偏僻、狭窄、崎岖不平铺满碎石子的小巷。巷子很窄，许多远道慕名前来的患者经常找不到大门，只能乘坐人力车或三轮车进出巷子，急救车也不能开到医院门口，只能停在庆春街头发巷口，再用担架将患者抬到急诊室。急诊室面积仅 10 平方米，诊查床是一张小木板床，那时急诊科没有任何抢救设备和药物，也没有固定的医生和护士。一旦有急诊患者，由内科门诊急诊值班护士接诊，敲急诊钟分科①。

_____

① 铛铛连续声为内科急诊，连续两声为眼科急诊，连续三声为耳鼻喉科急诊，各科值班医生根据钟声到急诊室应诊。一唤实习医师先到评估，二唤医师，三唤住院总医师到场处理，急诊手术由住院总医师负责。当时急诊者很少，平均每天接诊一两个人，病种也非常单一，仅为上呼吸道感染或急性胃肠炎等疾病，重病患者则直接收住病房。

　　办好浙大医院最重要的问题是人才。医院开创前期，急需医学、护理专家和管理人才。在王季午院长的大力号召下，医院短期内招到了 10 余位有护士长工作经验的护理管理人才。当时也有人提议请王季午院长的夫人张简青女士出任护理部主任。张简青女士在北京协和医院护理部工作过，按经历和年资等条件，担任护理部主任完全符合要求。但王季午院长坚决不同意，认为这易助长不正之风，不利于今后工作的开展。后他聘请了在北京协和医院工作过的郭绍宗女士出任浙大医院第一任护理部主任，协助他管理护理人员及医院事务。由于他们都曾经在

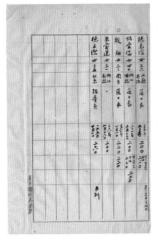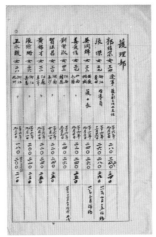

第一批护理部主任及护士长

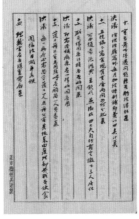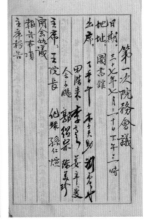

建院初期院务会议记录

北京协和医院工作过，于是就参照北京协和医院的规章制度，制定了各类规章制度。在王季午院长和郭绍宗主任的带领下，医院全体员工同心协力，使医院短期内在人才、技术、设备、管理等各方面实现了快速发展。

由于当时国内的医学教材多为英文撰写，许多疾病也无统一的中文名称，加上大多数医生都有海外留学的经历，且护士的英文水平也都不错，因此，建院伊始，王季午院长要求全院医生、护士统一用英文书写病历，而给患者看的病历则用中文书写，以此来保证全院医护人员之间、医护人员与患者之间的有效沟通。

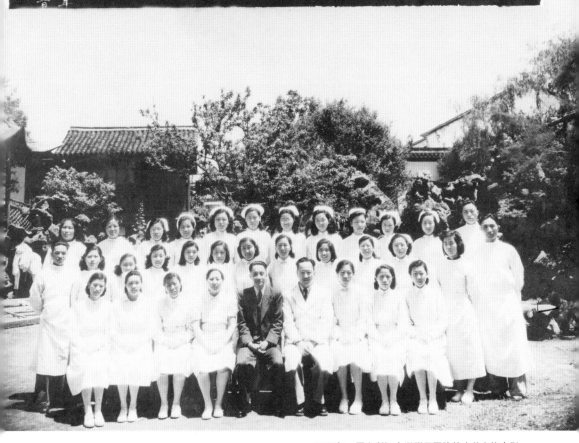

1949年，国立浙江大学附属医院护士节全体合影

古韵流芳　源远流长

据《乾道志》记载：田家园为南宋御辇院故址。

20世纪，田家园不仅是浙医学子求学的杏林，更是文化大师钟爱的风水宝地。

建院初期，有一条东西走向的马所巷，横贯浙大一院中部，将浙大一院分隔成南北两大区块。南部则为田家园，路面坑洼不平，建筑多为老式木构民房，泥墙斑驳，风雨飘摇。

20世纪，曾有两位大师——马一浮先生、丰子恺先生——在田家园居住，潜心学问。其间，浙江大学校长竺可桢先生曾"三顾茅庐"到此地礼请马一浮先生为浙江大学学子讲学。另有丰子恺先生在散文《塘栖》《辞缘缘堂》中，也曾多次提到田家园。

清光绪十四年（公元1888年），晚清著名藏书家丁丙先生在田家园内先后建造了"八千卷楼""后八千卷楼""小八千卷楼"三幢书楼，曾收藏了文澜阁的《四库全书》。抗日战争爆发后，"八千卷楼""后八千卷楼"被日军焚烧而尽，仅有"小八千卷楼"得以幸存。西泠印社创办人丁仁先生曾居住于"小八千卷楼"，在此创建了"鹤庐"书屋。1947年，浙大一院初创，"小八千卷楼"成为首任院长王季午教授的办公之所。正是在这浓郁的文化氛围中，奠定了浙大一院"严谨求实"的文化基底。2007年，"小八千卷楼"被正式辟为浙大一院红色教育基地，供来者瞻仰。

在"小八千卷楼"隔壁，有一座古色古香的小院落——"杭州绸业会馆"，建成于光绪三十五年（1909年），创办人为丁丙先生的儿子丁立中。2009年，"杭州绸业会馆"成为杭州市首批市级文物保护点。

在历史斑驳的岁月中，田家园静静地诉说着曾经的兴衰沉浮、沧桑

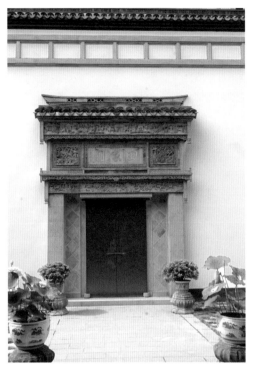

田家园

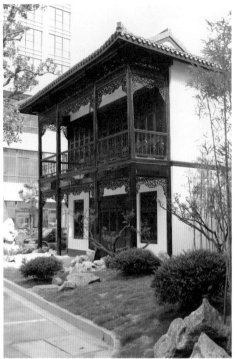

小八千卷楼

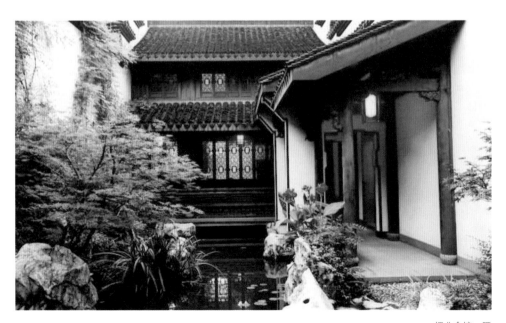

绸业会馆一隅

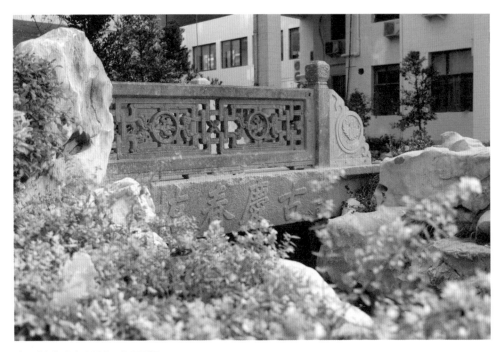

清同治年间古庆春桥的二条石桥额

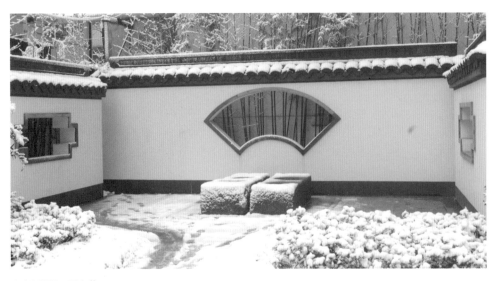

南宋时期的四眼古井

变迁，这些历史古迹已经成为浙大一院内别具一格的文化景观。

现如今，浙大一院高度重视医院文化建设，为提高医护人员的文化修养和艺术品位，不定期推出"鹤庐大讲堂"系列文化活动，邀请文化大家、社会学者与读者现场互动交流。2018年，晓风·鹤庐书斋落户浙大一院庆春院区6号楼，成为浙大一院与晓风书屋合作的第一家书店，为患者、家属和医务人员提供了一个温暖、惬意的阅读场所。

2020年，5·12国际护士节，由浙大一院党委书记梁廷波、护理部主任王华芬主编的《战疫护理札记：这一路星星闪耀》新书发布会在晓风·鹤庐书斋直播，抗疫故事亲历者与读者互动，在社会上引起了极好的反响。

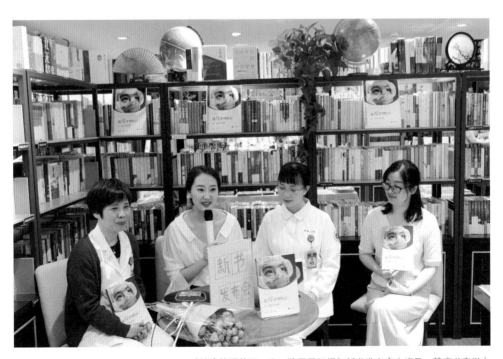

《战疫护理札记：这一路星星闪耀》新书发布会在晓风·鹤庐书斋举办

踔步不止　力久积真

在新中国成立初期，作为浙江大学医学院创建的首家附属医院和浙江省第一家教学医院，浙大医院秉承"严谨求实"的理念，砥砺前行。

1948 年，浙大医院在田家园 6 号内原有两层楼房（一楼是手术室，二楼是妇产科和眼科病房）的基础上，在顶层加盖了一层作为内科病房。

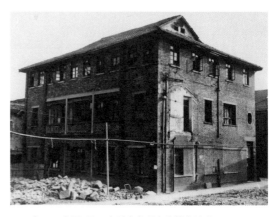

1948年，田家园6号，内科病房所在的楼房外观

因三楼和阁楼加层为砖木结构，为保障患者的安全，病情较重的患者上下扶梯需由 3～4 名工作人员搬运。每逢台风季节，医院有紧急的台风部署转移方案，确保患者被顺利转运到安全区。

1949 年 5 月 3 日，杭州解放。浙大医院也在中国共产党和人民政府的领导下获得了新生。

1952 年，浙江大学医学院与省立医学院合并，成立浙江医学院，浙大医院更名为浙江大学医学院附属第一医院，简称"浙医一院"。同年进行了院系调整，将妇科、儿科、外科、牙科分别划归其他医院。浙医一院以内科、眼科、耳鼻喉科为重点科室。

1954 年，在浙江省委、杭州市委和浙江省卫生局领导的关心和支持下，医院征用了马所巷以北的大片民房直至庆春街。

1955 年，浙医一院门诊楼建成，医院大门由原来的田家园改建到庆春路上。急诊室从田家园搬迁至内科门诊东头，由 1 间增至 2 间，面积从 15 平方米扩展至 30 平方米，并确立 24 小时值班制，急诊重危患者会诊、抢救由病房三唤医师负责指导，门诊护士长监管，7 名相对固定的护士负责护理工作。医院新建三层病房楼一幢，一楼收治传染病患者，二楼是神经内科病房、基础内科教研室、血液病研究室，三楼收治眼科、耳鼻喉科、肺科等疾病患者。全院床位增至约250 张。

1957 年，浙江医学院院系调整，浙医一院有了基本外科、泌尿外科、痔科，病床增加至 420 张，增设了麻醉组。

1958 年，再建成一幢病房楼，并新增设了胸外科病房。

1963 年，浙医一院在原有消毒室的基础上，正式成立了供应室，保证了注射用具和敷料器械的消毒。要求医护人员严格执行无菌原则和各种操作规程，在操作中关注患者感受，提倡进行无痛注射。

1965 年，浙医一院已发展成为一所担负医疗、教学、科研任务的综合性医院。设有内科、外科、传染病内科、泌尿外科、胸外科、眼科、肺科、痔科、肝炎科等 9 个病区和放射医疗科。

　　1966年，急诊室搬迁至内科门诊西头，面积由30平方米增加至150平方米，由内科派出6名医生参加值班急诊三班制，护士从7名增加至12名实行三班制。1972年，吴水芳任急诊室护士长，各科患者由急诊科护士预检分诊，按电铃或电话联系病房值班医生。配备有人工气胸机、国产洗胃机以及心电图机各一台。随着急诊患者人数增加，急诊室设立了12张观察床，内、外科各设6张。1979年，新增加呼吸机和进口心电监护仪各一台（监护、除颤、临时起搏），这些设备在抢救心肺疾病患者的过程中发挥了重要作用。

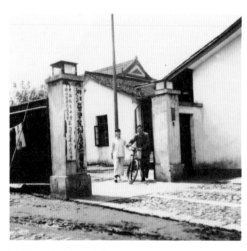
20世纪50年代医院大门

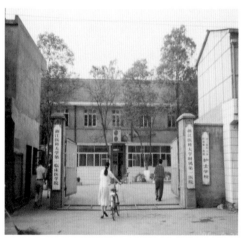
20世纪80年代医院大门

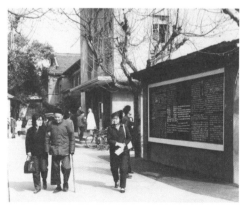
20世纪80年代门诊

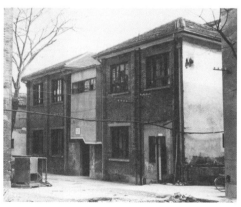
20世纪80年代肺科病房楼

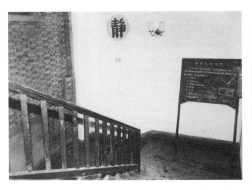

20世纪80年代眼科病房楼道

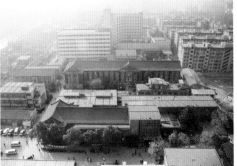

1995年医院俯瞰图

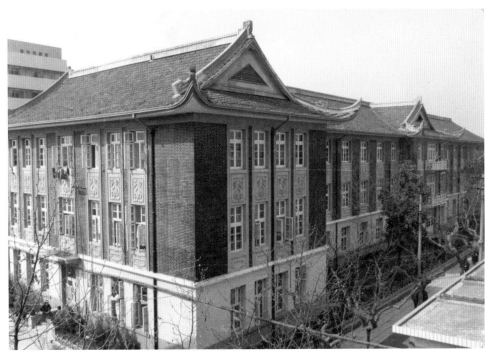

1996年传内科、内科、外科大楼东北面

▍请缨出征　抗美援朝

　　1950 年 6 月，朝鲜战争爆发。浙江大学医学院师生、员工自发成立了抗美援朝志愿医疗队，签名参加志愿医疗队者达 168 名。在院长王季午和护理部主任郭绍宗的带领下，余光泽、李荷英、申启瑶等多名年轻护士积极报名参加浙江大学抗美援朝志愿医疗队，多次请缨上前线。

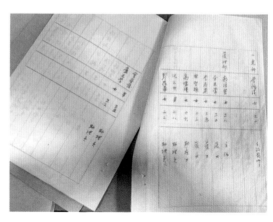

郭绍宗主任，余光泽、李荷英、申启瑶等多名护士自愿报名
参加浙江大学抗美援朝志愿医疗队

中国人民志愿军抵达朝鲜参战。1951 年 5 月进入第五次战役阶段，中国红十字会杭州分会会长、杭州市卫生局局长陈礼节同志，多次向中国红十字会总会请缨，在杭州市组织成立一支志愿医疗手术大队，到朝鲜前线救治志愿军伤病员。与浙江省卫生厅协商后，中国红十字会杭州分会杭州抗美援朝志愿医疗手术大队由 48 名医护人员组成，编成 3 个分队，每队有医师 4 人、护士 4 人、技术员 2 人。其中第二分队由浙江大学医学院负责组织。

经过综合考虑、与各部门协商后，医院一致推选护士申启瑶、任文雄、李荣男、朱美云，医师李天助、时光达、王曼曼、彭崇惠，技术员沈乙白，工友徐玉麟为杭州市志愿医疗队第二分队的队员，由副院长李天助任队长。经短期集中培训后，第二分队于 1951 年 6 月 22 日在中国红十字会杭州分会的负责率领下轻装出发，入驻山东兖州三野后勤卫生部华东第十五野战医院，协助救治回国志愿军伤病员。

出发前，2000 余名社会各界人士齐聚浙江省人民大会堂参加出征大会。在会上，浙江省领导和各界代表纷纷发言，勉励队员们积极做好志愿军的服务工作，早日建功立业。

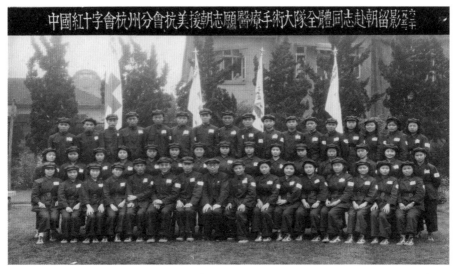

1951年6月，中国红十字会杭州分会抗美援朝志愿医疗手术大队全体同志赴朝前留影

　　浙江大学师生组织腰鼓队欢送抗美援朝志愿医疗手术大队。全体队员胸前佩戴大红花，情绪高昂，无比自豪，相互勉励，纷纷表示一定要为国家多做贡献，为抗美援朝增添力量。

　　当第二分队到达山东兖州华东军区第十五野战医院时，正值抗美援朝第五次战役结束，英勇的中国人民志愿军经过五十天艰苦卓绝的战斗，歼灭了"联合国军"（多国部队）八万两千余人。当时参加欢迎会的许多伤病员都是用担架抬来的，不少战士失去了部分肢体，强烈的心灵震撼让医疗队每一位同志的心情都难以平复。之后，前线大批志愿军伤病员源源不断地输送到野战医院，有的浑身浸满了鲜血，有的还没送到就已停止了呼吸，还有的身受重伤却一声不吭……中国人民志愿军战士的大无畏牺牲精神和乐观主义精神极大地感动着医疗队的全体同志，也激励着他们更加坚定自己的信念，更加忘我地抢救伤病员战士。

　　由于当时收治的伤病员基本是战斗中冻伤后形成的顽固创面以及复杂枪炮、炸弹伤后所形成的骨折、骨髓炎、大片组织缺损、异物存留及伤口愈合所有的遗留症。因此，对于申启瑶、任文雄、李荣男、朱美云来说，伤口护理不仅是项艰巨的体力工作，更是非同寻常的智慧挑战。她们和李天助等医师密切配合、共同钻研，开展手术、睡眠疗法、组织疗法等新技术的护理，最大限度地减轻了伤病员战士的痛苦，并取得了较高的治愈率。

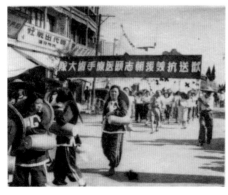

浙江大学师生为抗美援朝志愿医疗队送行

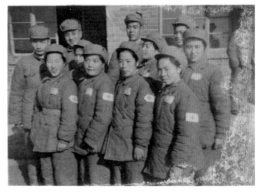

1951年，浙大一院护士申启瑶、任文雄、李荣男、朱美云4人在野战医院

在野战医院，护士申启瑶、任文雄、李荣男、朱美云和队员们共同努力和全力配合，5个月内收容伤病员1980名，治愈出院1176名，占野战医院总收容量的60%。

在野战医院工作期间，申启瑶、任文雄、李荣男、朱美云与队友们蜗居在狭窄的帐篷中，废寝忘食、夜以继日地救治伤病员，自始至终对工作保持着高度的热情和积极、诚恳的态度，遇到问题总是善意地向对方提出建议，想方设法地去帮助去改进，并没有因为碰钉子而泄气，更没有因为劳累而懈怠工作。另外，他们还协助野战医院改进管理制度、进行医工人员的培养教育，使全院工作质量和效率有了显著的改进与提高。

与此同时，他们在救治伤病员的过程中不仅提高了政治觉悟，而且在与野战医院的工作人员、伤病员战士的朝夕相处中获得了莫大的启发，摒弃了纯技术的观点，建立了全心全意为人民服务，工作中团结一致、互相帮助、互相谅解的正确思想，也与医院工作人员和伤病员战士建立了深厚的友谊。伤病员战士出院后经常来信问候护士们，并随信附照片赠予护士们以作留念。

护士申启瑶、任文雄、李荣男、朱美云与队友们在野战医院挽救了大批伤病员战士的生命，获得了志愿军官兵的一致好评。因此，全体队员受到部队的立功嘉奖，李天助医师荣获二等功，任文雄、李荣男、朱美云3名护士和王曼曼、时光达等4名医师荣获三等功，申启瑶护士、彭崇惠医师和徐玉麟工友荣获四等功。

育人摇篮　浙一护校

说起护理人才的培养，浙一护校可谓培育护理专业和护理管理人才的摇篮。

浙一护校创办于1974年，当时挂牌为"浙江省卫生学校浙一分校"（简称"省卫校浙一分校"），校址为田家园5号。校内设护士班、检验班、放射班，学生共58名，学制2年。护士班由雷传珠老师任班主任，医院委派护理部副总护士长王菊吾兼管。

1975年开始，省卫校浙一分校只设护士专业，每年招收1个班。雷传珠、刘建华、徐真珍老师先后任班主任。

1978年，省卫校浙一护校搬至田家园6号的两层楼，校舍规模有了扩大，教学条件也有所改善。招收初中应届毕业生，学制3年，由副院长王锡田兼管，欧春兰老师负责教务工作。

1979年，省卫校浙一护校改由浙江省卫生厅和浙江医科大学共同主管，正式挂牌为"浙江医科大学附属第一医院护士学校"，为省级全日制正规中等专业学校，按全国卫生中专教学大纲授课。每年招生30名，学制3年，由浙江医科大学任命副院长张赵盾兼任护校副校长。除护校专职老师外，还聘请了浙江医科大学相应课程讲师和医院相关专业科室主任为护校学生授课。

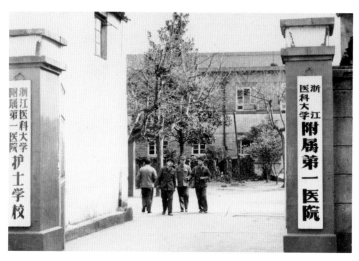

1979年，"浙江医科大学附属第一医院护士学校"正式挂牌

1982年，部分校舍搬至田家园6号新建的5层楼房的顶层，校舍条件有了进一步改善。雷传珠任教务科科长，梁洪义任办公室主任。

1987年，徐真珍任教务科副科长；1991年，姜飞球任校长，徐真珍任教务科主任；1994—1999年，副院长干梦九兼任校长；1999—2002年，副院长陈亚岗兼任校长。

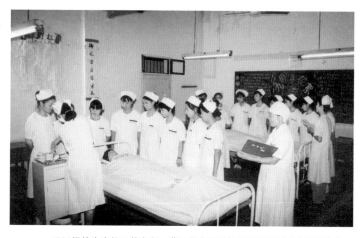

1996级护生在胡三芳老师、黄丽华老师的指导下进行基础护理操作练习

自建校以来，学校对护生管理严格，老师们治学严谨，要求护生时刻注意自身的仪表仪态，做到说话轻、走路轻、关门轻、操作轻，对待患者要有爱心、细心、耐心、责任心，强调任何时候都要坚持慎独，安全护理的观念必须根植于心。学校不仅注重护生的理论知识和基础护理能力的培养，还注重培养护生"德、智、体、美、劳"全面发展。全校每年有 6 名学生获校优秀学生奖学金，20 名学生获各种单项奖，每年在浙江医科大学运动会上均有多个体育项目获奖。在各位老师的悉心教导下，浙一护校培育出了一批批品学兼优的好学生。其中，姚玉娟被评为"1982 年度省级三好学生"，蒋玉丽被评为"1997 年度浙江省普通中等专业学校省级优秀毕业生"。

20 世纪 70 年代，护校毕业生在全省范围内分配，能留在浙江医科大学附属第一医院工作的也就四五人。80 年代后，大部分毕业生分配在浙江医科大学附属第一医院和浙江省省级卫生系统。她们走上护理工作岗位后继续深造，不懈努力，基本成为科室骨干，有的已成为临床护理专家、专科护士及护理教育、科研、管理人才，进一步实现了护士的自我价值和社会价值。

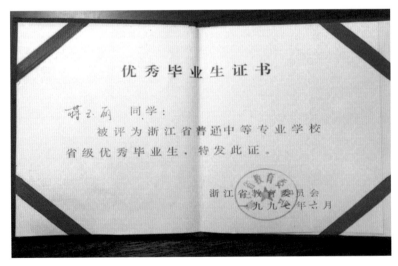

1997年6月，1994级护生蒋玉丽被评为"浙江省普通中等专业学校省级优秀毕业生"

青葱岁月　成长点滴

浙一护校教师徐真珍回忆：

　　1975年，我就读于浙江省卫生学校浙一分校护士班，1977年毕业（学制2年）。当时我的想法很简单，就是毕业后做一名普通的护士，尽自己的能力为患者排忧解难。让我没想到的是护理部主任王菊吾让我留校当老师，着实让我大吃一惊。在我眼中，老师应该学问渊博、业务精湛、让人仰望的，突然让我去当老师，这无疑是一种莫大的荣誉和挑战。面对王主任殷切期望的目光，毫无思想准备的我当即下意识地答应了。就这样，在王主任的鼓励下，我光荣地成为浙江省卫生学校浙一分校护士班的一名老师。

　　学校很小，条件简陋，一个小小的套间，外间作为老师的办公室，内间就成了我的单身宿舍，我对老师真正意义上的理解就是从这个小小的套间开始的。在这里，我看到了手术室护士长王灵芝老师身上闪耀的光辉。王老师严于律己，勤俭节约，为了给学校减少开支，在用水、用电、用纸方面厉行节约，纸张一定是正面写完翻面再写的，连给学生烧开水用的煤球都是自己平日里收集来的煤碎加工制作的。她作为基础护理学课程的任课老师，几乎每天晚上都在办公室秉烛备课到深夜。王老师的敬业态度和勤奋钻研业务的精神深深地感动着我，对我当时的心理转变产生了重要的影响，意识到既然干一行，就要爱一行；爱一行，更要专一行。后来，即便我已当了多年的解剖学老师，即便解剖知识早已烂熟于心，我仍然会认真备课，调整教学方法，以便于学生们理解记忆。

　　护士班创建初期，解剖学课程由浙江医科大学的解剖老师兼任。我工作后不久，浙江医科大学开设了为期1年的解剖学师资进修班，我在浙医一院的推荐下参加了解剖学师资进修班。在解剖学师资进修班学习期间，最常规的学习任务就是解剖人体。夏天，天气炎热，解剖室的空气中弥漫着福尔马林刺鼻的气味，让人呼吸困难，再加上面对人体标本的心理不适，以致每次上课都有一种虚脱之感。但为了精细掌握人体解剖构造，大家都咬牙坚持。我清楚地记得老师要求两人一组完成一具尸体的全部解剖，但解剖开始没多久，与我合作的同学福尔马林过敏诱发哮喘急性发作而被迫退出。当时我不断地提醒自己要冷静、要仔细，终于在克服生理和心理双重不适的情况下第一次独自完成整具尸体的解剖作业。当看到皮肤、骨骼、脏器、血管走向、神经分布等清晰地呈现在面前的时候，一种自豪感油然而生，这样的解剖实践不但加深了我对人体结构的记忆和理解，也让我深刻认识到实际操作对学生成长的重要性。

1 年的进修期还未结束，王菊吾主任提出让我回校给护生们上解剖课，于是我边进修边授课，边自学边备课，每天的时间安排得非常紧凑，这让我感觉无比充实。后来我又兼任教导主任和院团委干部，在班级管理、排课、招生、聘任教师、思政教育活动等多项工作中，挖掘每一位学生、每一位老师的优点。

1979 年，浙一护校已发展成独立的县团级单位，独立挂牌了。护校专职教师逐渐增多，部分医学基础课程的授课依旧由浙医大老师兼职授课，数学、英语等课程则是从其他高中、中等专业学校请来的兼职老师。尽管授课费很低，只有几块钱，但老师们都非常愿意来护校授课，一致反映护校的学生上课认真听讲，互动环节氛围轻松。护校专职教师对护生的专业教育严谨求实，在护生的品德教育上更是倾注了全部的心血和精力，注重培养学生的爱心、细心、责任心，着重提高学生的沟通与动手能力。为培养合格的护生，学校规定学生在 2 年的理论知识学习后再参加 1 年的病房轮转实习，确保学生能将理论与实践融会贯通。实践证明，这种培养方式是科学且高效的。

为了保证教学质量，我们制定了教师考核条例。学期结束时，学生们参与教师考核，对各科任教老师的师德、教学方法、教学态度等方面进行评价，为下学期是否续聘作参考。考核条例激发了老师们的积极性，也促进了师生交流，老师们更加珍惜自己的工作，更加关爱学生，研究教学方法，将知识倾囊相授；学生们更加努力勤奋地学习，你追我赶，争当优秀。学校从管理上入手，不断创新管理方式，营造一种积极的师生沟通氛围。在我的眼里，每一个学生都是一个会闪光的个体。作为管理者，我也经常和实习期的学生们说，医院就是我们的家，病房的带教护士也是我们的老师，要善于学习每位老师身上的优点、闪光点，将这些优良品质传承下去。

自 1975 年开班至 2000 年护校停止招生，我与护校同成长共相伴，青春虽有遗憾，但每当想到浙一护校为医院、为国家培养了大量的优秀护士和护理管理人才，内心则颇感欣慰。

1980届浙一护校学生沈蔚倩回忆：

1978 年的浙一分校硬件设施简陋，没有实验室和操作室。生理学、解剖学等基础课是由浙江医科大学的老师兼职授课，同学们需步行至位于湖滨的浙江医科大学上课。内科护理学、外科护理学、儿科护理学、眼科学基础、传染病学等课程则是由浙大一院的专科医生兼任教学。浙一护校护士班有两位固定专职老师：一位是王灵芝老师，她是医院的第一批护士长，临床经验丰富，担任基础护理学授课教师，她的课通俗易懂，强调理论联合实践，非常实用；另一位是徐真珍老师（1977年毕业留校），任解剖学授课教师兼管行政事务，教学严谨，思路清晰。

浙医一院的第 1、2、3 病房楼 1 楼东边旁边有一个大教室，有时放置一张病床，基础护理学的实践课程基本在这里完成。护士班宿舍楼 1

楼也有操作房间可供同学们课下操作练习。那个年代没有影像资料可以观看，也没有其他现成的资料可以共享，像测量生命体征、鼻饲、导尿、无菌操作、褥疮护理等26项操作流程，都是由王灵芝老师自己编写，用蜡纸刻好，油墨印刷，装订成书册分发给每位学生的。课上，王灵芝老师会先做示范，然后选几位同学进行演练，并对演练情况进行点评，最后逐个手把手地纠正大家的动作，直至每位学生都能规范操作。像无菌操作、导尿、静脉注射等操作，王老师则会反复叮嘱同学们在操作时要严格执行无菌操作原则，即使是练习过程也要严格执行。为了熟练掌握基础护理的基本功，同学们课堂上认真听讲、做好笔记、课后随时温习，还会利用休息时间和节假日勤加苦练。像肌肉注射、皮下注射等有创操作，最初同学们是在黄瓜上面练习定位和扎针，待熟练掌握后同学间会在彼此身上互相练习，最后才是面对真实的患者。

1986届浙一护校学生冯志仙回忆：

1983年，我首次跨入浙一护校的大门。与今天各类护校大规模的招生不同的是我们班级只有30名学生，实实在在的小班化教学。

在诗意的田家园，我们有幸遇到了一群好老师，我们的老师可不仅仅是有文凭的大学生，而且还是来自临床实践中，既懂护理技术又懂患者心理需求的资深护理专家。

比如徐真珍老师，她对人体的206块骨、肌肉的起止点、血管的分布走向都了如指掌。班主任陈水娟老师，我们习惯称她为大陈老师，她是一位生活上像妈妈，教学上又非常严谨的好老师。经常批评我这个班长"包庇"同学周末不自修"逃学"的欧春兰老师。还有教导处长雷传珠老师，虽严肃时像是个"老学究"，但微笑时令人如沐春风，在我们心中留下深刻的印象。要说对我影响最大的，还数郭成兵老师。郭老师文学修为很高，她用她特有的国学知识灌输给我们护理人文美……简单和枯燥的护校生活因为有了这些有趣的人和事，使护校学习生活充满温情和乐趣，回忆中满是馨香。

护校老师们都是有多年的从医、从护经验的，在教学中他们不是简单地教授护理知识，而是在教授怎样应用护理知识，怎么针对不同的患者采取有针对性的护理技术。用今天的教学方法来说，完全就是PBL（problem-based learning，以问题为导向）的教学法，教学中早已导入了"工作坊"的理念。

浙一护校的教学质量非常高，与得天独厚的医院办护校的条件密不可分。比如，外科吴老师讲授乳腺肿瘤临床表现和术后护理，可以马上带我们进病房观摩病区护士的评估和护理。我进入临床"生产实习"时对护理就有相当感性的认知，融入实际工作就特别快，这与老师的"情景教学法"是分不开的。又比如铺床，大陈老师要求横撇竖捺没有一个多余的动作：床基紧不紧，被角是不是充盈，枕头有没有拍松，大陈老师都会亲自示范，而且讲求速度。就是这样的护理前辈开启了我的从护之路，使我对未来的护士生涯充满向往。

我们的上课地点在五楼，与寝室就是一墙之隔，有的同学睡眼惺忪爬起来就可以进入教室。寝室后来又搬到医院的职工集体宿舍，那些在病房里令患者起敬的大主任，下班后都围起围裙生火（煤炉）做饭，饭香四溢令我们流口水。好在医院彼时的食堂真的可以用"很给力"来形容，一毛钱四个小笼包，一毛钱的大排很大，土豆丝和红烧豆腐的分量都很足，买一个狮子头就可以吃到心满意足。每月下发的十五元生活费，有同学还可以省下来一些，用来给父母买礼物。不知为什么，即便是如今每当我捧起盒饭时，仍会情不自禁地回想起几十年前的食堂。

夏天楼顶的教室非常热，嗡嗡作响的吊扇是唯一的降温设备，寝室到晚上还是如同蒸笼一般的闷热，于是在楼顶纳凉成了夏日里最惬意美好的回忆。那些明月下凉风习习的心情，真是"青春无悔月长明，岁月悠长忆常在"。短短三年的护校生活，是三年的学习时间，是悠然成长的好时光，从不识愁滋味的中专学生到初掌护理知识的毕业生，毕业后我们进入了不同的医院，走上护理岗位，在岁月的长河中感悟生命的真谛，结下越来越深的护理情缘。

1995级浙一护校学生余淑芬回忆：

位于田家园浙江医科大学医学一系宿舍区东南角的一幢5层楼房的顶楼（楼下4层是浙医大单身教师的宿舍）便是我们的护校，教室、操作室和一年级的4间寝室都集中在这里。没错，真的只有一层！这与我们之前脑海里千万次对护校遐想的场景相去甚远。

初中毕业，即入护校，稚嫩的我们难免有些无所适从。好在老师们非常爱护我们新生，加上一年级的课程基本是基础知识的学习，对我们来说学习压力不算大，不久便乐不思蜀，五楼也成了我们快乐的学习园地。每周一次，我们步行3站路去浙江医科大学上体育课，虽然需要步行二十多分钟，但年轻的我们很快把这当作了逛街，一路上说说笑笑，同学关系也更亲近了，留下了很多美好的回忆；同时，也提高了我们快步走的耐力，为后来三年级去病房实习打下了脚勤的基础。

三年的学习生涯，遇到了很多良师，教我们解剖学的徐真珍老师就是其中的一位。徐老师上课生动活泼，人体骨骼在她的讲解下变得不再令人生畏。几节课下来，我们就对骨标本着了迷，有些同学甚至拿着头骨、腿骨标本回寝室研究。印象最深的是汪同学竟然捧着"骷髅头"在床上睡着了，室友回寝室时被吓得魂飞魄散。至今我还清楚地记得徐老师强调的骨性标志，她告诉我们，骨性标志对于临床护理操作和护理体格评估等方面的准确定位非常有帮助。现在想来，仍觉得受益匪浅。

　　还有胡三芳老师，她是我们基础护理学的授课老师，也是我们的班主任。胡老师是一位母亲一般的老师，在生活上给予我们无微不至的关爱。我们不会做家务活，她就手把手教我们铺床、洗衣、烧菜、包馄饨；我们假期要返家，她就用自行车送我们去车站，帮我们把行李拎上大巴；如果哪位同学痛经了，她就泡来热腾腾的红糖生姜水，灌好热水袋；要是谁感冒发热了，她就及时送来温水和感冒药……胡老师的关爱如冬日里的暖阳温暖着我们的心灵，陪伴着我们不断成长。

　　与生活上的满满母性光辉不同，学习上胡老师对我们要求极严。她教授的基础护理学课程，非常强调"三查七对"和无菌操作原则，她的操作示教规范、精准、流畅，总是让我们一次次地为之赞叹，也让我们吃尽了苦头，操作稍微出点差错，就会被要求重来，有时要重复好几遍才勉强通过，让不知愁滋味的我们经常为是否能顺利通过这门课的考核而发愁。这时候，胡老师又会鼓励我们不可妄自菲薄，只要勤下功夫，一定能高分通过。

　　护理特别重视实践操作，于是同学之间经常谈论"如何提高自己的护理实践水平、如何才能成为操作小能手"之类的话题，但从未曾想过进入护校后扎的第一针与被扎的第一针竟是同桌之间的互相"伤害"，然而后来的我们却对这种互相"伤害"竟然会乐此不疲。为了让我们在操作中能最大限度地关注患者的感受，增加对患者的同理心，胡老师要求我们在勤练护理操作的基础上去亲历抽血、注射、灌肠等操作。尽管大家都害怕这种特殊的尝试与体验，但有胡老师的全程指导和鼓励，我们都很勇敢地伸出胳膊、露出臀部。由于技术水平有限，"皮肉之苦"在所难免，我们笑称这是为了护理事业"献身"，如今回想起，不禁莞尔。记得当时胡老师也被我们的乐观和幽默感染，也会开心地笑出声。

给我们留下深刻印象的老师还有很多，教语文的郭成兵老师、教内科护理学的朱彪老师、教外科护理学的周新惠老师、教药理学的田凤华老师、教心理学的欧阳光宜老师……他们以高超的教学水平和独特的人格魅力征服了我们，让我们难以忘怀。他们的一颦一笑和传道授业的场景恍如昨日，让我们的内心再一次充满温情与感动。

短短的三年，点点滴滴，琐琐碎碎，是我们的美好青春，也记录了我们为美好前程拼搏、奋斗的难忘经历。我们从懵懂不知护理为何物的"护小白"，逐渐成长为能救死扶伤的"美小护"，毕业后奔赴杭州的各大医院，带着老师们的祝福和对未来的期待开启了全新的护理征程。

重整秩序 慎思力行

    20 世纪 70 年代末，医院陪客人数众多，病房秩序混乱，环境卫生堪忧，夜间陪客都躺在病房地上，严重干扰护士实施治疗措施和巡视病房，护理部副总护士长王菊吾心急如焚，夜不能寐。为了抓好病区管理，必须控制陪客人数，降低陪住率。对于这一举措，当时还没有引起大家的重视，质疑声和反对声此起彼伏。"没有陪客，病人出了问题怎么办？病人生活谁来照顾？"在这种情况下，要解决陪客人数众多的问题，谈何容易！但是，党的十一届三中全会所确定的"努力研究新事物、新情况、新问题，解放思想，实事求是，团结一致向前看"方针政策和目标，极大地鼓舞着每一位护理管理者。她们明确方向，狠抓落实，依靠群众，耐心地宣传减少陪客人数的必要性，帮助指导各临床科室落实基础护理和生活护理，逐步恢复三级护理制，并根据实际需要，采取了一系列措施。如建立重病室，实行夜班一周制，安排晨、晚帮班，每个病房配备 1～2 名护工，协助进行生活护理等。经过大家的不懈努力，陪住率明显下降，从 1977 年的 80% 下

降到 1978 年第四季度的 49%，1980 年
已控制在 10% 以下，其中胸外科病房
（五病房）在 1979 年基本取消了陪客。
随着陪客人数的减少，护理工作也由
被动转为主动，病房卫生和秩序明显
好转，病区管理逐步走上了正轨。

在此基础上，为了使护理工作更上
一层楼，王菊吾主任借鉴省外先进经验，
结合浙大一院实际情况，提出了一些建
议和措施，均取得了较好的效果，促进
了浙大一院护理工作不断向前发展。

自 1978 年起全院开展"护理循环
红旗竞赛"，并具体确定竞赛内容和
要求，每季度组织护士长开展检查评
比，调动了全体护士的积极性，打破
了过去各科室互不通气的局面，逐步
形成了"比学赶帮"的好风气，使各
病房比较平衡地向前发展。同时，全
院开展"百日无差错活动"，促使护
士认真执行"三查七对"制度，使差
错发生率逐年下降。

1979 年，实行护士长夜查房，由
各科护士长轮流进行，每周一次。护
理部主任不定期参加夜查房，这种形
式较好地发挥了护士长的检查督促作
用，使夜间护理工作的质量得到了进
一步提高。

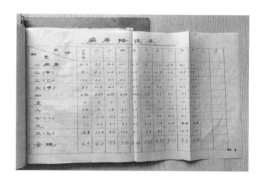

1979年全院各病房陪客率一览表

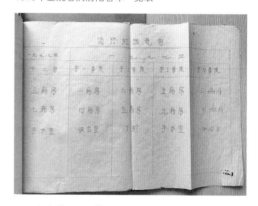

1979年全院开展"护理循环红旗竞赛"

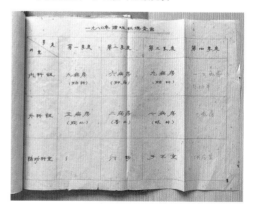

1980年全院开展"护理循环红旗竞赛"

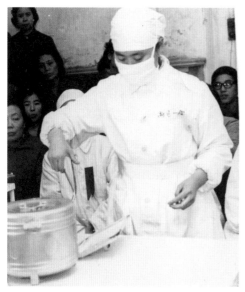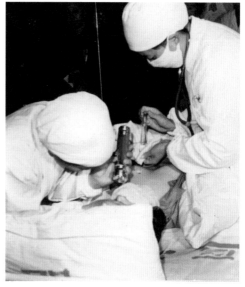

骨干护士在护理操作技术演示

　　为不断提高护士的综合素质，护理部强调要一手抓护理质量，一手抓护理队伍建设。1980 年，根据浙大一院护理队伍的现状，护理部提出了培养各级护理人员的标准和要求并付诸实施。以在职培训为主，紧密结合临床进行操作练习考核。护理部主任积极带头学习专业理论与新技术，刻苦学习外语，并为护士开办了业余英语学习班。护理部主编了《25 项护理操作技术》手册，由浙江省护理学会印发全省，对全省统一护理操作规程起到了举足轻重的作用。全院护士勤练基本功，护理部曾多次派骨干护士参加浙医大系统的 25 项护理操作技术演示及指导，均获得好评，并鼓励和安排护士去参加浙医大举办的护师提高班学习，营造了浓厚的学习氛围，也为当时的护理人员提供了极佳的继续教育学习机会，挖掘和培养了优秀护理人才。

　　1980 年，护理部根据年轻护士的特点，采取了各科轮转制，以帮助她们掌握更多的操作技术和护理知识。另外，护理部主任深入病房指导护士长开展护理查房，以提高护士的业务水平。这些切实有效的措施促使护士的专业素质稳步上升，护师的晋升率大幅度提高，护理质量不断提高。

模式改革　整体护理

护理学是一门独立的学科，但长期以来被置于从属于医学的地位。随着医学的发展，传统的生物医学模式已被生物-心理-社会医学模式所取代，为护理模式的转变带来时代的契机。

20 世纪 80 年代初期，浙大一院护理部组织部分科室在功能制护理模式的基础上开展了责任制护理，要求对患者实施整体护理，由于护士在人、环境、健康、护理等观念上没有转变，大家并没有按护理程序的要求实施，而且需要花费较多的时间在护理文书书写上，相比而言，为患者服务的时间少了。在当时对出院患者的意见调查中，反映最强烈的意见就是患者觉得医护人员不够亲切。

护理部主任姚蕴伍认真分析原因，患者认为医护人员不够亲切，并不是护士服务态度的问题，也不是她们的素质差、没有爱心和耐心，而是因为在功能制护理模式下，根本没有要求护理人员与患者沟通。护理人员没有责任、没有机会对患者进行心理护理，同时护理质量评价只注重护士工作的完成度，并没有要求护士与患者沟通，所以护士没有对患者进行心理护理、健康宣教等，仅是机械地进行技术操作、执行医嘱，患者对护士感到陌生，觉得不亲切，有的甚至惧怕，当然意见也就多了。

姚蕴伍主任多方查阅文献，获悉国外护理在进行细致的心理护理、饮食护理、相关的疾病知识教育，健康教育也已形成规模。姚蕴伍主任深刻体会到当时采用的功能制护理模式与国际护理模式的明显差距，进行护理模式的改革势在必行。

如今，医院开展责任制护理已有数年的经验，尤其是近几年，通过大专教育和继续教育，护士对"护理"概念有了新的认识。通过对护理程序的学习，护士们对护理的工作方法也有了正确认识，能初步将护理程序应用于临床，这为开展系统化整体护理打下较好的基础。

浙大一院护理部从 1995 年 6 月开始在 17 病房（肝胆胰外科）试行整体护理，并于 1995 年 11 月陆续在 18 病房（消化神经内科）、14 病房（心胸外科）、25 病房（心血管内科）逐步开展整体护理试点病房，在责任制护理模式的基础上，实施系统化整体护理，制定护理哲理[①]、各类人员的职责、标准的护理计划和健

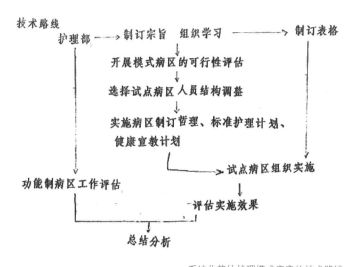

系统化整体护理模式病房的技术路线

---

① 以患者为中心，现代护理观为指导，护理程序为核心，高水平的护理技术为患者提高优质的服务，以自觉的信念指导每位护士的行为。

康宣教，设计相应的护理记录表格（患者入院评估单、住院患者评估表、护理诊断项目表、护理记录单、标准护理计划表、基础护理记录单、护理效果评价表等）。护理部为每个试点病房配备一定组织结构的护士，要求每位护士认真学习系统化整体护理相关知识。护士长根据护士的业务水平分配患者，安排相应职责，并对每位出院患者进行护理效果评价。同时，护理部及其他医务人员定期对试点病房进行护理质量评价，并与功能制护理的病房进行护理质量、护理效果对照。

为更好地实施整体护理，护理部在院领导和医生的大力支持下，组织试点病房的全体医护人员学习整体护理相关知识，确定了护士行为准则、标准护理计划和标准教育计划。

为加强责任性，合理分工，护理部按整体护理要求重新制定了岗位职责，在具体实施过程中，帮助护士进一步明确护理概念，以落实岗位职责。

为节省护理文书的书写时间，使护士能有更多的时间投入到护理工作中，护理部协同试点病房的护士长设计了一系列护理表格，并根据实践情况斟酌修改，使表格更加合理、更适用于临床护理实践。

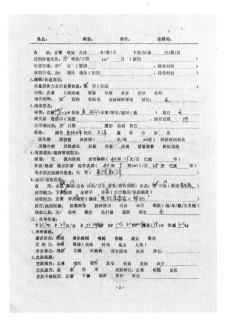

实行系统化整体护理期间的护理书写

为使护士长有充分的精力投入到临床护理管理中，护理部为试点病房配备了1名总务护士，负责科室的物品管理、财产管理、经济管理、被服管理及联系其他部门等事务性工作。

为确保整体护理的深入开展，让护士避免承担非专业性工作，护理部开始实施供应室送货、药房送药到病房，让护士能将有限的工作时间充分用在患者身上，更好地为患者提供护理服务。

为使基础护理责任到人，岗位到人，责任护士在落实专科护理的同时完成自己分管患者的口腔、头发、皮肤、饮食等一系列基础护理工作。基础护理的落实，不仅满足了患者的基本需求，也拉近了护士与患者之间的距离，进一步提升了患者对护士的信任度。

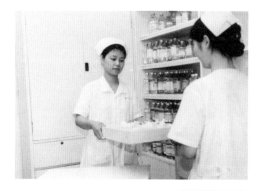
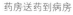
药房送药到病房

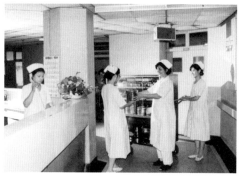
供应室送货到病房

另外，为缓解护士编制不足，减轻临床护士的额外工作负担，护理部还为每个试点病房配备了护工。护工在护士的指导下完成患者的部分生活照护工作。

健康宣教是整体护理的一项重要内容。在得到医院的一系列辅助支持措施后，试点病房的责任护士有了更多的精力和时间投入到患者入院后、检查前、手术前、手术后、治疗时、出院前等重要护理环节中，为患者和家属进行健康宣教：患者入院后，责任护士热情接待，运用询问、交谈、体检评估、查阅病历等方法搜集资料，找出护理问题，根据患者的心理状态、生活方式、文化背景、宗教信仰等情况，结合疾病对患者和家属进行健康指导，解除患者和家属的焦虑情绪和后顾之忧；在患者检查前或手术前，责任护士解释检查及手术的目的，采用多种教育方式对患者进行如体位、练习腹式深呼吸和有效咳嗽、缓解焦虑与疼痛的技巧等的指导；在患者手术后，责任护士根据患者病情，讲解早期下床活动的重要性及方法、保护伤口的方法、缓解伤口疼痛的有效措施、留置引流管的目的及留置期间的注意事项等内容；在为患者治疗时、操作时，护士会在治疗前、操作前为患者进行解释该项治疗、操作的项目名称、目的及需要配合的注意事项；出院前，责任护士详细指导患者及其家属在患者出院后的饮食、活动、用药、生活方式、居家自我照护技巧、自我监测、识别疾病危险信号等相关知识及注意事项。

结合各科室特色和疾病特点，为病房患者开展多形式的健康教育，如建立单病种健康教育卡、定期开展护患交流会、每月墙报健康宣传、发放书面疾病保健资料等，为患者及其家属讲解健康知识。通过健康教育，患者能了解和掌握与自己疾病相关的卫生保健知识，积极主动参与到护理活动中，加速疾病康复。

健康宣教评估表

在整体护理开展过程中，护理部要求责任护士，在对患者进行健康宣教时，使用通俗易懂的语言，以达到患者能复述、能解释、能模仿、能操作的宣教目的，如患者能复述饮食的注意点、治疗用药的作用及副作用、各管道的留置目的及留置期间的注意事项等内容，能演示有效咳嗽和腹式深呼吸等内容。

为使护理计划与措施相符合，护理部自整体护理试行起逐步完善查房制度和交接班制度，在开展整体护理的病房实行早、晚班交接班，护士长－责任组长－责任护士床边三级查房。在查房过程中，由护士长和责任组长检查基础护理的落实情况，评价患者对宣教效果的反馈结果，及时帮助指导责任护士解决问题。此外，由护理部主任－护士长－护理组长组成的三级查房团队每月不定期进行床边护理查房，抽查"重病室"的护理质量。护理部在完善查房制度和交接班制度的同时，临床护理措施也进一步得以落实，保证了在交接班后护理工作的连续性，提高了护理质量，也大大提升了临床护士的整体护理能力。

为使各级护士在临床工作中充分发挥作用，护理部鼓励全院护士参加护理部组织的岗位培训和全国成人高等教育自学考试，在提高护士自身专业素质的同时参与科研，撰写论文，配合各项新技术、新业务的开展。大专以上学历的护理组

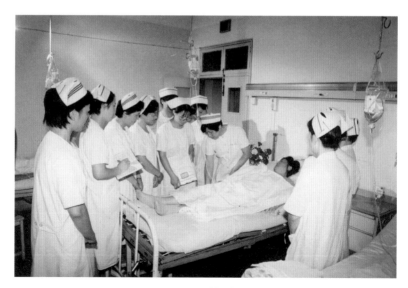

护理部主任–护士长–护理组长三级护理查房

浙江医科大学附属第一医院

病区：		日期：														质控员：					
		入院基本评估			住院评估记录	护理诊断					护理措施		护理记录				健康宣教			出院护理		备注
护士姓名	病人姓名	一般资料采集完整	体格检查完整准确	入院介绍及时、详细、完整	反映病人的基本状态准确及时地	入院后二十四小时内建立	诊断问题陈述正确	相关因素正确	排列顺序合理根据病情诊断/问题	及时修正护理诊断	措施具有针对性、科学性	实施准确、及时	与护理诊断项目表相符合	及时准确具有连续性	P符合病情心理问题I反映在P记录中的	O能反映病人的O实际护理工作	符合病人/家庭需要、有针对性行为标准	内容具有科学性	宣传方法恰当于病人/家属易	能帮助病人接受能反馈出院指导内容	病人掌握出院指导书面材料	出院前一天完成评估在病人出院前一天完成

备注：质量评定分为：5、4、3、2、1五等。

由护士长、护理组长每日每班按整体护理临床业务评价表抽查各专业护理应用护理程序的环节质量，及时将质控信息和改进建议反馈给各专业护士，以及医院质控组，尤其整理护理质控组，每月对模式病房各项护理工作的达标检查做到对护理程序的全程全面质量管理，保证整体护理质量。

整体护理临床工作评价表

长除对所分管的患者进行全面负责外，还担任病房带教老师，并采取"结对子"的方式，对低年资护士、轮转护士、实习护士、进修护士进行临床带教，严格按相应教学目标带教，通过每周小讲课、每月护理查房，传授最新的护理知识，培养分析和解决问题的能力，提升护士的正确评估及应急处理的能力。

在整体护理试行期间，护理部对整体护理试点病房进行了连续的护理质量监测评价，发现试点病房开展整体护理后护理活动由被动执行医嘱转为主动护理，改变了既往责任制护理与实施脱节这一弊端。护士不再只是完成打针、发药的工作，而是主动地、全方面地评估和观察患者病情，并根据分管患者的问题做好相应的心理护理和专科护理，独立为患者解决问题，护理质量比开展整体护理前明显提高。

在 1995 年 12 月—1997 年 6 月护理部组织开展的对整体护理试点病房进行出院患者满意度调查中，出院患者意见征求表汇总结果显示：患者对护士的满意率在 95% 以上。在护理部开展的系列护理效果评价中，患者对责任护士满意，医生对责任护士合作满意，护士对自己的工作满意。由此，护士的自我价值和社会价值得到充分肯定。

　　试点病房的实践证明，系统化整体护理是行之有效的护理模式。随后，护理部将原有的4个试点病房扩展到7个，从1997年10月起逐步向全院推行系统化整体护理，患者获得连续、全面的整体护理，护士工作更具有主动性和独立性，也加强了护士与其他人员的沟通、合作。

　　浙大一院整体护理取得的成效得到了全国护理同行的好评，护理部多次派出优秀护理管理专家在全国护理质控中心大会和全省护理会议上分享交流整体护理模式的实施经验，全省各地的兄弟单位纷纷前来浙大一院护理部参观学习，并派护理人才专项进修，这对当时的浙江省护理模式转变起到了表率作用，达到浙江省领先水平。

········ 副篇 ···

改革引领　与时俱进
——浙江省护理质控中心

　　浙江省护理质控中心成立于1990年12月，由当时浙江省卫生厅医政处（现浙江省卫生健康委员会医政医管与药物政策处）直接领导，挂靠于浙医一院（现浙江大学医学院附属第一医院）。中心主任由挂靠单位分管护理的院长担任，下设常务副主任、办公室主任、委员及秘书。

　　1991年，杭州、嘉兴、湖州、丽水四个地区建立质控中心。1993年，全省11个地区建立了质控分中心，一个护理质控小组，并相应建立各分中心的护理质控网络，逐级管理，共同负责提高全省护理质量。

　　截至2022年6月，全省11个地区共建90个县、区级护理质控中心，健全了浙江省、市、县三级护理质控网络体系，实现质控体系的"横向到边，纵向到底"，更好地发挥护理质控中心协助卫生行政部门加强质量管理、技术指导的作用。

　　浙江省护理质控中心的主要任务是制定本省一切以患者为中心的护理规范及准入标准、技术操作的质量考核标准、护理质量评价标准，充实、修订、完善各项业务技术操作标准和各科护理常规。对护理的新项目、新技术提出准入标准，并予以开展、推广。对全省的护理质量进行全面控制，组织专家深入基层进行检查，对实际存在的问题予以指导和帮助。定期举办与护理质量控制相关的管理、技术培训班，提供专业指导和人员培训。建立和完善全省护理质量控制每月上报制度，每季度出一份浙江省护理质控简报，供各级医疗机构借鉴学习，为卫生行政部门决策提供客观依据。定期召开省、市两级工作会议，对全年质控情况进行交流，形成分级负责、逐层管理、专家参与、相互协作的全省护理质量控制体系，并对中心及各分中心工作进行客观评价。

　　32年来，浙江省护理质控中心在历届主任夏惕勤、干梦九、厉有名、梁廷波、许国强、魏国庆，常务副主任/副主任李荣男、姚蕴伍、邵爱仙、王秀芳、徐林珍、冯志仙、陈黎明、王薇、王华芬，办公室主任黄丽华的带领下，在全体委员的共同推动下，积极履行职责，有效管理、团结协作，为促全省进护理事业高质量发展而不懈努力。

全面提升　名侪岱嵩

20 世纪 90 年代，浙大一院护理部在责任制护理的基础上，通过"试点先行、逐步铺开"的方式，带领浙大一院率先在浙江省实施责任制整体护理，要求护理人员按照护理程序对患者进行评估、诊断、计划、实施和评价，解决患者存在和潜在的健康问题，对患者实施全程、全面管理，并强调心理护理的重要性，使护理服务更加专业化、人性化、精细化，这是临床护理模式的一次重大变革，也为今后开展和深化"优质护理服务"奠定了良好的基础。

临床护理质量是护理工作的生命线。护理部注重建设护理制度，健全质量保障体系，严格落实三级质控管理，加强质量评价与反馈。护理部运用目标管理、焦点管理循环（find organize，clarify，understand，select，plan，do，check，act，FOCUS-PDCA）等手法进行护理质量持续改进，帮助临床护士规范护理操作，修正护理行为。

2001 年，护理部开展"质量管理及护理考核结果运用计算

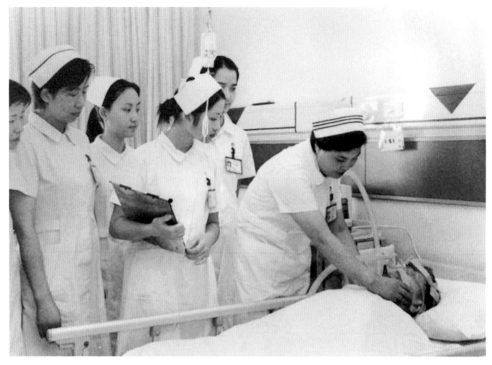

护理部主任临床督查护理质量

机进行网络管理的试点工作"，使护理质量管理更为数据化、科学化，为进一步提升护理质量提供了良好的平台。在浙大一院推行电子医嘱和供应室上收下发的过程中，护理部积极落实相关举措、认真收集反馈意见，为流程改造提出合理化建议，保证工作顺利开展。

2004 年，护理部主任邵爱仙主持的浙江省卫生厅课题"根据患者 ADL 分级计算护理工作量"获得浙江省医药卫生科技创新二等奖、浙江省科学技术三等奖。该课题的研究内容对目前护理人力资源的配置及绩效考核等工作具有可行的实践意义和深远的指导意义。

该课题的主要目的是正确、客观、便捷地计算护理工作量，为管理者合理调配护理人员、决策奖金分配、合理收费等提供理论依据。护理团队做了大量的数据分析，随机对常用直接护理操作项目进行 3086 人次的测试及日常生活自理能力（activities of daily living ，ADL）评定，对 9 个病区进行为期 1 周 28 项间接护理时间测定，对 2627 名患者进行 24 小时直接护理操作项目次数的跟踪记录及 ADL 评定，计算不同 ADL 等级患者各直接护理操作项目的时间及 24 小时所需护理时间。

在全院积极推广系统化整体护理的同时，邵爱仙主任也深刻理解人性化管理的重要性，她认为护理是一门最富关爱和人性温暖的科学，而护士只有感受爱才能更好地去爱患者，所以在工作中尤其重视护理文化建设。她倡导"创新、平等、敬业、理解、关爱"，开展形式多样的文化活动，全院上下形成爱岗敬业、乐于奉献的良好氛围。同时，邵主任极其注重保护护士的切身利益，重视护士职业防护，努力为护士创造安全的护理执业环境。邵主任通过对护士的关爱、理解，增强团队凝聚力和向心力；凭借自身对患者充满爱心和责任感的职业素养，带动更多的年轻护士热爱护理事业，全心全意为患者服务。

重视学科建设，倡导学科带头科研领先，护理部积极发挥模范带头作用，制定护理规范及准入标准、技术操作的质量考核标准、护理质量检查的考核标准等。作为浙江省护理质控中心的挂靠单位，每年组织浙江省各医院召开浙江省护理质控分中心主任工作会议，将全省护理质控形成分级负责、逐层管理的质量控制体系。同时，多次举办护理管理学习班，吸引了来自全国各地的护理部主任、护士长、精英护士等前来学习护理管理新理论、新方法，全面提升了浙江省的护理质量。此外，护理部派出多位优秀护理管理专家外出授课，分享护理管理经验，并接受来自全国各地护士来到浙大一院参观、进修和学术交流，为全省乃至全国护理质量的标准化、规范化作出了自己的贡献。

勇立潮头　优质护理

优质护理服务是指以患者为中心，强化基础护理，全面落实护理责任制，深化护理专业内涵，整体提升护理服务水平。2010 年初，卫生部倡导在全国范围内开展"优质护理服务示范工程"活动。浙大一院作为首批试点医院，积极响应卫生部号召，将肾病 6B-9 楼病区、肝胆胰外科 6B-15 楼 2 个病区作为优质护理模式试点病房。

起初，护理管理者们心怀担忧：如何具体开展"优质护理服务示范工程"？患者是否能接受？护士们是否会嫌脏、嫌累？支出增加后护士们的收入是否会减少？如何合理分配薪酬？

护理部主任冯志仙成立了资深护理专家委员会，对试点病房的实施方案、患者满意度需求、护士分层管理、护士绩效考核等核心问题进行了广泛深入的调研，组织全院护士开展以"服务金点子"为主题的头脑风暴，内容涉及环境整改、尊重患者、提高患者自我护理能力、提供可及性和延伸性服务等方面，力求解决患者的实际需求。在院级领导的大力支持下，各职能部门积极配合，试点病房的建设从提高护理质量、优化医院服务、加强内部管理（制度完善、病房管理）、促进医患和谐作为切入点快速有序地推进。

全院护士接受人文关爱和护理伦理的专项培训，提升护士职业素养，统一建立"以患者为中心"的护理服务理念和服务准则。随着护理人员人数的增加、整体护理质量的稳步提升，医院持续推行优质护理服务，截至 2011 年底，优质护理服务覆盖率达 100%。

改善病区环境，夯实基础护理工作

每个病房积极争创优质示范病区，为住院患者创建家居式护理。护士们自发增设了各种便民设施，为患者及其家属排忧解难。护理团队学习 6S 管理知识，即整理（seiri）、整顿（seiton）、清扫（seiso）、清洁（seiketsu）、素养（shitsuke）、安全（safety），保持病房环境整洁、有序、温馨。各种贴心小举措不胜枚举：监护室为改善与机械通气患者交流的有效性，设计制作了图示沟通卡，方便护士

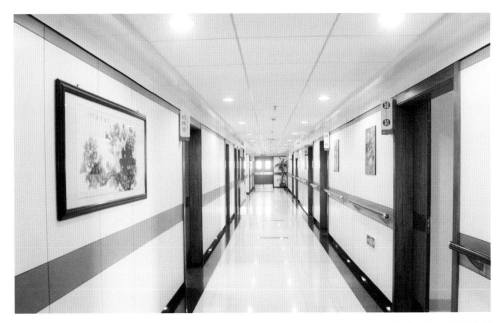

温馨、明亮的病区走廊

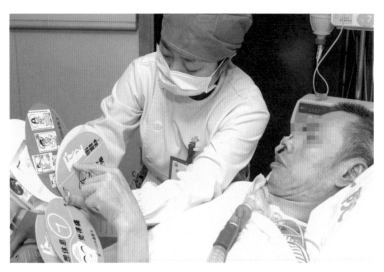

监护室制作的非语言沟通小卡片

为患者提供及时服务。一系列举措，令患者倍感温暖，进一步拉近了护患之间的距离。

　　基础护理是观察病情的有效途径，可以满足患者多层次需要；也是护患沟通的桥梁，是护理服务精神的最直接体现。各病房将基础护理内容上墙公示，在基础护理执行单上设置了洗头、洗脸、床上浴、口腔护理、足部护理等基础项目的执行频次、实施时间、质量要求。护士的一系列主动服务极大地满足了住院期间生活不能自理患者的护理需求，随之而来的是基础护理的落实率和合格率不断升高。

改革工作模式，落实责任制整体护理

　　根据按需调动的原则，合理调配人力资源，建立机动护士库和应急救护小组，满足临床护理工作需要。深化责任制整体护理模式，实施组内责任制。责任护士负责所分管患者住院期间的全部护理内容，协助医师实施诊疗计划，密切观察患者病情，做精专科护理，夯实基础护理，着眼精细化护理，落实随访管理，开展

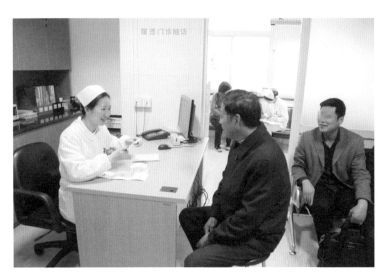

护士给患者进行门诊随访

延伸服务，全面履行护理职责，确保患者安全。

　　建立并完善护士分层管理指标体系，不同层级的护士负责不同病情、不同护理难度的患者，护理组长或高级责任护士负责危重患者和高难度护理技术操作，指导、把关初级责任护士的护理质量，体现能级对应、能岗匹配，保证护理质量和患者安全。同时，依据各病区患者收治情况及患者病情特点实施弹性排班，积极探索多元化弹性排班模式，试行 8am-8pm 班、8am-6pm 班、10am-6pm 班等多种排班模式，实施双人夜班制，以保障患者安全。

做精专科护理，创建卓越的护理品牌

　　倡导各病房护士在夯实基础护理的同时，重点强化专科护理。根据专科特点，各科护士长在护理教育中心的指导下对科内各层级护士有侧重地进行培训和学习，提高护士临床护理能力，注重疑难、危重患者的临床护理实践和病例分析，规范技能操作，制定专科分级护理细则，创新专科护理手段。为提高护士应急救护能力，有效处理各类突发事件，护理教育中心还将应急演练常态化，积极组织多项应急演练，将院内急救技术、重患者护理评估与监护技术等应急培训列入常规考核项目。

优质护理服务不局限在病房，一些特殊科室如急诊、门诊、手术室等科室也都纷纷响应、积极开展，不断提高护理品质。

急诊室护士为患者提供一站式服务。实行"虚拟挂号"，简化就诊流程；同时开发分诊系统，提高分诊效率。门诊优化就诊流程，专科门诊护士采取责任包干的方式，对随诊、随访的患者进行管理，确保工作落到实处。有效缩短了门诊患者就医时间，提高了患者满意度，增加了患者就诊率，得到了患者和医生的一致好评。手术室护士与医生一起落实手术患者的交接和手术安全核查，落实各种措施确保患者安全。

强化健康教育，落实个体化健康管理

倡导全程健康教育模式，开展形式多样的健康教育。护理部遴选出服务意识强、业务能力好的护士作为健康咨询者增派到门诊，为患者开展针对性的健康教育，同时接受咨询，指导就医。一位听完讲座的肾病患者笑着说，"在浙一住院一点都不单调，就像进了学校"。在肾病病区，健康教育资料随手可得，宣教内

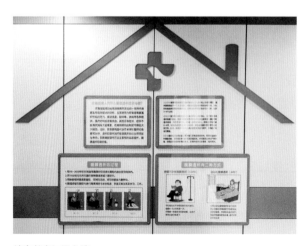

健康教育知识上墙

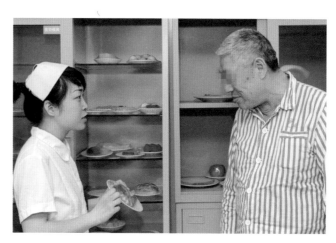

食物换算实例宣教

容课程化，护士们每天为患者宣教肾病防治知识，每周为患者开展健康教育讲座，并根据患者的不同情况进行营养评估，制定个体化饮食处方，进行食谱调整。血透室为所有血透患者建立健康档案，血透前后随访，家访指导自我管理有难度的特殊患者……

在护士们的共同努力下，慢性肾病患者对疾病认知及自我管理的能力在逐步提高，部分患者因依从性差、饮食不配合等造成的疾病反复、并发症的发生率明显降低。

成立课题小组，建立优质护理长效机制

随着"2010年医疗质量万里行""浙江省等级医院评审"活动的开展，护理部成立了课题小组，采用德菲尔法进行临床实证研究，从数据收集到专家测评不断深入，在示范病区护理人员分层使用体系构建、住院患者护理满意度测评指标体系、基础护理质量检查标准、优质护理服务示范工程考评细则、护士长绩效考核指标体系等多个课题研究上取得可喜成绩，制定优质护理服务质量多维度标准，为优质示范护理服务建立长效机制打下坚实的基础。

2012 年，根据国际医疗卫生机构认证联合委员会（Joint Commission on Accreditation of Healthcare Organizations，JCI）要求和临床护理实证研究结果，护理部进一步优化各环节的护理服务标准和护理工作流程、规章制度和应急预案，实施细节管理和风险评估，特别强调患者安全目标的落实。针对患者安全目标进行有效的数据监测，持续改进服务质量，受全国数十个省市护理学会和护理中心的邀请，对各医院进行品管圈与持续质量改进的培训，在推动我国护理质量持续改进中起到引领作用。

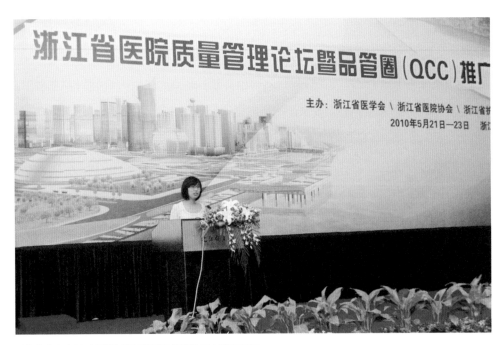

王海苹护士在2010年浙江省医院质量管理论坛上进行汇报

建全护理质控体系，管理方法日趋科学化

护理部借助护理质控中心的平台，通过德菲尔法筛选出符合我国国情、具有科学理论基础的护理敏感性指标，建立了具有一定信度、效度和权重系数的三级护理质量评价体系，使过程管理和终末管理、横向管理和纵向管理、逐级管理和自我管理相结合，特别是对临床科室以"帮助的思路"代替批评和惩罚作为质量

控制的手段后，各级护士的接受程度和自控能力均有了极大地提升。

护理部重视结构、过程、结果的质量管理理念，倡导结构、过程与结果并重，从系统层面完善结构，重视整个护理过程的评价和对结局的测量，护理管理方法的转变进一步促进了浙大一院护理管理日趋科学化。建立健全护理质量由护理部、科护士长、病区护士长三级管理体系，落实基础护理、专科护理、危重症护理、病历书写、药物管理、消毒隔离、抢救仪器设备管理、护理操作考核八大方面的护理质量标准、评价指标、评价方法。根据JCI要求以及等级医院评审标准，护理部分别于2012年、2019年对护理质量标准重新进行了梳理，并植入信息系统。内容涵盖患者安全、护理服务、护理管理、护理技术和护理安全等方面，强调环节质量控制，突出"以患者为中心"的质量管理原则。

2008年起，逐步成立了专项质控小组，静脉输液质量、压疮管理、跌倒管理、糖尿病管理、肠内营养管理、导管管理、疼痛管理、基础护理、药物管理、护理书写等10余个专项小组，各小组核心成员由护士长及临床骨干护士组成，各科都设有1名专项质控员，各小组分别制定了工作职责，核心小组成员在专项领域知识对全院护士进行培训及对各科质控员开展工作坊进行实操培训，并对临床进行质控检查和指导，帮助改进，科室质控员协助护士长做好专项质控工作，形成了纵向三级质控和横向的专项质控相结合的质控体系。全院夜间实行二线护理值班，保障夜间护理安全。静脉输液治疗小组组织编写了《静脉输液安全维护手册》，该手册在当时被浙江省各医院视为"指南"，还设计了外周留置针、CVC、PICC、PORT护理质量检查标准。导管小组制定了低、中、高危各种导管风险分级及导管标识，确保了导管的护理安全。肠内营养小组制定了《肠内营养——管饲指导手册》《肠内营养——并发症指导手册》。急诊监护室被评为"全国营养管理示范病区"。疼痛管理质控小组建立试点病房（妇科5-3病区），建立健全疼痛强度量化的评估和患者家属宣教制度，加强对PCA的管理，提高了使用PCA的安全性和有效性，编写了《疼痛知识及管理手册》，在电子护理病历中，增加了疼痛评估与记录的内容，将疼痛评估作为常规化护理工作。专项质控小组的开展为推动浙大一院专科护理的发展奠定了基础。

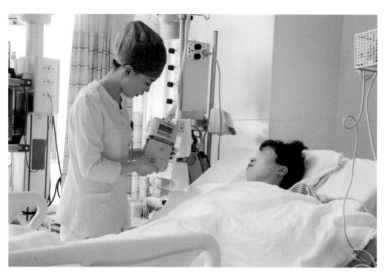

指导患者使用PCA

　　2009年，随着品管圈的引入，护理部号召全员参与学习品管圈，建立群众性的质量控制小组，护士通过参与质量控制工作，不断增强质量意识，自觉参与质量改进工作，不断提高护理服务质量。2010年，护理部在全院范围内营造出一种"人人参与质控、科科有改进项目"的氛围，推动了"科学质控"理念的根本性转变。护理部针对护理质控管理工作中存在的问题，结合实际，紧紧围绕"以患者为中心"的质量重点，对传统的管理模式进行了科学改进，护士长按照PDCA［P（plan）计划，D（do）执行，C（check）检查，A（act）处理］的理念对护理质量进行管理，推动护理质量管理从经验到科学的转变。

　　多年来，通过由护理部、科护士长、病区护士长和科室质控员组成的质量控制网络，并充分发挥三级质量控制管理的整体功能，通过护士长自查、科片抽查、护理部普查，形成了严密的"自我控制""同级控制""逐级控制"质量控制网络，对存在问题进行持续改进，使护理质量管理进一步迈向科学化、标准化、规范化。

推进护理信息化建设，助力优质护理

浙大一院是我国最早开展信息化建设的医疗单位之一，于 2008 年荣获全国第一批"卫生部数字化试点示范医院"称号。在 2013 年浙大一院顺利通过 JCI 评审时，美国专家称赞："浙大一院是一家智慧型医院"。

信息化为护理工作带来了革命性变化，这不仅体现在设备的更新上，更体现在工作流程与观念的变化上。优质护理服务要求护士要贴近患者，在这一点上，信息化的优势突显出来。首先，通过移动护理工作站，让护士在患者身边即可完成系统评估、护理记录、健康教育、检查结果查询等工作，提高了服务的即时性，降低了信息的衰减性，也有效缩短了护士往返于病房与护士站的时间，真正做到"把时间还给护士，把护士还给患者"。各种软件已成为护士为患者服务的得力助手。例如，更为便捷的信息查询系统，危急值的同步提醒功能，英国早期预警评分（National Early Warning Score，NEWS）的早期预警，医嘱系统自带药典查询功能，电子护理病历中长程生命体征曲线的查询功能，掌上电脑（personal digital assistant，PDA）上设置皮试执行后提醒功能等。

2010 年，护理团队运用科学的研究方法，研发了具有分析、诊断、管理功能的智能化护理管理系统。智能化护理管理系统以系统观为指导，以科研实证为基础，结合现代护理管理理论与临床护理管理工作进行设计，量化各项标准、指标，嵌入现代管理工具，形成一套完整的护理管理信息化体系，为进一步提升护理质量提供了良好的平台。该智能化护理管理系统已被 25 个省份的 150 余家医院参考、应用。临床护理在信息化的助力下，病区持续质量改进有了抓手，护理管理精细化得到了实现。

另外，挂靠在浙大一院的浙江省护理质控中心于 2009 年开始构建了浙江省不良事件上报系统，并于 2016 年构建了浙江省护理质控数据平台，该平台的构建为浙江省内各家医院的护理质量敏感性指标提供数据分析帮助，为实现有效的护理质量管理、持续质量改进提供了工具和方法。推动了浙江省护理质量向纵深、同质化方向发展。目前，全省有 380 家医院自愿加入该平台系统，并通过全国学术平台授课和论文发表等形式在全国范围内推广。可以说，应用信息化进行护理管理，使管理不再是空谈，而是用数据说话，也使精细化管理成为可能。

不仅如此，护理团队应用信息化工具，还对标本、给药、无菌物品进行全流程追溯。例如"消毒供应中心质量追踪信息系统"，能让一个穿刺包从清洗、打包、消毒、上架、发放到应用到某位患者身上都可以进行质量追溯，进一步保障了患者的安全；"智能化急诊分诊信息系统"根据分诊护士的点选式录入，系统自动给予分诊类别判断，实现了分诊过程规范化、分诊质量同质化、分诊结果标准化，分诊时间缩短了50%。分诊系统还设置了高危胸痛识别和卒中筛查等条目，帮助预检分诊护士100%识别心肌梗死、脑卒中等疑似患者。

随着2020年浙大一院总部一期的启用，浙一护理信息化更是插上了腾飞的翅膀。浙大一院总部采用多种智能物流方式相结合，有轨道小车、智能导航小车（automated guided vehicle，AGV）等，实现了室内、外全覆盖和物流全智能；除此之外，责任护士佩戴的智能手表，责任护士无论在哪个角落都能实时接收到患者的呼叫信息，不再依赖走廊里的呼叫显示器，还患者一个安静的病房环境；在护士站配备专用平板电脑，公共区域照明、空调的开关均可在平板电脑上进行智能控制。

深化护士分级管理，提高护理管理效率

护理部从调整病房护士组织框架结构入手，确定各级护士准入条件、工作职责和培训方案，改进绩效考核，全面调动护士的积极性，发挥各级护士优势。2011年3月，护理部进一步优化岗位管理、规章制度和护理技术规范。

根据护士分层管理指标体系和各科工作特点，修订护士岗位职责，制定细化可行的护士考核评价表。考核方法采用定性考核与定量考核相结合、平时考核与年度考核相结合的方式，并充分考虑岗位风险、工作量、技术难度等因素，以"自评－部门评价－医院综合评价"三级考评的方式进行，分为优秀、称职、基本称

职、不称职四个等级，每个条目设立相应分值，具有可参照的岗位要求和工作标准，使考核结果客观、公正，将护士的身份管理转变为岗位管理。并实现考核结果与晋升、评优、绩效挂钩，体现多劳多得、优劳优酬。

护士长竞聘上岗和后备护理管理人才的遴选培养机制，使得全院护士各尽其能，增强职业自豪感，增加职业发展的机会。

随着护士分级管理的进一步深化，护士的主动服务意识已经形成。护士在提升自身业务素质的同时更加注重与患者及其家属的沟通，在操作中关注患者的舒适度与隐私保护，对病情变化等紧急情况及时做出反应，重视患者及其家属对护理和健康教育的参与度。

2011年，在中国医院协会进行的全国77家大型公立医院出院患者满意度随机抽样调查中，浙大一院名列前茅。住院患者对护理工作的综合满意度达98%以上。患者真真切切地感受到了护士"不是亲人胜亲人"的护理热情，患者送给护士的表扬信、锦旗及赞美的留言数不胜数，护士更是在全心护理患者的过程中感受到被患者信任和认可的职业价值。

在卫生部"质量万里行"和"优质护理服务飞行检查"中，浙大一院取得了优异的成绩。2011年，浙大一院荣获"全国优质护理服务考核先进单位"，护理部荣获国家"临床护理重点专科"。肝胆外科病区获得了"全国优质护理示范病房"，另有8个病区荣获"浙江省先进病房"，肾脏病中心荣获"全国青年文明号"，ICU、急诊科、呼吸内科荣获"省级青年文明号"。

优质护理服务开展以来，浙大一院每月定期向国家级及省级卫生管理部门上报优质护理服务工作开展情况，国家级及省级卫生管理部门领导也曾多次莅临浙大一院深入临床实地指导，走访患者和护士，并充分肯定了浙大一院开展优质护理服务取得的成效，同时也增强了浙大一院更进一步深化优质护理服务的信心和决心。

浙大一院接受来自全国100多家医院参观交流，成为卫生部医政司"优质护理服务现场会"和"万人培训项目"提供培训和接受现场交流的单位。进修护士

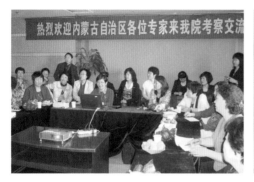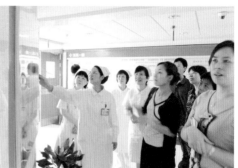

省外同行参观学习

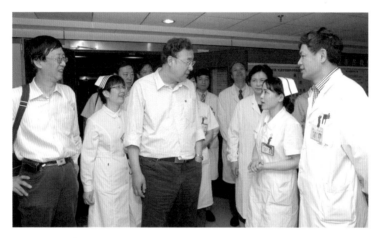

2011年，卫生部马晓伟副部长视察优质护理病房

来自全国 20 多个省份和浙江省内所有县市，护理分管院长和护理部主任多次应邀到全国各地进行优质护理服务工作汇报，护理部也多次派出优秀管理者和临床护士下沉至协作医院、托管医院、下级医院，推广浙大一院先进的优质护理服务经验，为全省乃至全国的护理发展作出了自己的贡献。

同质管理　高速发展

近五年来，浙大一院护理部紧密围绕浙江大学"双一流"建设总体部署和建成国际一流医学中心的目标，在医院领导的带领和全院护士的共同努力下，重点围绕契合医院高质量发展需求，护理部全面统筹医院临床护理、护理科研、护理教学、护理管理以及人才培养等工作，推进多院区建设和发展，并取得卓越成效。

科学部署　凝心聚力

护理部从人员统筹、质量安全管理、人员培训、信息化建设等方面着手，进一步提升护理质量，推进护理学科以及四大院区融合发展，创新护理管理模式、加强护理学科建设、常态化工作推进各项工作。

优化护理人力资源配置。在医院高速发展期，护理部多措并举。为保障护理人力资源需求，护理部全面出击，加大宣传力度，持续人才招聘，吸引更多优秀人才。护理部综合考量护士的岗位胜任力、岗位适应性、院区意愿等，遵循三甲医院不同专科护理人员配比原则，根据计划开张护理单元护士专科资质、层级架构要求，依据专科护理工作量、专科性质、科室等级等，确定护患人力配比。护理部提出设置兼职护士岗，开放静脉配置兼职岗，充分调动护士积极性。截至 2022 年 6 月底，参与兼职人员达 6966 人次，兼职时长达 16582 小时。

创新护士培训体系。助力新护士迅速成长，将新护士岗前培训前移，缩短岗位适应时间，加强师资培育，提升护理团队整体教学能力。在提高新护士岗位胜任力方面，护理部采用院科联动的培训模式：院级层面采取基于临床案例的教学，提升护士综合护理能力；学科层面集中教学资源共享，启动多院区联动教学；科级层面建立新护士导师制，崇尚立德树人。

统一部署，建立标准化流程。为保障院区开张以及各病区搬迁工作顺利完成，护理部组建筹建小组，确立组织架构，并指派专科护士长或组长驻点筹备对接开科前事宜，负责全流程参与跟进，积极配合医院进行验收。

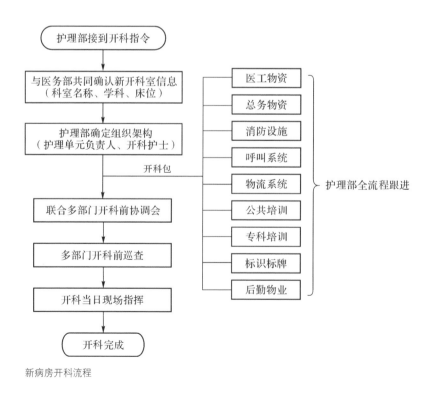

新病房开科流程

有序应对，保障患者安全。护理部联合院区各行政部门对新开科室护士组织各项培训，如院区概况、应急流程、信息系统、设施设备、后勤物流系统、消防安全等进行规范、全面的培训及演练。

面面俱到，确保物资充沛齐全。护理部统一整理"病区开科包"文件，由专科护士长或组长依照文件规定内容脱产进行病房开科前耗材、总务物资准备，并按护理部制定的院区 6S 管理标准统一规范病房布局、标识标牌、物资及仪器设备的管理。

保驾护航，开展多维度巡查。开科前护理部联合多部门开展巡查工作，从医疗护理流程、物资准备、院感要求、患者流线、设施安全等多方面排查隐患，保障病区安全、有序开张。配合医务部组织开张筹备协调会，及时解决开业过程中存在的问题及困难。开科后密集巡查，持续反馈。

截至 2022 年 6 月底，之江院区开放床位 1025 张，护理人员 835 人；总部一期开放床位 1377 张，护理人员 1070 人；庆春院区、城站院区配合庆春院区 6 号楼重大疫情救治基地建设，搬迁腾挪 24 个护理单元。

同质管理　提升品质

护理部致力于打造卓越护理团队，注重人才培养。截至 2022 年 6 月底，全院共有护士 4193 人，占员工总人数的 47%，拥有本科及以上学历护士人数占护士总人数的 93.3%，护士长 171 人。培养新护士长 83 名，与 2020 年相比，护士长平均年龄下降 3.5 岁，拥有高级职称的人数占总人数比例提升 28.6%。

护理部紧跟医院发展需求，建立人才储备库，在党建工作办公室部署下，启动了护士长、副护士长换届、竞聘，为浙大一院护理队伍培养后备人才，构建人才梯队做好扎实的基础。在护理管理和护理英才培育的过程中，注重护理文化自信和整体护理水平的提升，定制专项培育课程，完成上岗培训，为聘任新护士长做好前期准备，以保障高素质的护理管理队伍，为护理发展融入了新的活力。

为提升护理管理人员核心能力，进一步加强医院护理管理内涵建设，培养护理管理人才。2020 年 5 月 15 日，浙大一院正式启动了国家卫生健康委员会人才交流服务中心的"中国卫生人才培养项目护理管理子项目"院级培训项目，通过为期 18 个月的专项学习，共培训护士长 98 人，进一步提高了浙大一院护理管理者的管理能力，增强了团队的综合实力，提升了护理服务质量，打造了一支高综合素养的护理团队。

完善各项制度和流程，保障患者护理安全。以等级医院评审为契机，强化护理服务质量，促进护理标准化、规范化、科学化建设与发展，护理部共修订护理部制度、流程、应急预案 60 条，并参与修订院级制度 15 条，2019 年高分通过浙江省第四周期三级甲等综合医院复评。在护理团队的共同努力下，住院患者护理服务满意度稳步提升，不良事件发生率显著下降。近五年，护理质量改进项目获国家级、省级奖项 20 余项。

专科建设　精益求精

2009 年，浙大一院首期开设专科护士培训基地，护理团队培养了大批专业技术精湛、业务素养优秀的"护理专家"，他们承担了临床护理者、护理教育者、护理研究者、护理管理者及咨询师五大角色，在降低医疗费用、增加患者满意度、促进护理事业发展等方面发挥积极的作用。

截至 2022 年 6 月底，浙大一院专科护士培训基地共培养来着全国各地的学员 1042 人。专科培训分属伤口造口失禁护理、糖尿病护理、静疗护理、急诊急救护理、成人 ICU 护理、血液透析护理、母婴护理等 22 个专业。推进基地工作，提高专科培训质量，推进浙江省 14 个专科护士培训基地、3 个实习基地及 3 个中华护理学会专科（血液净化、心血管、呼吸）护士京外临床教学基地工作，汇总学员结业后取得的临床、教学、科研等成果。

早在 2007 年，专科护士也逐渐从"幕后"走向"台前"，专科护士开设专科门诊，为患者提供专业化的护理指导。随着专科护士效能的逐渐凸显，她们加入院内专项质控小组，成为小组核心成员，参与制定规范、标准，在临床管理中发挥专业化、精准化的作用；此外，作为院内护理会诊的成员，专科护士承担指导全院专项护理工作，在疑难杂症的护理工作中为患者提供个性化护理，帮助解决临床实际困难；通过浙江省"互联网＋护理服务"平台接收患者的图文咨询信息，让患者们足不出户就能享受到优质的护理服务。

攻坚克难，科研创新

在国家医学中心建设和护理高质量发展背景下，护理团队仰望星空，脚踏实地，攻坚克难，将临床实践逐步转化为护理理论体系。护理部在做好护理质量标准化，路径管理常态化的前提下，关注重点人群，如研究生、专科护士、拟晋升或晋级人员，以及积极上进的潜力骨干护士。护理部统一搭建科研平台，组织各类科研培训、设立孵化基金、积极推进科研项目等。院区层面实现资源共享，科研赋能院区重点人群，定期组织小组学习、交流互鉴，以最佳照护为初心，凝练选题，设立科学问题，融入文化，围绕临床问题，形成用科研视角解决临床问题的团队文化，提升照护品质。

········ 副篇 ··

迎接挑战　接续奋斗

在浙大一院高速发展的战略机遇期，王华芬勇挑重担、勇毅前行。围绕多院区融合发展、疫情防控平战转换、护理学科建设等，紧跟医院步伐，传承鼎新，全面推进护理工作的高质量发展。

以文育人，凝聚团队力量

2019年9月王华芬入职浙大一院，正值浙江省第4轮等级医院评审、之江院区开张在即、余杭院区快速建设中。如何将这支有着光荣传统的护理队伍历久弥新、焕发出勃勃生机，是她面临的巨大挑战。深思熟虑后她从营造优秀团队文化，提升团队凝聚力入手。何以理解浙一护理的历史、当下与未来？何以代表浙一护理的文化符号？那一年，广开言路、广集良策；那一年，如切如磋，如琢如磨；那一年，群策群力、集思广益；都将载入浙一护理史。回首数代浙一护理人严谨求实、脚踏实地的工作作风，展望浙一护理事业未来发展蓝图，团队最终凝练形成了浙一护理的愿景、使命、核心价值观。愿景：提供国际一流的健康照护。使命：融合临床、教学、科研，践行最佳护理，激发潜能、点燃希望，为人类健康和幸福作出贡献。核心价值观：严谨求实、仁爱笃行。继而发布浙一护理标志，灿烂的金色、舒展的枝丫、托举状的双手等，形成团队的共同徽章。"文以化人，文以载道"，浙一护理，心怀笃诚理想，向着共同的目标，用持之以恒的行动，走向未来！

科学部署，推进多院区融合发展

医院高速发展，时不我待、只争朝夕，护理人以"奋发有为、拼搏向上、敢为人先、严谨求实"的浙一精神保障院区开张。她统筹规划，带领团队重点聚焦人员、质量、流程，通过组建筹建小组、驻点对接、全流程参与跟进等，保障了之江院区开业、复工达产和总部一期的全面运营。新科室启用前，王华芬带领团队开展巡查工作，从服务流线、物资准备、院感要求、设施安全等多方面排查隐患，保障病区安全、有序开张。同时，紧跟医院发展需求，优化护理人力资源配置，招募优秀护理人才；启动护士长、副护士长换届和竞聘，构建人才梯队；培养护理管理人才，提升护理核心能力；多院区同质管理，保障患者护理，提升护理照护品质。

不忘初心，践行使命担当

抗击新冠疫情期间，作为国家传染病医学中心，浙大一院除了坚守浙江抗疫主战场，还抽调精干力量援助各地。浙一护理人有钢铁般的力量，心怀天下的大爱。在卫健委和医院的领导下，以强大的凝聚力和向心力扛起抗疫责任，贡献浙一护理力量。勇担重责，她们是重症救治的主力军；冲锋在前，她们是核酸采样的突击队；毫不松懈，她们是院内防线的坚守者。作为党龄27年的老党员，作为护理团队带头人，王华芬始终牢记党员职责，身先士卒，不惧风险，体现了一名共产党员的勇气和担当。团队荣获"全国卫生健康系统新冠肺炎疫情防控工作先进集体""浙江省新冠肺炎防控表现突出先进集体"、浙江省"三八红旗集体"、浙江省"抗疫科技之星"等多项荣誉。

厚植根基，助力护理学科发展

作为护理学科带头人，王华芬积极开展科研创新工作。她引导护理团队形成科研赋能理念，构建科学护理方案，解决临床实际问题；梳理重点护理学科团队，瞄准重点人群，制定学科年度建设量化目标；成立护理科研管理委员会、护理科研技术指导小组，开展系列科研活动和科研培训。近年来，护理团队获得诸多成果，课题立项、论文发表以及专利授权数量创新高。

王华芬主持省部级、厅局级课题10余项，发表论文数十篇，相关成果为重大公共卫生事件护理队伍应急能力、危重症新冠肺炎患者护理提供借鉴。

众志成城，巾帼卫士在行动

2020年起，护理团队成立巾帼文明岗创建工作领导小组，王华芬任岗长，创建巾帼文明岗。围绕"巾帼卫士在行动"的主题，以"传天使之爱、展巾帼风采"为口号，团队认真策划组织、挖掘特色亮点，开展八大行动，为全院护理人员施展才华、立足岗位建功立业搭建了广阔的舞台，提升了全院护士的综合素质形象、精神文明建设能力和岗位建功水平。2022年5月，成功获批"浙江省巾帼文明岗"称号。

浙一护理人，秉承严谨求实、仁爱笃行的核心价值观，勇担使命，以创新引领发展方向，以精神凝聚奋斗力量，心怀"提供国际一流的健康照护"之愿景，致知力行，踔厉奋发！

鸾翔凤集　济济群英

——护理前辈二三事

　　历史的车轮滚滚前行，在几十年如一日的平凡护理岗位上，浙大一院涌现出一批又一批优秀的护理人，他们以自己的言行诠释着"三分治疗，七分护理"的护理内涵。她们心系患者，想患者所想，急患者所急，以救死扶伤的高尚医风，丰富的临床护理经验，诚恳待人的工作态度，为年轻护士树立榜样，获得了诸多荣誉，得到了社会的认可。

杨秀珍

　　杨秀珍，1958 年任内科病房护士长，1982 年荣获"浙江省优秀护士"称号。

　　她一贯工作勤恳，视患者如亲人。无论是对轻症患者还是对危重患者，她总是能以身作则，在做好组织管理工作的同时，亲自从每一件小事做起，悉心护理。

　　她所在的内科病房属综合内科，患者病情大多较重，抢救时有发生，因此护理工作量大，护士相对较少。

1981年，内科病房收治了一位甲亢伴恶性突眼病的患者，由于该患者长了头虱，家属与同病室患者都惧怕染上而远离。但杨秀珍护士长带领护士主动为这位患者洗头上药，令患者十分感动。患者出院后逢人便说："杨护士长是我们病员的贴心人，浙一的护士比我的家人还亲！"

还有一位患有糖尿病、低血糖、脑缺氧昏迷的患者，昏迷长达半年之久。杨护士长带领护理团队为该患者精心制订护理方案：每班做到勤观察、勤翻身、勤擦身、勤换衣。在半年住院期间，患者全身皮肤均完好，无褥疮发生。

1982年，病房收治了一位电击伤致自主心跳停止100分钟的患者，从气管切开、静脉切开、吸痰、局部降温、留置导尿到心电、呼吸监护等，均需要护士密切观察病情，进行大量细致的工作，丝毫不能马虎。杨秀珍护士长一刻不歇，加之对患者病情了如指掌，一边组织护士配合医生抢救，一边根据患者病情制订具体护理措施。她总是脏活累活抢着干，无论是为患者清洁口腔、翻身，还是吸痰、用药等工作，都亲力亲为。经过八天八夜的合力抢救，患者终于转危为安。

王菊吾

王菊吾，中共党员，1981年10月—1984年7月任护理部主任，曾任浙江省护理学会副理事长兼副秘书长，1982年被评为"浙江省优秀护士"，1988年被评为"浙江省劳动模范"，1987年作为护理界的代表，被选为党的"十三大"代表。

王菊吾主任在几十年的工作生涯中，以院为家，全身心投入工作。当年全院的护士姐妹们亲切地称她为"不知疲倦的实干家"。

1971年，王菊吾当时在针灸室工作，一位来自浙江永康的神经性多尿症患者前来求治。她告诉王菊吾，自己一个晚上要解10次小便，严重影响睡眠，白天也会因尿频无法上班，内心非常痛苦。之前已多方求医无效，这次也是抱着试试看的心情而来。王菊吾热情地接待了她，并给她连续针灸2周。不久，这位患者来信表示治疗效果很好，尿频症状明显减轻，很快就恢复正常上班了，心情也很愉快。就这样十年过去了，1981年这位患者病情复发，又再次来院找寻王菊吾诊治。尽管这时王菊吾已是护理部主任，不再是当年的针灸科小护士了，但她依旧热情地接待了这位患者，并挤出时间给她连续针灸2周，再次解除了这位患者的痛苦。这位患者在信中写道："我们全家人，还有单位的同志都说，您真是一位好医生，对待一位素不相识的普通患者，居然像对待亲人一样，予以无微不至的关怀，真是难能可贵！您不仅在身体上治好了我的病，而且在精神上给了我鼓励，也给我们全家带来快乐……"

从一个普通护士到护理部主任，尽管职务变了，但她热心为患者服务的精神始终没有改变。她经常在病房里检查患者是否有褥疮以及口腔护理情况，为危重患者擦背、洗脚，对全院护理工作了如指掌，哪里有困难、哪里任务重、哪里有抢救患者哪里就有她。另外，她对全院护士的生活都非常关心，有护士们失恋了、生病了、家中有困难发生时，她总是能第一时间安抚，并及时给予帮助解决实际问题，帮她们渡过难关。

王菊吾主任不仅对护士工作严格要求，真诚关心护士的生活，而且始终以一个共产党员的标准要求自己，热情为患者服务，并影响着全体护士。1981年5月，一位少数民族患者病故，当班的护士是位新手，初次遇到这种情况，因为害怕而不敢料理。王主任亲自进行尸体护理，技术处理干脆利落。王主任的示范教育，在这位新护士的心中留下了深刻的印象，也给了家属莫大的心理安慰。1981年7月，传内科病房收治了一位出血性肠炎患者，病情重，大便次数频繁，肛门不停地往外流又脏又臭的粪水。王主任见状，第一时间将患者整理得干干净净，使患者感到从未有过舒适。在她的带动下，护士们也纷纷行动，将患者护理的干干净净。

姚蕴伍

姚蕴伍，中共党员，1991年10月—1996年5月任护理部主任，浙江大学护理系创始人之一。1991年任浙江省护理中心常务副主任，在全省开展系统化整体护理工作模式，曾任第七届浙江省护理学会理事长。主编《护理学基础教程》

《现代护理学新编》《社区护理学》《老年疾病护理学》《内外科护理学》《护理管理与临床护理技术规范》等专业书籍。

1976年，医院开展大肠癌科研工作，当时收治的大肠癌患者就诊时肿块已很大，占据肠腔，导致肠腔明显狭窄，灌肠插管难度很大，患者也因插管带来的疼痛而大汗淋漓，十分抗拒，做好术前清洁灌肠成为护理工作的一大难题。姚蕴伍从实践中摸索经验，采用先手指插入肛门，找到狭窄部位，然后再把肛管插入灌洗，这样灌肠过程不仅顺利，而且患者疼痛感大大减轻，取得了患者配合，深受医师的赞赏，该方法在全院推广并沿用至今。姚蕴伍在护理工作中还观察到大部分直肠癌患者术后需长时间留置导尿管，给患者带来了不少痛苦。她与主管医生探讨，在医生指导下设法为患者做了耻骨上膀胱穿刺置管，取得了很好的效果。

为提升静脉穿刺的成功率，减轻患者的痛苦，姚蕴伍率先在全院开展锁骨下静脉穿刺新技术，解决了危重患者的静脉通路问题，大大提高了护理工作效率。

20世纪八九十年代，姚蕴伍担任浙江医科大学护理系、成人高等教育护理系夜大的基础护理、社区护理及护理管理等教学工作，教书育人，培养了大批护理人才。浙江医科大学护理系的成立开启了浙江省护理高等教育的先河，先后招收全日制大专和本科，她负责护理学基础教研室工作，面对已有工作经验的大专护理生，教学内容必须新颖，绝对不能"炒冷饭"，这对于她来说是一个全新的挑战。姚蕴伍参加了北京医科大学和霍普金斯基金会联合举办的师资提高培训班，接受了新的护理理论知识和教学理念、手段，也因此能更好地帮助其他老师一起编写护理学基础教材。同时，在教学中不断改进教学方法，增加课堂讨论，充分理解教学的关键点。

1991年，姚蕴伍任护理部主任，当时社会上对医院反应最强烈的就是医护人员的服务态度问题，她认真调研，找出其中原因，大胆提出在责任制护理模式基础上实施系统化整体护理，有效地提升了患者对护士的满意度。

姚蕴伍主持浙江省医药卫生科学研究基金课题"系统化整体护理的研究"在全省范围内引起广泛关注。系统化整体护理以全新的工作模式在全省范围内得以推广。姚主任多次在全省护理会议上分享交流整体护理模式的实施经验，省内各医疗单位纷纷前来浙大一院参观学习、专项进修。这在当时对护理模式的转变起到了表率作用。

鲍爱娟

鲍爱娟，1978年任传染内科病房护士长，1988年任护理部副主任，1982年荣获"浙江省先进护士"称号。

她全心全意为患者服务，始终以患者为中心。

在20世纪80年代，肝炎发病率急剧上升，医院扩大了肝炎病房，增加了床位数。在护士紧缺的情况下，护理工作量增大，这一切护士长鲍爱娟同志看在眼里，急在心里。她认为党员护士不仅思想要进步，业务水平也要过硬，才能更好地为患者服务。她带领党员护士一个人做两个人的工作，毫无怨言，对待患者胜似亲人，深受患者和家属的好评。

1980年，海宁钩端螺旋体病流行，病房走廊临时加了床。当时护士人手不够，鲍爱娟护士长与全体护士一起连续数天埋头苦干，悉心护理，患者非常感激，"鲍护士长真不错，大家都非常感谢她"。

1981年，病房收治了一位脑膜炎患者，她在查房中发现该患者呼吸异常，立即进行瞳孔检查，分析有发生脑疝的可能，随即向主管医生汇报进行了处理。事后证实确为脑疝先兆，鲍护士长的细心为抢救患者赢得了时间。

1981—1982年，病房收治抢救患者179例，其中昏迷患者39例，有1例昏迷患者昏迷了56天，住院期间无褥疮发生。有一位昏迷患者，入院时双上肢已经布满了褥疮，鲍爱娟就经常给患者翻身、擦身、换药。为了让患者尽快痊愈，她多方求教，后来采用了传统的中药治疗，使患者病情很快得到了控制，双上肢皮肤的恢复有了很大的改观。当时浙江电视台、《钱江晚报》等多家媒体均报道了她的先进事迹。

胡三芳

胡三芳，中共党员，1987—1992 年任肛肠外科病房护士长，1992—2002 年担任浙一护校基础护理学教师，1982 年度荣获"浙江省优秀护士"称号。

她在工作中兢兢业业，任劳任怨，在她的护理工作生涯中始终起到一个党员的模范带头作用。

1981 年 2 月，内科三病房有位肠梗阻患者，在肠部分切除术后，大便总是拉在床上，次数多且极臭，患者又无家属陪护，无人清理，病房的空气污浊不堪，同病室的其他几位患者都是怨声载道。正值夜班的胡三芳护士，赶紧上前，给患者翻身，为其脱下被粪便污染的衣裤、清洗身体，并更换了干净的衣裤、床单。患者十分感动地说："这么脏，你都不嫌弃，小胡护士真是太好了！"同病室的患者们也纷纷竖起大拇指直夸："小胡护士有一颗金子般的心，她是我们见过的最不怕脏的护士！"

1986 年，内科病房收治了一位来自温岭农村的结核性腹膜炎患者。患者为女性，全身消瘦，有大量腹水，整日唉声叹气，眉头紧锁，对自己的疾病持悲观的态度。细心的胡三芳护士发现其丈夫因家中有事不能陪伴治疗，再加上来自农村，经济上也有一定困难。于是她不仅在生活上对这位女性患者关照入微，主动承担了吃、喝、拉、撒等生活上的照护，而且一有空就跟患者谈心，经过开导和言行感化，渐渐地患者对战胜疾病的信心也在进一步增强，眉头也逐渐舒展开来，脸上也有了笑容。在胡三芳护士的帮助下，这位女患者对治疗也越来越配合，病情很快得以好转。出院时这位女患者的眼中盈满了泪水，紧紧拉着胡三芳护士的手，依依不舍，感激之情，溢于言表。

在值夜班时，胡三芳护士总是"眼勤、脚勤、手勤"。哪里红灯亮，哪里有需要，她就立即奔向哪里，即使是倒尿壶倒便盆，也毫无怨言。但凡病房有抢救，她总是第一时间赶到现场协助抢救，抢救结束后她又总是守护在重危患者床边做好口腔护理、褥疮护理等工作。

邵爱仙

邵爱仙，1996—2006 年任护理部主任，医院党委委员，期间兼任浙江省护理中心常务副主任、第九届浙江省护理学会副秘书长和副理事长、浙江省护理学会内科专业委员会主任委员、浙江大学医学院护理系副主任、内科教研室副主任、医院营养科主任，并编写《中国护理管理》《中国实用护理》《护理与康复》《浙江临床医学》等图书。

她视护理事业如生命，几十年如一日，孜孜不倦，充满正能量。

2000 年初，邵爱仙主任被诊断为严重恶性肿瘤，生命安全危在旦夕，家人震惊错愕崩溃，同事泪流惋惜担忧。但她心系护理事业，病床上的她，对前来探望的护士长们说："你们别哭。我还有许多事要做，我会好的，你们给我管好工作。"

她积极配合手术，先后历经六次化疗，身体尚很虚弱，切口还未痊愈，但强大的信念支撑着她始终带病工作。除了住院手术以外，一天都没有离开过工作岗位。

2003 年，"非典"突袭，大病初愈的她，在化疗期间便全力投身到"非典"患者的救治工作中去。她反应迅速，第一时间动员集结全院护士中的精干力量组成临时特护小组；她深入临床一线，积极协调指挥，鼓舞护士斗志；她不顾个人安危亲自参与、指导护理工作；她鼓励患者坚定信心，战胜"非典"；她在危难面前，一马当先的大无畏精神深深感染着特护小组的每一位成员。最终，她们凭借精湛的护理技术出色地完成了任务，赢得了领导、患者、社会各界的尊重和信任。因此，浙大一院获得浙江省委、省政府，浙江省卫生厅和社会各界的高度赞誉。在"非典"这场没有硝烟的战役中，邵主任所带领的护理团队战功赫赫。

徐　红

徐红，1991 年任肝胆胰外科护士长，2002 年任大外科科护士长，荣获 2003 年度"浙江省先进护士"称号。

她刻苦钻研，业务精湛。她独特的魅力、强大的磁力，吸引着身边的每一位护士。

1994年4月，浙大一院开展全国第一例胰-十二指肠-肾同期联合移植术，虽然浙大一院已有肝脏、肾脏移植术后的护理经验，但胰、十二指肠及肾脏的同期联合移植在国内属于首例，无护理经验可循。在那个信息尚不发达的年代，徐红克服重重困难，多方查找文献资料，并参考、总结以往经验终于摸索出一整套科学的移植护理方法，为以后移植患者的护理打下了良好的基础。由于该患者移植术式复杂，创伤大，出血多，手术时间长，需严密监测术后排斥反应、感染、胰瘘、尿漏等并发症。为确保移植成功，徐红带领移植护理团队日夜守护，严密观察，对可提示感染、排斥反应等并发症的症状、体征保持高度警惕，迅速做出正确判断，最终该受者创造并保持亚洲最长存活记录（16年）。

徐红作为课题组成员之一，参与郑树森院长主持的胰肾十二指肠联合移植科研项目，该项目在1996年获国家科技进步二等奖。她参编《肝脏移植》《胰腺移植》等图书，并将护理论文发表于国家级护理杂志。

1995年，徐红所在的肝胆胰外科病房成为浙江省首批整体护理模式病房，并培养了一批护理观念新、技术过硬的护理骨干，为浙一医院整体护理的开展和全省整体护理工作的推广作出了贡献。

徐红在任大外科科护士长期间，深入病房进行质量巡查，严谨又专注，当看到临床有缺陷，从不指责，而是从帮助指导的角度第一时间与当事人共同商讨如何改进更利于患者；面对低年资护士的年轻气盛、处事粗糙，徐老师总是包容这些小"任性"，循循善诱，帮助她们成长；对于新手护士长的迷茫困惑，徐老师总是倾囊相授，无论是人生目标、工作方向，还是各种小细节，都予以耐心地指导，给出可行的建议。

从临床护士到护理管理者，她一路奉献，一路引领；从职业良师到精神益友，她不断感染，不断善诱；从工作伙伴到生活至交，她善于发掘，乐于分享；凭借其独特的个人魅力凝聚着一批又一批护理新生力量成为护理事业的中流砥柱。

在护士老前辈的日常工作中，她们对待患者服务态度好，护理患者细心、耐心，在患者床边嘘寒问暖、做好细致地解释是例行工作，脏活累活总是干在前。如有患者不幸死亡时，她们考虑到年轻护士可能有恐惧心理，总是抢先为死者做好尸体护理。令人感动的事例不胜枚举，为年轻护士树立了榜样。

大部分时间护理工作是平凡的，并不会有什么惊天动地的大事，但正是这些细微之处让我们看到一个个热心为患者服务的好"天使"，也正是这些热心为患者服务的好"天使"们在平凡的工作中秉持着热爱护理事业的初心，默默奉献着美好的青春年华，用自己的行动，书写出浙一护理美好篇章。

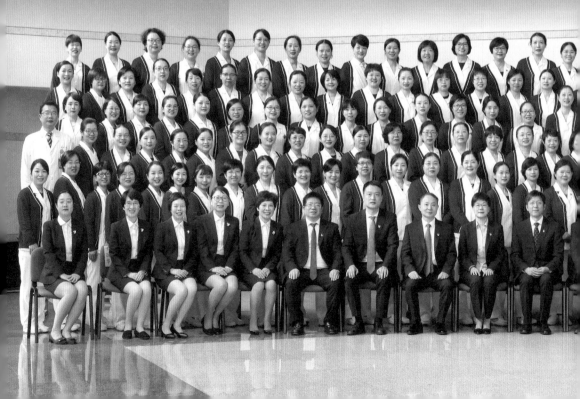

第二部分

百舸争流

浙大一院临床护理是国家重点临床专科，秉承"高标准、高起点、高水平"的宗旨，与全院临床各专科协同发展，积极打造与医疗体系相匹配的临床护理体系，护理技术覆盖全国的 33 个省级行政区域。特别是大器官移植护理、传染病护理、急危重症护理、血液病护理、老年护理、透析护理等临床护理专科，寸积铢累以成高楼，厚积薄发以致广袤，在专业发展上获得长足进步。

　　本篇章真实记录了各个护理学科不同历史阶段的重要史实，回顾了护理专科从粗到细、由普及精的发展历程，讲述了浙一护理人投身医院建设与发展的动人故事，展示了浙一护理人坚守为民初心、践行医者仁心的积极作为，彰显了历史文化价值和人文精神。

　　百舸争流，奋楫者先；千帆竞发，勇进者胜。

　　愿每一位浙一护理人，都能从历史中找寻初心，在奋斗中传承信仰！

　　愿每一位读者，都能在篇章里见证浙一护理人的成长，从文字里汲取奋斗的力量！

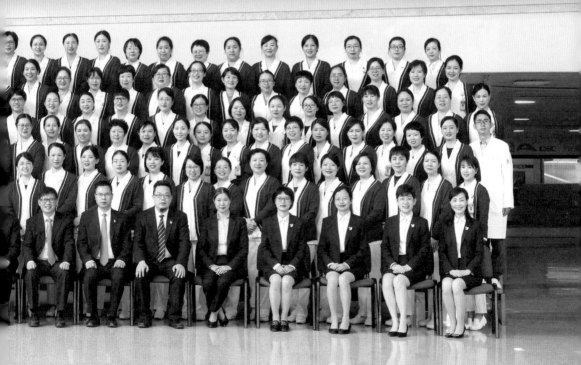

登高望远　畅快呼吸
——肺移植科护理史

　　器官移植被誉为 21 世纪的医学之巅，给终末期器官脏器衰竭患者带来了治愈的希望，挽救了成千上万患者的生命。作为功能严重受损终末性良性肺病患者的终极治疗手段，我国的肺移植手术早在 1979 年就起步了，但因手术难度大、技术要求高、术后患者排斥反应严重，患者存活率低，国内能成功开展肺移植手术的医院屈指可数。

　　2016 年 6 月，浙大一院一支平均年龄为 35 岁的肺移植医疗"铁军"，在学科带头人韩威力的带领下，从零开始建起浙江省唯一的肺移植中心。从建科初期的 8 张床位开始打拼，挑战一个又一个医学极限，成功挽救了一个又一个濒临死亡的终末性良性肺病患者。一步步把浙江省的肺移植从"荒原"变成"沃土"，打造了浙江省肺移植的品牌。

　　在肺移植护理团队建设方面，拥有十多年的呼吸和重症监护经验的孙燕燕护士长，挑起了大梁。面对险象环生的肺移植术后患者，孙燕燕护士长带领大家努力学习肺移植护理知识和技能，为每位术后患者制定个性化的护理及康复方案，为每位肺移植患者提供全程专业的照护服务。

2016年8月，肺移植团队收到了第一面锦旗，来自患者老顾。老顾是肺移植中心成立以来的第一位肺移植手术患者，他被间质性肺病折磨了5年，每天承受着窒息般的痛苦，在经历4个小时的右肺移植手术后，他终于摆脱了这种困境。在治疗过程中，肺移植病区护理团队为老顾制定了精细的监护方案：术前，采用深呼吸训练、咳嗽训练、腹式呼吸、缩唇呼气等方法进行呼吸功能锻炼，改善肺功能。术后，密切监护早期快速识别急性排斥反应和移植物失功，制定精准的液体管理方案；制定合理的营养支持和精细的抗感染管理方案；进行精准的免疫抑制药物服用管理，执行康复锻炼计划。在肺移植护理团队帮助下，老顾顺利康复，实现了畅快呼吸。

徐女士是罕见的支气管扩张-鼻旁窦炎-内脏转位综合征（Kartagener综合征）患者，数十年来反复的呼吸道感染、进行性的呼吸困难让徐女士感觉人生一片灰暗。2017年9月，徐女士在浙大一院肺移植中心顺利完成了镜面人的双肺序贯移植。但徐女士的术后肺康复也是一项巨大的挑战，她发生了胸腔内弥漫性致密粘连和双侧膈神经的损伤。针对徐女士的情况，肺移植护理团队制定了个体化的护理方案，每天督导徐女士重点进行各种呼吸训练和康复锻炼。经过30天有针对性的锻炼，徐女士终于康复，可以自由呼吸了。至此，她灰暗的人生照进了一束光。

2018年11月，肺移植科组织了第一届肺移植患友会，为移植术后患者搭建交流平台，以分享移植路的经历，相互鼓励。看到曾经被疾病折磨，现在昂首阔步走来的康复患友们，大家感到莫大的鼓舞与振奋。同年，"浙大一院肺移植联盟"成立，协同呼吸内科、感染科、ICU等科室，为患者开辟了一条绿色生命通道，希望帮助更多需要肺移植手术的患者。

2019年5月，肺移植科为患有肺动脉高压的老魏进行了双肺移植手术。老魏的移植之路十分艰辛，移植术后3次撤离呼吸机失败，ICU住院时间长达113天，因基础情况差加之长期卧床，发生了4期压力性损伤。肺移植护理团队查阅国内外文献，咨询伤口造口专家，全面评估压力性损伤的风险因素，运用伤口三角理论评估局部皮肤，尤其关注伤口床的黄色组织与红色组织的比例变化情况；在伤口护理时根据 TIME [tissue nonviable（坏死组织）、infection or inflammation（感染或炎症）、moisture imbalance（湿性平衡）、edge of wound（创面边缘）] 原则，动态调整选择合适的抗感染方案和伤口换药方案，适度清创，阶段性调整伤口敷料，并且采用负压密闭引流技术（vaccum sealing drainage，VSD）加速伤口的愈合。经过一个月的精心呵护，老魏的压力性损伤总算好起来了，他调侃道："总算可以不让一群小姑娘围着看屁股了。"

随着肺移植技术的发展，肺移植团队逐渐开展了更多高危、高龄患者的手术，护理团队也不断接受新的挑战，比如高龄移植患者，手术耐受性差，基础疾病多，易出现并发症，导致术后护理难度大。

2021 年 4 月，78 岁的胡老师因间质性肺病入院进行了右肺移植手术，成了浙大一院年龄最大的肺移植患者。胡老师在术后发生了心力衰竭和肾功能衰竭，又因肠内营养不耐受导致一夜十几次大便。病痛的折磨和病情的反复让他的内心充满了焦虑和绝望。面对焦虑的胡老师，肺移植护理团队用积极、乐观的工作态度影响着胡老师。虞爱玲护士在帮病重的胡老师刮胡子时说："刮干净后，又是一个清爽的小伙子啦！"柯宇静护士在他因长时间挂盐水感到不耐烦的时候，幽默地说："胡老师，以前都是您留别人的堂，今天您挂的水最多了，是不是有一种别人都下课了，自己被老师留堂的感觉呀？"护理团队的成员们用一句句鼓励的话，一点点耐心地解释，一个个贴心的动作，鼓励着胡老师慢慢地建立起战胜疾病的信心。

2021 年 1 月，作为浙大一院年龄最大的肺移植患者，78 岁的王奶奶在经历了一场 4 个小时的换肺手术和 1 个月的康复治疗后，顺利出院。出院那天，王奶奶高兴地拉着护士们的手，邀请她们去她家喝茶。20 天前，因移植后服用抗排异药物，她从 ICU 返回病房，出现了一种在 ICU 数天后发生的精神症状——ICU综合征。王奶奶出现了情绪不稳定，睡眠觉醒周期紊乱，伴有幻觉、谵妄。这些都让陪护家属感到身心疲惫。肺移植护理团队对王奶奶进行了密切监护，防范非计划性拔管、跌倒坠床等不良事件的发生。责任护士施丽丽在了解到王奶奶是戏剧爱好者后，为其播放戏剧，烦躁的王奶奶居然逐渐安静了下来。

肺移植术后康复关系到移植手术的成败、患者的预后和生活质量。肺移植护理团队借鉴国内外其他移植中心的经验，查阅文献和专家共识，搜集饮食、活动、药物、免疫抑制及抗感染治疗、自我管理预防并发症、监测及随访等方面的循证医学证据，编写了"肺移植患者术后生活指南"，将印制好的手册发给每一位肺移植术后的患者，并进行耐心地指导，以期患者顺利康复。为了实时动态关注患者出院后的生活质量及健康状况，依托"互联网＋护理服务"，与每位移植患者建立线上联系，进行一对一答疑，患者和家属对此予以了好评。

同时，肺移植护理团队也非常重视人才培养，积极参与器官移植专科护士培训基地的建设，遴选骨干护士参加移植专科护士培训，提升专业能力。

惟其艰难，方显勇毅；惟其磨砺，始得玉成。虽然浙大一院肺移植手术起步较晚，但依托医院的综合实力，踔厉奋发、笃行不怠，肺移植手术技术得到了快速发展，而肺移植护理团队从零开始，脚踏实地、齐心合力，秉承"用一流的技术帮助患者解除病痛"的"移植精神"，孜孜不倦深耕护理工作，成为专业的肺移植护理团队，给肺移植患者带来重生的希望和前进的力量。

········· 副篇 ···

移路有你

2019年12月，老谢和他的病友们齐聚在浙大一院肺移植第二届病友会上，分享着重获新生的喜悦和移植后居家自我管理的经验。经历过肺移植的每一个人，都如同夜空中云雾后奋力闪烁的星星，因为肺移植手术，又得以拨开云雾，开启了崭新的人生，发出动人的星光。

20岁的小谢，风华正茂，然而强直性脊柱炎发作，使用激素治疗后的各类副作用纷至沓来，因为免疫力下降又罹患了肺结核，肺损毁越来越严重，脊柱弯曲也愈加明显，更糟糕的是慢性阻塞性肺病和支气管扩张症也接踵而至。而后的28年时间里，他独自一人与病痛抗争，每年数次的住院治疗，迁延反复的阴霾，一直笼罩着他的前半生。彼时的小谢已成为了老谢。呼吸科医生评估后，建议老谢可以选择肺移植手术改善生活质量。

经过反复的斟酌，最后老谢决定放手一搏，选择了肺移植手术治疗。由于移植供体的不确定性，为了让供肺保持最佳状态，几乎所有的肺移植手术都是急诊进行。老谢入院时也临近深夜，护士们在紧锣密鼓地忙于术前准备时，也没有忘记给他多一份的关心，送来三个枕头，只为让脊柱严重变形的他能安然入睡。此刻，他不再是孤军奋战，有一群人在为他而努力，而他只需要信任他们，配合他们。

肺移植术后老谢转入监护室，在监护室的8天时间里，他被医护人员不分昼夜地密切监护着，随时可见围着他转的医生和护士。8天后，老谢脱离呼吸机，回到肺移植病房，得到了肺移植护理团队的悉心照料和无微不至的关怀。护理团队像对待初生婴儿般，认真观察记录他的日常饮食起居，吃了什么，吃了多少，拉了多少，拉出来的大便是怎么样的，睡了多久，睡得怎样，事无巨细。

他成为肺移植护理团队的"水晶宝贝"，进行着多重防护，层层戒备。每个进入病室的人都必须穿好隔离衣，戴好手套和口罩，不忽视每一个细节；每天早晚帮他擦身清洁，从头到脚不遗漏每一寸皮肤；每天对病室进行清洁消毒，从地面到天花板，不放过任何一个角落。不仅如此，她们监控免疫抑制剂药物的服用时间精确到分，监控各项检验数据的变化波动幅度到小数点后几位。

他成为肺移植护理团队的"新生宝贝"，循序渐进进行呼吸锻炼，逐步康复。为了帮助他恢复呼吸功能，她们使用无创呼吸机和高流量温

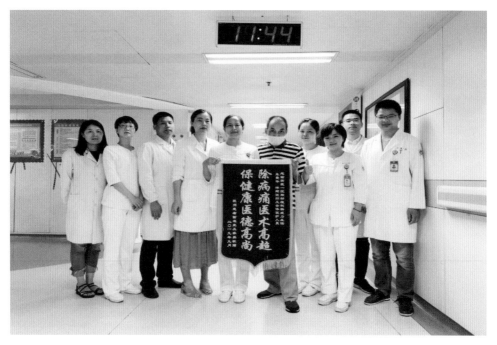

老谢和肺移植团队部分成员

湿仪交替辅助呼吸，使用排痰仪辅助排痰，引导深呼吸主动咳痰，指导腹式呼吸及使用呼吸功能锻炼器锻炼呼吸功能。她们每日根据评估结果制定详尽的活动方案并实施。每天评估营养摄入情况，调整营养支持方案，一点点地帮助他恢复身体机能。

　　他成为肺移植护理团队的"重心宝贝"，她们不仅关注身体的康复，还时刻关心他心理的需求。陌生的环境，陌生的身体状况，陌生的治疗措施一起涌向他，可这些陌生感并没有让他手足无措，因为他不是孤单一个人，有整个护理团队陪他面对。每一项操作她们都尽可能用他能理解的话向他解释说明，让他参与到整个治疗过程中。每天耐心听他的诉说，关心他生活中的每一件小事，尽力地满足他日常需求。

　　让他印象最深刻的是移植术后第 13 天的那次气管镜下吸痰。当纤细的支气管镜从鼻腔经过咽喉部抵达气管下端，令人窒息的压迫感袭来，他内心的恐惧与无助感达到了顶点。就在那一刻，护士握紧他的手，在他耳边轻柔地说着："放松，再放松，再坚持一下，你可以做到的，加油！"仿佛一个在水里奋力挣扎的溺水者，抓到了救生甲板的瞬间，于是他慢慢放松下来，顺利完成了治疗。

肺移植术后的4个多月，老谢终于能畅快地呼吸，自由地行走，轻松地交谈，安然地入睡。这些在我们常人看来稀松平常的事情，他渴盼已久。

不懈的付出与努力终于驱散了他人生的乌云。

肝胆相照　移路同行

——肝胆胰外科护理史

对于一个人来说，30 岁是意气风发的而立之年；对于一棵树来说，30 年，它可以枝繁叶茂，挺拔苍劲。30 年光阴，见证了普外科到肝胆胰外科的变迁，也见证了肝移植中心的成立。浙大一院肝胆胰外科的专科之树，在经历风雨后稳定蓬勃发展，根在不断深延，华荫如盖，从未动摇。

【肝胆胰外科大事件】

1991 年 10 月，新病房大楼成立，普外科病房扩增，分设了 3 个科室，肝胆胰外科便是其中之一，徐红任肝胆胰外科病房首任护士长。

1993 年 4 月，郑树森教授开展浙江省首例肝移植，开启了浙江省肝移植的历史先河。

1994 年 4 月，开展全国第一例胰十二指肠 – 肾同期联合移植手术。

1999 年 2 月，第一例肝肾联合移植，受者健康存活至今。

2000 年 9 月，成立肝移植病房，床位 24 张。

2001 年 6 月，开展第一例儿童亲体肝脏移植手术。

2007 年 9 月，肝胆胰外科中心成立，拥有 9 个病区 300 余张床。

2010 年 12 月，帮助印度尼西亚建设肝移植中心。

2019 年 8 月，全面启动"小黄人"公益项目。

2019 年 8 月，开展浙江省首例亲体小肠移植手术。

2019 年 9 月，开展浙江省首例肝小肠联合移植手术。

2019 年 10 月，浙江省首届器官移植专科护士培训基地正式开班。

2019 年，之江院区新增肝胆胰外科 2 个病区，床位 97 张。

2019 年 12 月，开展全球首例联合自体小肠移植胰腺癌根治手术。

2020 年，余杭院区新增肝胆胰外科 2 个病区，床位 107 张。

2020 年 3 月，开展全球首例多米诺肝小肠联合移植手术。

2021 年 6 月，开展亚洲首例腹壁移植联合小肠移植手术。

2022 年 6 月，开展全球首例多阶多米诺肝移植手术。

钩深索隐　敢为人先

1993 年，浙大一院计划开展首例肝脏移植手术，护理部主任姚蕴伍挑选了既有肝胆胰外科护理经验又有重症监护室工作经验的徐林珍加入肝移植筹备团队。在正式开展移植手术前进行的猪肝脏移植手术中，徐林珍负责为"猪供体和猪受体"开通静脉通路，手术中观察两位"患者"的生命体征，术后和医生一起观察胆汁生成情况和出血情况，寸步不离，为后续开展临床肝移植积累了宝贵的经验。那时，国内肝移植尚处于起步阶段，没有经验可循，她们就照着书本学。移植术后使用免疫抑制剂预防感染至关重要，当时没有层流病房，为了准备专用的病室，护理团队亲自清洗空调、做物体表面和地面消毒，病室空气紫外线灭菌灯照射，反复做物表细菌培养来判断消毒灭菌是否到位，是否达到了收住移植患者的标准。监护仪、呼吸机、微量泵等仪器都是进口，说明书都是全英文的，大家就对着说明书一边查字典一边做笔记，直到能背诵下来。环境和设备都准备好了，护理人员的筛选也至关重要。徐林珍挑选拥有监护室工作经验 3 年以上、身体素质好、专业能力强的护士组成移植护理团队。为了降低感染的发生风险，大家上班期间只出来一次喝水、吃饭、上厕所。

　　1993 年 4 月 13 日，浙大一院第一例肝脏移植患者在经过 19 小时的手术后，终于在深夜顺利结束回到监护室。大家迅速反应，床头、床两边有序站位，各司其职：口插管接呼吸机并检查参数，迅速连接心电监护进行监测，持续有创动脉血压监测和中心静脉压测压，并在必要时测肺动脉压，体温探头监测中心温度；检查腹部切口，所有的引流管整理后挂在床边，逐一挤压确定是否引流通畅；倾倒回监护室的第一次尿液，开始记录回监护室后的尿量……回到监护室 15 分钟后测血气，解读血气分析，根据医嘱及时调整呼吸机参数。患者的病肝重达 6.7kg，腹腔内创面大、术后出血风险高，新肝脏移植上后，腹腔内变得空荡荡，门静脉、

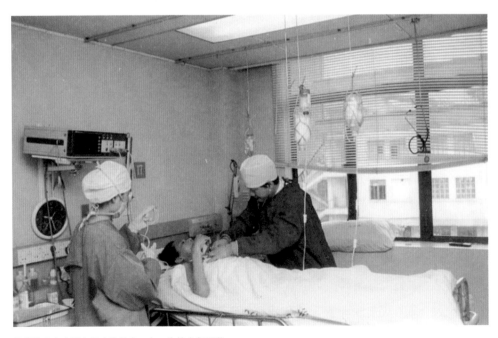

肝移植患者术后在重症监护室，左一为护士包明芳

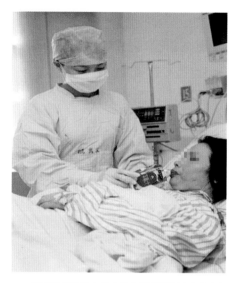

重症监护室护士费小芳在护理肝移植术后患者

肝动脉、胆管吻合口等有可能扭曲成角，影响肝脏血供，导致胆汁引流不畅胆汁淤积。护理团队安置患者于平卧位，密切观察患者的生命体征，时刻关注引流管的颜色、量、性质，动态监测血常规等各项指标的变化，经过团队三天三夜的坚守，患者的病情终于逐渐平稳。

肝移植术后要使用抗排异药，那时只有环孢素 A 静脉制剂。需要根据患者体重计算用量，使用微泵静脉推注。那时的微泵延长管连接管处没有螺口，加上环孢素 A 针剂又是油剂，导致延长管和针筒容易脱开，为保证患者安全和用药持续，护理团队自制了接口垫片增加摩擦力，此后再无一例延长管连接处脱开事件发生，药物一滴不漏地被泵入患者体内。那时环孢素 A 浓度需外送检测，无法及时得知结果，这无疑为护理工作带来了巨大挑战，在拿到结果前，只能通过严密的病情观察来判断环孢素浓度过高还是过低。"监护室的插管患者无法言语，不会告诉你他不舒服！病情变化一定是有个过程，只有具备扎实的理论基础，才知道这个患者要观察什么、才能及时发现病情变化并予以相应的处理，只有具备严谨的工作态度、敏锐的观察力和忘我的敬业精神，才能成为合格的监护室护士！"徐林珍老师这句话至今萦绕在监护室护士的耳边，鞭策着她们成长。

心存梦想　砥砺前行

随着肝移植的开展，医院于 2000 年成立了独立的肝移植病房，拥有 4 个普通病室，配备 7 张层流床的肝移植监护室，共计 24 张床位。张赛君任肝移植病房首任护士长。

肝移植监护室的层流病室分内外两间，外间是护士工作间，为万级层流间，内间是患者间，有病床、监护仪、呼吸机等，为百级层流间，需执行严格的消毒隔离措施。虽然有了专门的层流病房，但在 2000 年时医院还没有实施中心供氧，术后患者回到层流室需要使用呼吸机，护士要提前准备好氧气瓶。氧气瓶重有 100 多斤，高度和护士的身高差不多高，挪移氧气瓶需要一边支撑住重量一边旋转，每天都能见到身姿娇小的护士，娴熟地转动着氧气瓶穿梭于病房，然后将呼吸机连接氧气瓶，安装呼吸管道、调试呼吸机。当时的护士不仅是护士，还承担了呼吸治疗师的工作！

肝移植术后患者病情危重且虚弱，每天至少有 3～4 条静脉通路在输注药物，一些患者还有深静脉置导管、胃管等，加上身上林林总总的引流管，护理工作复杂，要求护士细致且不容许有一丝差错。张赛君护士长一直叮嘱护士："哪怕监

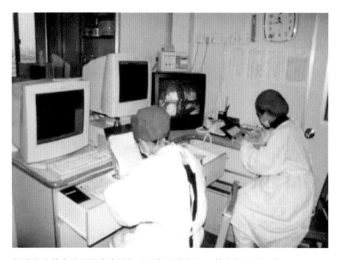

肝移植监护室的层流病室外间（万级层流间），护士们正在工作

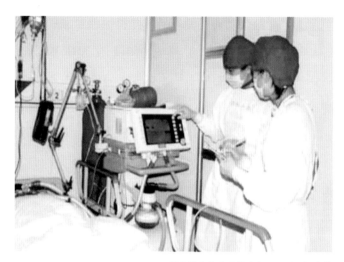

肝移植监护室里护士们记录呼吸机参数

护仪上的数值是正常的，但患者的一个肢体动作，引流液的一点变化，都要看在眼里，这样才能敏锐地捕捉到变化的病情。"此外，封闭的病室和术后抗排异药物的使用，导致患者易出现 ICU 综合征，表现为情绪不稳定、幻觉、躁动等。护士夜以继日地守护，一刻都不敢松懈。专业的护理、悉心的照护、无微不至的关怀，是治疗，也是陪伴，是护士，更似家人。一双双忧伤的眼睛，在护士的恬淡和坚毅中变得安详平静；一张张恐慌的面孔，在护士的冷静和仁爱中变得坚强无惧。无数个夜晚，万家灯火，病房的那一抹光格外温暖。

2001 年，浙大一院开展了第一例儿童亲体肝移植。受者是一位 9 月龄胆道闭锁的患儿，由妈妈捐献肝脏左外叶。当时医院还没有儿科，缺乏婴幼儿的照护及治疗经验。在护理部的牵头下，成立了特殊护理小组，由张赛君护士长任组长，急诊科、肝移植监护室护士任组员。特殊护理小组提前梳理儿童患者的护理方案、流程、应急预案等，对病情观察要点、特殊护理、并发症预防等进行多次讨论并组织学习；邀请浙江省儿童医院的专家，对静脉穿刺、药物特殊使用方法和剂量计算等方面进行指导。"我们当时从未有过婴幼儿患者，可以说婴幼儿患者照护经验为零，面对9 月龄的小患者，开放静脉通路是极大的挑战。护理小组成员们反复琢磨，很快就掌握了静脉穿刺的要领。虽然儿科护理专家只有白天在，但我们对小患者的照护却是 24 小时不间断的。"张赛君回忆起往事，依然满满的自豪感。缺少儿童的医疗用物，张赛君联系厂家订制儿童的手术器械，带领护士们动手制作婴儿床单、盖毯，为孩子准备的小玩具，也送到供应室进行消毒后才放心使用。

9 月龄的小患者离开父母的怀抱，遭受病情的折磨，难免哭闹。护士们像母亲一样地小心呵护。患儿体重轻，移植术后身体对药物很敏感，护理团队反复计算用药剂量，严密监测生命体征，谨慎使用各种药物。小患者的生命体征正常值与成人不同，病情变化也快，要求护士们不仅要有一双"温柔手"，更要有一双"智慧眼"，及时发现病情变化，避免并发症的发生。

随着肝移植例数逐年增多，2007 年 10 月，移植病房和移植监护室搬到了 6 号楼，成为拥有 23 张床位的独立监护室，另有一个收治术后随访患者的普通

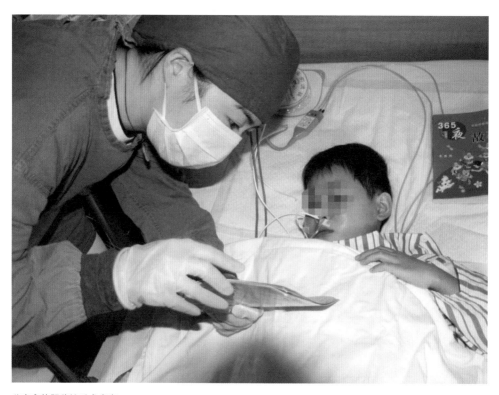

儿童亲体肝移植手术患者

病房，肝移植护理队伍也逐渐庞大。强大的临床护理为护理科研打下坚实的基础。护理团队不断总结经验，攻坚克难，勇于探索，SCI、《中华护理杂志》收录论文3篇，在省级以上杂志发表论文20余篇，申报厅局级课题1项。浙大一院肝移植护理技术走在全国前列，举办国家级、省级继教班，在全国肝移植护理学术会议上进行专题讲课，将先进的护理技术辐射全国。肝移植中心经过多年的努力探索和不断进取，取得了可喜的成绩，已成为全国最大的肝移植中心之一，得到了全球各家著名移植中心专家的认可，确立了在移植届的国际地位。一系列里程碑式的事件，是肝移植中心发展的基石，是不可忘却的记忆。

探索之路　永不止步

2007年，浙大一院率先开展信息化和数字化医疗建设，肝胆胰外科最早参与了护理信息系统的研发和试用。陈黎明护士长组织骨干护士罗旭霞、卞丽芳等查阅文献，采集科室临床信息，建立健康教育、护理诊断、护理措施知识库、预警提醒等模块，再进行编程录入，与原有护理电子病历相整合，完成系统开发，并推广至全院各个护理单元，建成了以护理电子病历为中心的移动护士工作站，并将相关内容在国内一级期刊形成了系列论文。

2010年，浙大一院实现了全院医疗物联网覆盖，被卫生部指定为数字医疗指定参观点的示范工程单位，研发的临床护理决策支持系统推广至多家医院临床应用，在业内引起较大反响，社会效应显著。

2010年，浙大一院积极响应卫生部"优质护理服务示范工程"号召，肝胆胰外科成为医院首批示范病房。陈黎明全面落实责任制整体护理，以患者为中心，为患者提供"全程、全面、优质"的护理服务，改革排班模式，充分调动护理队伍积极性，建立推进优质服务的长效机制。2012年，卫生部授予肝胆胰外科全国首批"优质护理示范病房"，卞丽芳护士被授予中华护理学会"优质护理先进个人"称号，科室接待了北京、广州等地医院上千人的参观学习，《杭州日报》《钱江晚报》等多家媒体争相报道。

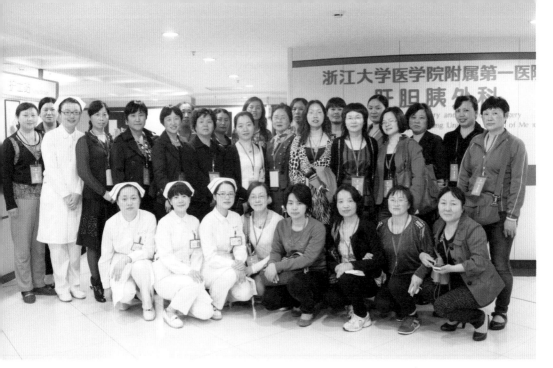

2012年4月，"万名护理人才"护士长管理培训学员参观护理信息化

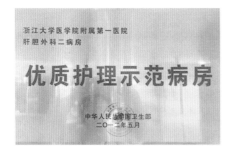

全国首批优质护理示范病房奖牌

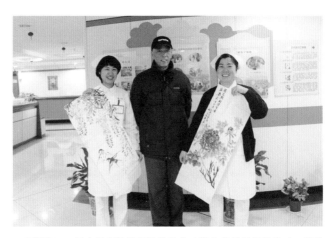

飞燕报春——画家患者出院时特地给护士送上亲手绘制的画"飞燕报春"，以表达感激之情（左为黄飞燕，右为徐春英）

一衣灿烂　一份执着

2010 年 12 月，浙大一院院长郑树森带领精兵强将奔赴印度尼西亚（简称印尼），帮助其建设肝移植中心，开展了印尼第一例活体肝移植。肝移植护士温燕玲、鲍谢雨随医疗队跨越国境、奔赴千里，开展肝移植受者围手术期护理工作。

入住印度尼西亚肝移植中心的当地患者年龄小的只有五六岁，年龄大的已到古稀之年。为了更好地协助当地开展工作，患者入住当天，移植团队就到病房内进行术前患者准备工作，并指导术后病房环境、仪器设备的消毒和准备。但当地条件有限，没有层流间，术后患者能入住单间病房已经是最好的条件了。"犹记第一例手术完成已是后半夜，患者从手术室回到监护室，我们一起和印尼当地的医生、护士有条不紊地把患者安顿好后，当看到患者的生命体征、化验结果一切都好，大家都露出了笑容。"温燕玲老师回忆说："在当地，医护人员都是赤脚上班的，为了更好地融入当地医疗队，我们也入乡随俗，赤脚上班。刚开始我们

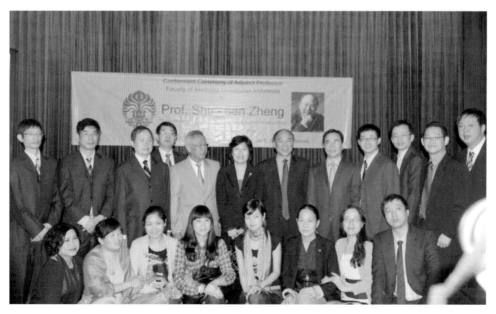

赴印尼援建的肝移植医护团队（一排右二为肝移植护士温燕玲，一排左二为肝移植护士鲍谢雨，一排左三、左四、左五为手术室护士金亚仙、方绥玲、李丽芳）

很不适应，怕脚被针刺伤或暴露在血液和体液中，很难接受。后来也慢慢习惯了。脱掉了鞋子的我们和当地的医护人员、患者之间似乎更亲近了。每天早上七点半，我们会分小组进行查房，每组都有医生和护士，会对患者进行全面的评估。查房的时候，患者都会握着我们的手，我能感受到他们对我们的信任和感激。我们在印尼支援了 21 天，见证了一个个患者从岌岌可危的状态到康复出院。有一个 6 岁的小男孩，在出院的时候开心地在走廊上来回地跑，拉着我们，用并不标准的汉语说着谢谢，可爱又真挚。那一刻，所有的辛苦都是值得的。"

2011 年，赴印尼肝移植医疗队圆满完成各项任务，成功为印尼完成前 5 例活体肝移植，成为两国卫生领域合作的亮点；同时，提升了我国肝移植技术的国际影响力，是我国"一带一路"倡议的重要实践。

承前启后　继往开来

在医疗团队稳步前进的同时，肝胆胰外科护理团队也在逐步成长。涌现出了一批护理骨干，包括何江娟、卞丽芳、詹冬娣、章向英、葛国梅、叶婷婷、戴燕红、吕斐翠、王燕、沈婵娟、郑燕、朱娟娟、施晓兰、金琪、金慧英、丁维燕等护士长。为适应医院高质量发展的需求，更快地促进高峰学科的发展，卢芳燕作为肝胆胰外科及肝移植中心学科带头人，带领护理团队配合医疗团队，创新肝胆胰及大器官移植护理关键技术，实施复杂、疑难肝胆胰疾病护理；对高难度小肠移植、肝移植手术患者进行全程化、精准化照护；开展器官移植患者气道护理、营养管理、伤口 / 造口管理、移植康复护理技术、延续性照护等。此外，全面贯彻加速康复外科（enhanced recovery after surgery，ERAS）理念，组建 ERAS 理念下的多学科协作团队，构建 ERAS 集束化护理方案，优化围手术期各项护理措施，有效改善了患者的健康结局，提升了患者满意度。同时，通过举办学习班、接待进修等多种形式，积极将浙大一院成熟的 ERAS 理念向基层医院推广，得到了良好的反响。在她们的努力下，浙大一院成为浙江省首批器官移植专科护士培训基地及加速康复外科专科护士培训基地，为浙江省乃至全国培养了大批专科护士，

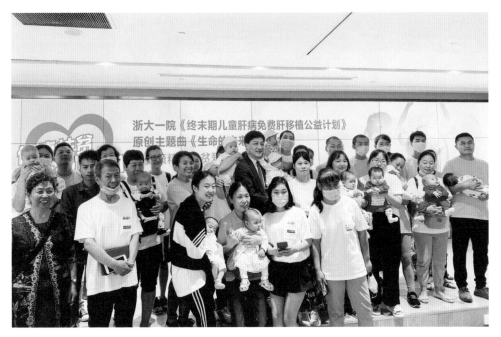

"小黄人"公益计划

为医院建设全球领先的大器官移植高峰学科群，打造大器官移植全球诊疗中心发挥了积极作用。

为挽救更多幼小的生命，助力全国脱贫攻坚战。2019年，在浙大一院党委书记梁廷波教授的积极推动下，全面启动"小黄人"公益计划，免费为全国低收入家庭的终末期肝病患儿实施肝移植手术。卢芳燕迅速组建护理质量改善小组、科研小组及青年志愿服务团队，开展儿童肝移植围手术期各项优质护理服务及青年志愿活动。通过"小黄人生命的求助""99公益日""爱心助学"等形式，凝聚社会大爱力量；在病区内建设"儿童天地"，开设同伴教育，开展情感支持，寓教于乐；开展疫情时期线上线下咨询活动，缓解贫困地区患儿家庭出行难、通信难等痛点；针对儿童肝移植围手术期护理管理的难点，构建多学科协作护理方案，成功运用于免费救治的500余例终末期肝病患儿，通过呼吸道管理、容量管理、镇静镇痛管理、营养管理、感染防控等核心环节的改进，有效改善了肝移植患儿

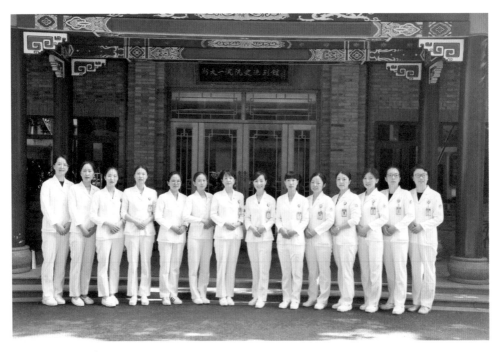

2022年在任护士长合影

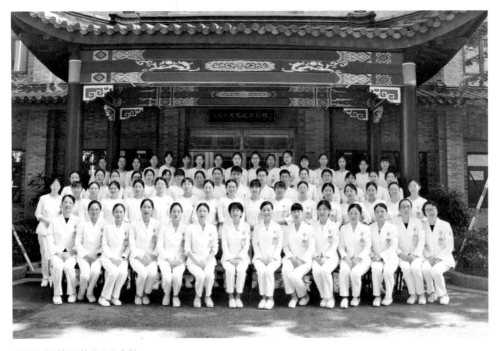

肝胆胰外科部分护理人员合影

健康结局，提升了围手术期护理质量，患儿家属满意度达 95% 以上。"小黄人"公益项目获得第十九届（2022 年）中国慈善榜"年度慈善项目"称号。

人才辈出的护理团队，近两年已成功获批课题 20 余项，发明实用新型专利 50 余项，发表 SCI、一级及核心期刊护理论文 50 余篇，参与编写《儿童肝移植围手术期管理专家共识》《加速康复外科理论与实践》《加速康复护理实践专家共识》《门脉高压患者门体支架植入围手术期营养管理专家共识》《外科护理学》等编著与教材，多个项目分别荣获"全国医院品管大赛一等奖""全国医院品管大赛二等奖""浙江省护理管理创新一等奖""浙江省医院品管大赛进阶组金奖""浙江省医院品管大赛综合组金奖""亚洲医疗质量改进与创新案例大赛一等奖"等奖项。

薪火自相传，火尽仍易燃。在一代代护理人的努力下，如今的肝胆胰护理学科以"移植精神"为引领，集肝胆胰外科、肝脏移植、肝胆胰介入中心三位一体，充分发挥学科优势，践行最佳临床实践、注重护理科研创新，持续打造实干型、学习型、研究型、创新型的护理学科。

感为人先　护佑前行

——感染病科护理史

在人类文明发展历程中，来自传染病的威胁从未停止过，人类对传染病的研究也从未停止，浙大一院感染病科有着悠久历史，是国家重点学科，经过一代又一代的感染病专家的共同努力，中国医院科技量值排行榜中连续 8 年位列全国第一。感染病科的护理团队一路走来，全员、全程、全方位地投入每一天的临床工作和抗疫一线，筑牢安全防线。

建院初期，王季午教授将毕业于国立中央高级护士职业学校的王同均从贵阳举荐到浙大一院。1956 年，浙大一院感染病科建立，床位 30 张，王同均担任感染病科第一任护士长，王一端任副护士长。从此，感染病科护理的历史拉开了帷幕。感染病科第三任主任马亦林教授十分肯定王同均护士长的工作。他对王护士长的评价是：待人热情、对患者耐心、做事稳妥，深受患者及医护人员的尊敬与爱戴，也是任期最长的护士长。

1960 年，感染病科加设肝炎病房，床位增加至 60 张，护理任务也随之增加；20 世纪 60 年代到 80 年代，在王同均、王

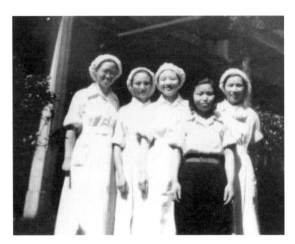

护士合影（右一为王同均）

一端、杨淑贤、雷传珠、程谨、鲍爱娟、吴瑶等数代护士长的领导下，感染病科承担起了传染病救治及防疫重任，在一次次血吸虫病、钩端螺旋体病、流行性出血热、流行性脑膜炎、白喉、猩红热、麻疹、伤寒、疟疾、丝虫病等疫情的磨砺中发展成长。在大面积传染病暴发的情况下，院内、院外救治工作两手抓，一方面在感染病科进行院内救治，另一方面组织医疗队下乡进行院外救治。

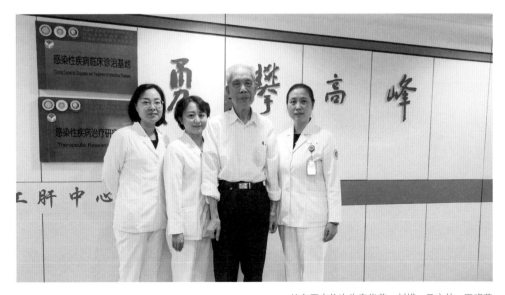

从左至右依次为章华芬、刘烨、马亦林、王晓燕

1958 年，血吸虫病肆虐，锑剂对其有很好的治疗作用，但锑剂作为有心脏毒性的药物，用量、用法不正确极易引起阿 - 斯综合征、心力衰竭等并发症。因此，锑剂的使用既考验医生的用药水准，又考验护理人员对不良反应的早期识别和迅速反应。白喉是由白喉棒状杆菌感染导致的急性呼吸道感染病，严重威胁着儿童的生命，紧急情况下感染病科医生需立即进行气管切开，术后的护理尤为重要，切开处皮肤及套管日常的清洁护理、套管固定情况、病情变化等都需密切关注。1967 年，钩端螺旋体、流行性出血热等疾病暴发且抢救任务繁重。钩端螺旋体易引起喷射性肺出血、肺梗死，并同时诱发心力衰竭，护士在并发症早期识别和应急抢救过程中发挥着重要作用。流行性出血热易引起肾功能衰竭，常导致少尿、无尿情况，此时记录液体出入量就至关重要，护士们用科室仅有的一个玻璃量杯对患者尿量进行精细测量，并详细记录，为治疗提供数据；肾衰达到相应的指征后需要尽快进行透析，透析前的护理准备、透析时的病情观察、透析后的导管护理等工作均由病房护士承担。丝虫病俗称"象皮肿"，可导致弥漫性淋巴管炎，引起腿部组织纤维化，极易造成细菌感染，这就要求护士对患者腿部皮肤的消毒工作做到细致且全面。

马教授动情地说："感染病科的护理人员是最不怕脏不怕累的，面对这么多的传染性疾病，总是冲在最前面，毫无嫌弃，精心护理，令人敬佩！"

下乡诊治也是当时感染病科医护人员的重要工作。1965 年，张鸿典主任组织血吸虫病防治医疗队到常山县进行了为期 8 个月的研究和探索，护理人员随队参与，并作出了重要的贡献。1983 年，马亦林教授带领医护人员组成浙江省防治血吸虫病会战组，在嘉兴开展了为期 6 个月的吡喹酮治疗血吸虫病的研究工作，老一辈感染护理人许文华等老师等与医生一起攻坚克难，感染病科先后获得浙江省和全国血防先进集体称号。85 岁高龄的老护士长鲍爱娟还清楚地记得当年下乡工作时的情景。鲍老师回忆说："那段岁月很苦但又甘甜无比。当时条件非常艰苦，每次下乡要么在村里的大礼堂、学校的教室打地铺，要么住在老乡家里，有时候一住就是好几个月，有几次下乡还遇到了发洪水，老乡们撑着船带我们去患者家中诊治。"

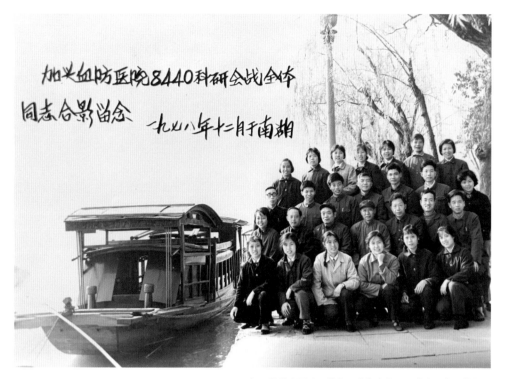

1978年血防队合影（四排左一为许文华，一排左一为孙莎莉）

1986年，李兰娟院士带领医护团队创建人工肝支持系统，成功开展第一例人工肝治疗。从此，浙大一院人工肝护理技术逐渐发展，护理团队日益壮大，成为感染病科不可或缺的救治力量。

1988年，甲型肝炎爆发，来势之猛，发病之集中，覆盖面之广，为国内外医学史上罕见。浙大一院感染病科作为浙江省首屈一指的传染病收治医院，主动承担起救治重任。老护士长俞雪珍老师回忆说："当时因甲肝患者人数过多，而医院床位有限，只得临时把一楼的示教室改为过渡病房，病房取消陪护，所有的护理及生活照料工作都由护士承担，当时护理人员人数较少，如此大的工作量顺利完成，全靠护士们加班加点的工作。"俞雪珍老师顿了顿，缓缓说道："收治高峰期，病房收治甲肝患者达100余人。"

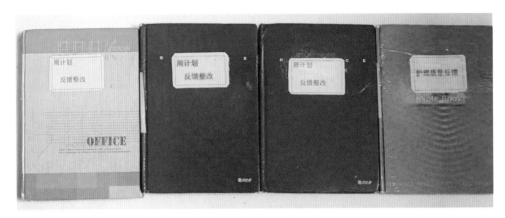

俞雪珍珍藏的护理管理记录本

在这场战斗中，医护人员快速反应，积极应对，通过精湛的医疗救治、精心的疾病护理，救治工作取得了零死亡的胜利成果。

1991年，感染病科床位增扩至90张，设三个病区，一个病区为普通传染病房，另两个病区为肝炎病房，分别由俞雪珍、徐世君、冯玉凤担任护士长。

1997年，启用传染病专科楼（九号楼），共设床位120张。

2003年，"非典"暴发，4月份形势已非常严峻，浙大一院设置"非典"病区，9号楼原2、3、4病区改造成隔离病房，收治疑似和确诊病例。俞雪珍老师回忆这段经历时感慨地说道，"当时和其他护理姐妹们被隔离在医院整整1个月，与患者一起以医院为家，印象最深的是：由于当时的消毒方式大多为浸泡和喷雾消毒，使得每个人的眼睛都被熏得红红的，眼部那种难受现在都记忆犹新，但是大家都没有任何怨言。"5月，形势依然严峻，时任3楼护士长的王晓燕老师接到命令，3楼需紧急腾空和改造。王老师回忆道，"3楼的改造工作十分艰难，改造的前一晚收到医院命令，她们连夜准备，第二天早上6点，带着患者从病房撤出；接着将病房改造成符合呼吸道隔离要求的隔离病区，进行物理隔断、物品重新布局、防护物品的准备、人员培训及配置等；下午4点左右病房就开始收治"非典"疑似患者，所有工作完成时已是第二天凌晨，护理人员都已筋疲力尽。"同一时期，俞伶老师不惧感染风险、主动报名，进入杭州市第六医院隔离病房参

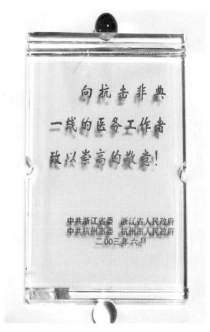

俞伶在非典时期获得的奖章

与对患者的救治工作，临危受命担任杭州市第六医院第二批"非典"病房的护士长，带领着护士们奋战在一线，并出色完成任务。

2007年，传染病专科6号楼启用，设7个病区，床位达300余张。感染病科的规模进一步扩大。

2008年，手足口病暴发，患者多是五六个月到七八岁的小朋友，也有个别抵抗力弱的成人，且成人症状更严重。当时浙江省内各医院的收治负担过重，李兰娟院士决定在浙大一院感染病科紧急收治手足口病患儿。6号楼9楼立即成立手足口病专区，筹建符合手足口病患儿收治的病房，但护理力量不足、缺乏儿童护理经验、患儿并发症多、药量计算困难等都是护士们面临的难点，特别是小儿静脉通路的开通。在王晓燕老师的带领下，病房快速筹建完毕，同时请来浙江大学医学院附属儿童医院的两位老师前来支援。经过2个月齐心协力的筹备和学习，手足口病病房的护理工作得以有序开展，护士们在患儿静脉穿刺、病情观察、疾病护理等方面都出色地完成了工作，患儿均顺利康复出院，无1例死亡。

2009 年，9 号楼传染病大楼整修一新重新投入使用，在 3 楼、4 楼分别设立艾滋病病房和结核病病房。2011 年，增设 5 楼为负压病房。徐燕护士长管理艾滋病病房和负压病房，艾滋病病房共配备医师 2 名，护士 6 名，设置病床 16 张，艾滋病护理团队以多学科协作为基础，实施标准化的临床护理管理；以全方位人文关怀为目标，开展个体化全程护理管理及志愿服务；以艾滋病专科护理胜任力为导向，建设专科护理人才梯队。徐敏护士长管理结核病病房，共配备医师 2 名，护士 6 名，设置病床 27 张，主要负责浙江省疑难结核病、耐药结核病及非结核分枝杆菌病的诊治。目前，浙大一院是浙江省唯一一家省级结核病定点医院、耐多药定点医院。结核病护理团队基于科学的管理理念，2019 年开发结核病全程管理随访系统，以提高结核病患者的治疗依从性，实现结核病患者的全程管理，改善生活质量。

2013 年，感染病科共救治 111 名 H7N9 禽流感患者，是全国单中心收治患者数最多的科室，同时创造了全球最低死亡率。陈月美、章华芬带领的护理团队首次为禽流感患者进行人工肝治疗，并发表了题为《人工肝联合体外膜肺氧合治疗人感染 H7N9 禽流感患者管路技术的创新及抗凝策略》论文，将人工肝治疗禽流感护理经验推广至越南、菲律宾等国家。

2020 年初，新冠肺炎疫情暴发，浙大一院立即对庆春院区 9 号楼进行改造，用于收治疑似、确诊患者。1 月 19 日，杭州市第一例新冠肺炎患者收治在 9 号楼 5 楼；1 月 26 日，之江院区成为全省新冠危重症患者定点收治单位，9 号楼所有患者安全转移至之江院区。

新冠肺炎疫情发生以来，人工肝团队第一时间参与救治，护理团队始终坚守在第一线，团队后备人员时刻待命。在新冠肺炎疫情最严峻的 2020 年，感染病科 30% 以上的护士参与一线抗疫。王晓燕科护士长作为浙江省抗疫专家驰援意大利；刘烨副护士长作为浙江省第一批援鄂人员出征武汉，担任援鄂医疗队护理组长。参与院内一线抗疫的护士人数达 40 余人，其中包括负责隔离病区人工肝治疗的护士 4 人。王晓燕、徐燕、徐敏、章华芬、俞伶、刘烨 6 位护士长分别都在不同战场参加抗疫，14 名护士长和护士获得中共浙江省委、浙江省人民政府、浙江大学、

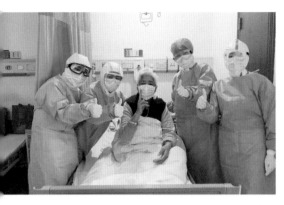

护士长刘烨（左二）援鄂期间与患者合影

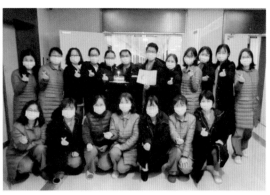

新冠疫情期间之江院区隔离病区医护合影

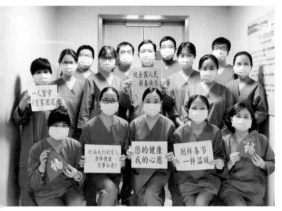

新冠疫情期间9号楼隔离病房合影

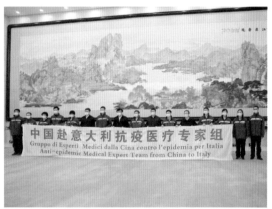

援意大利医疗专家组（右二为王晓燕科护士长

浙江省护理学会授予的"抗击新冠肺炎先进个人"等荣誉称号。感染病科护士在疫情防控阻击战的战场上用卓越的品质展示了浙一护理人独特的风采。

感染病科护理团队基于"以人为本，平战结合"常态化管理模式，以循证医学为基础，将临床需要和护士职业发展相结合，每年制订完整的培训、演练和考核计划，提高护士的护理素质、团队协作能力和应急处理能力等。完成年平均收治量1.1万余人次的日常护理工作，为战胜各种新发突发传染性疾病患者的护理作出贡献；同时，提供专业的防护培训，并予以监督，创造医务人员零感染的佳绩。

90年代至今，先后有赖燕菲、俞雪珍、冯玉凤、徐世君、王晓燕、郑小红、俞伶、邵丽芳、徐敏、徐燕、金建娣、章华芬、王楼蕾、刘烨、张旭红等担任正副护士长。

作为中华护理学会传染病专业委员会副主委单位、浙江省护理学会感染性疾病学组的组长单位、浙江省医学会感染病分会护理学组组长单位，在近十年的快速发展中，感染病科护理团队在抓好临床质量、做好教学培训的同时，加强发展科研创新，先后发表论文120余篇，其中SCI收录论文13篇，Ⅰ类期刊10余篇，核心期刊20余篇，申请局、厅级及以上各类课题15项，拥有专利30余项。

浙一感染病科护理人永远是一支召之即来、来之能战、战之必胜的队伍，严谨细致、英勇无畏，永远奋战在离患者最近的地方，用汗水浇灌生命的奇迹。感染护理，"感"为人先，"护"佑前行！

········ 副篇 ········

<h2 style="text-align:center">披肝沥胆　为人而谋</h2>
<h3 style="text-align:center">——人工肝护理发展史</h3>

人工肝治疗是浙大一院感染病科的重大研究项目之一。1986年，李兰娟院士带领团队开始人工肝立题研究；经历了近四十年的发展，浙大一院人工肝治疗技术已处于国际先进、国内领先水平，承担国家973、863、"十一五""十二五"攻关等多项国家级重大科研项目。截至2022年6月底，浙大一院成功实施人工肝治疗1.5万余例次。

人工肝医护团队秉承初心、潜心钻研，在专业里深耕，在实践中探索，逐渐形成系统性、完整性的人工肝救护体系。

探索之路　柳暗花明

20世纪80年代，急性重型肝炎因起病急，病情进展快，伴随多器官功能衰竭，成为病死率极高的病种之一。

李兰娟院士回忆起当年的情况，依然觉得揪心："急性重型肝炎疾病发展非常迅速，黄疸快速加深，很快出现意识障碍、昏迷、消化道出血、肝肾衰竭等症状。即使是年轻力壮的小伙子，一旦得了急性重型肝炎，病程往往只有十天半个月。"

为了解决这个难题，李兰娟带领医护团队在文献中寻求方法，在实验室反复研究，医护团队废寝忘食。

转机出现在 1986 年。

一位急性重型肝炎女工出现意识不清、狂躁，继而进入昏迷状态。患者因无尿行血液透析治疗。李兰娟得到启发，决定将血液透析和活性炭血液灌流技术应用到这位患者的急性重型肝炎救治上。

"当时，国外有人工肝系统，但成功率不高；国内也有过活性炭吸附的应用，但没有成功。"

这是第一次将血液净化技术运用于重型肝炎患者的治疗。李兰娟邀请了本院血透室的医护人员协助操作。据当时参与治疗的黄建荣主任回忆，全体医护人员既紧张又期待。为保证这次特殊的血液净化顺利进行，大家做好各项准备工作：对机器再三检查，对流程反复演练，对分工仔细讨论……血液净化的机器开始运作，人工肝室里每个医护人员的精神都紧绷着，时刻关注着患者的生命体征、意识状态等情况，1 小时，2 小时……经过 1 天的抢救，患者苏醒过来了！尿量也奇迹般地逐渐增加。在场的医护人员激动地相拥庆祝。

这是李兰娟团队成功开展的第一例人工肝治疗。

在重型肝炎的治疗上，是否可以利用体外循环装置、血液透析技术、活性炭吸附滤过技术等设计一套"人工肝"支持系统暂时替代肝脏功能？这样就可以为肝衰竭患者争取更多的抢救和治疗时间，重型肝炎的病死

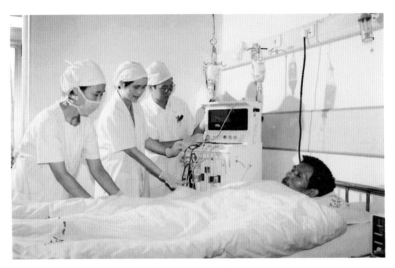

人工肝团队与患者（从左至右为陈月美、李兰娟、黄建荣）

率也会大大降低。人工肝支持体系的探索之路就此拉开帷幕……

　　在第一例人工肝治疗开展之后，人工肝医护团队陆续成功救治了多例重型肝炎患者，包括重型肝炎合并肝性脑病的产妇、多器官功能衰竭患者等，制定了李氏人工肝最经典的治疗模式——选择性血浆置换联合血液滤过模式。人工肝支持体系初见雏形。

　　1992 年，浙大一院成立了人工肝治疗室，系统开展人工肝治疗。当时的护理团队有陈月美、程瑛等人，护理团队初具规模。

发展之路　势如破竹

　　1997 年，浙大一院举办第一届全国人工肝支持系统治疗重型肝炎学习班。人工肝护理团队在会上分享成功经验。至此，人工肝护理技术得以推广至全国。

　　1998 年，陈月美等人参与的"人工肝支持系统治疗重型病毒性肝炎

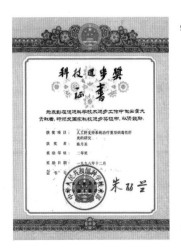

陈月美等人参与的"人工肝支持系统
治疗重型病毒性肝炎的研究"获国家
科技进步二等奖

陈月美获得教育部科技成果完成者证书

的研究"获国家科技进步二等奖；2002年，
陈月美获得教育部科技成果完成者证书。

此后，人工肝护理团队进入飞速发展
阶段。

2001年，人工肝护理团队参与编写
的第一部学术专著《人工肝脏》正式出版，
负责人工肝护理全部内容的编写；"全国
人工肝培训基地"落户浙大一院；第一届
国际暨全国人工肝会议在杭州顺利召开，
人工肝护理团队在会议上介绍了人工肝护
理的相关技术，获得较大反响。

2007年，人工肝中心从9号楼搬迁
至6号楼，护理团队增加了叶萍、汤红丹、

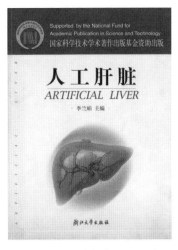

人工肝护理团队参与编写的第一部学
术专著《人工肝脏》正式出版

施洁琴、章华芬等人，年均治疗例次逐年增加，突破千例。

2007 年后，浙大一院人工肝技术已相对成熟，形成人工肝专科护理，人工肝救治的范围也从肝脏领域逐渐扩大，涉及血液系统疾病、风湿免疫系统疾病、神经系统疾病、新发突发传染病等。

2013 年，陈月美、章华芬带领护理团队首次为禽流感患者进行人工肝治疗护理，探索 ECMO 联合人工肝治疗中管道管理与抗凝管理，并将人工肝治疗禽流感护理技术推广至越南、菲律宾等国家，为东南亚地区抗击禽流感作出了积极贡献。

2015 年，章华芬担任人工肝中心护士长；人工肝护理团队首创"Liver's 5+5"非生物型人工肝专科护理体系，为人工肝护理在新时代发展奠定基础。此后，人工肝护理团队致力于技术创新与临床应用研究，参与人工肝治疗仪的研发，陆续获批多个省卫健委课题；先后参与修订了《非生物型人工肝操作与管理指南》《非生物型人工肝治疗肝衰竭指南（2016 版）》《肝衰竭诊疗指南（2018 年版）》，参与编写《临床护理技术规范：内科护理》。

2016 年开始，浙大一院举办人工肝专岗护士规范化培训，包括了同质化管理、护理质量的控制和护理科研探索与创新等内容，培养了一大批优秀的人工肝护理人才；同年，开始实行院内人工肝专岗＋轮训制度，为浙大一院人工肝护理团队贮备人才。

2019 年，章华芬带领护理团队参与编写 *Artificial Liver*（《人工肝脏》英文版）；在亚洲、欧洲的重要学术会议上授课，将人工肝护理技术向国际同行推广。

2020 年 1 月 28 日，章华芬携带 3 台人工肝治疗仪奔赴之江院区新冠肺炎重症监护室，开展了浙江省第一例运用人工肝治疗技术抢救新冠肺炎重症患者的治疗。随后，潘晓、范秦台、陈君等护士也加入了战斗，

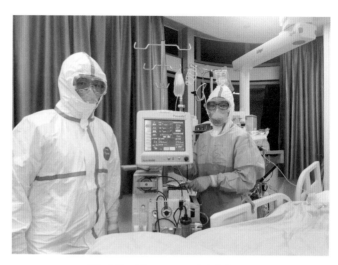

浙江省第一例运用人工肝治疗技术抢救新冠肺炎重症患者
俞亮医生（左）与章华芬护士长（右）

人工肝治疗仪也增加到 6 台。人工肝医护团队为每一位患者制订了详细的个性化治疗方案，每天参加院级多学科会诊后再进行组内讨论，治疗结束后进行总结和复盘。在隔离病房的 53 天内，共完成 71 例次的人工肝治疗。在临床奋斗的同时，人工肝护理团队也不忘进行科研探索，参与撰写了《人工肝血液净化系统应用于重型、危重型新型冠状病毒肺炎治疗的专家共识》和"李氏人工肝治疗新冠肺炎操作手册"，并通过《新型冠状病毒肺炎临床救治手册：浙大一院临床实践经验》一书，将"浙一经验"向全世界分享；协助完成了省科技厅课题《新型冠状病毒感染肺炎危重症患者临床护理研究——李氏人工肝集束化护理应用于新型冠状病毒肺炎危重型患者的安全性评价》。

　　回顾一路走来的奋斗历程，人工肝护理团队每次面对新的挑战，总是迎难而上，开拓创新，与医疗团队携手并进，攀登医学高峰，向人工器官学术之巅大踏步迈进。

傲骨铮铮　踏雪迎风

——骨科护理史

坚硬且灵活是人体骨骼的特征，也是浙大一院骨科护理团队的真实写照。

浙大一院骨科已走过三十余年的风雨征程。骨科护理紧跟学科发展飞跃式前进，为骨科患者提供日益更新的专业化照护。

1990年，浙大一院拟成立骨科，选派医护人员赴上海第二医科大学附属第九人民医院进修学习。

1991年5月，骨科专业组成立，与血管外科病房共同设于5号楼5楼，统称"15病区"，鲁洁任护士长。对于护士们来说，需要管理两个病区不同病种的患者，特别是新建的骨科，患者往往病情危重又凶险，护理压力非常大。为了更好地护理骨科患者，鲁洁和护士们抓住一切机会学习，除了组织护理知识学习，还积极参与医生的查房、授课、案例分析等，休息天还要去书店学习骨科知识，专业能力得到了快速提升。

1992年，封华任15病区护士长，骨科专业组拥有10张床位。

1994年11月，浙一骨科正式成立，拥有床位20张。随着病区的独立和患者人数的增加，治疗新项目、新技术也快速开展起来，为了配合学科的发展，封华护士长带领着护理团队将理论知识与临床实践结合起来，边做边学，并选派殷晓红护士赴上海第二医科大学附属第九人民医院进修学习，总结出了膝关节镜手术、人工膝关节置换术和人工髋关节翻修术等一系列专科护理常规及流程，提高了手术治疗效果，促进了患者康复。

2004年，骨科床位增加至43张，姜香云任护士长。同年，浙一骨科手外科中心成立，陈国英任护士长，自此骨科进入高速发展期，年手术量大幅度增加，在浙江省乃至全国都位于前列，特别是微创和关节镜手术量明显增加。为更好地提升护理质量，护理团队派出数名骨干护士赴北京、上海等地交流学习，引进先进的管理理念和护理模式，还选派了鲁建丽护士赴英国伦敦皇家自由医院（Royal Free Hospital）访问学习护理管理技术。

近年来，骨科以浙江省骨科医学研究中心为依托，引进胡懿郃主任等多名骨科领域高层次人才，各专业组不断挑战高难度手术，医疗技术水平、手术数量和质量以及学术水平均得到了质的飞跃。随着学科进一步专业化和精细化，实现骨科疾病专科护理的全流程一体化管理，成为骨科护理团队新的挑战。

在骨科医疗团队的支持与合作下，护理团队以循证医学为基础，结合快速康复理念，打造"动静结合"的骨科特色快速康复护理。"动"是指患者合理准确进行康复训练。医生、护士、康复师共同评估患者，利用肌骨超声仪精准定位，制订个体化康复方案，实施超早期预康复，指导心肺功能锻炼等。"静"是指护理团队针对患者的病情特点、手术方式、手术部位等制定体位管理路径，指导患者术后各阶段体位的正确安置，保持功能位，降低了并发症的发生率，提高了患者舒适度，促进了功能恢复。

血管危象是骨科手术最严重的并发症之一。对此，陈国英护士长带领护理团队建立血管危象监控三级质控网络，对血管危象高风险患者进行预警控制和筛选，设计血管危象风险评估表单，制定血管危象护理安全路径、处理流程和制度，建立实时监控及报告平台，制订显微外科术后各部位康复计划。护理团队运用皮瓣颜色／张力对比卡辨识皮瓣变化，设计显微术后记录单直观呈现观察的连续性，便于第一时间发现问题及时汇报；根据小血管吻合后的愈合机制，实施术后 72 小时血管危象高危期重点监管。通过一系列护理措施，显微外科术后患者血管危象发生率有效降低，游离皮瓣术后血管危象发生率为 1.3%，远低于文献报道的 5.2%，组织存活率也提升至 95% 以上。

针对老年患者骨质疏松缺乏规范、有效的治疗，鲁建丽护士长带领团队开展了骨折联络服务（fracture liaison service，FLS），组建多学科协作团队，护士作为 FLS 联络员，发挥了重要作用。患者入院时，识别纳入脆性骨折病例，评估再发骨折风险，根据骨健康评估结果对脆性骨折患者实施规范、全程管理；出院后，进行长期的跟踪随访。FLS 的应用将患者服用抗骨质疏松药物的依从性从 53.3% 提高至 87.2%，对骨质疏松相关知识的知晓程度从 33.7% 提高至 78.5%，患者二次骨折发生率从 3.7% 降低至 1.2%。

骨科医疗团队对脊柱微创斜外侧入路椎间融合术（oblique lateral interbody fusion，OLIF）的手术操作方式、器械等进行优化，扩大了该术式的应用范围。为此，姜香云护士长、赖丽莉副护士长带领护理团队以风险控制为导向，设计制作运动神经功能评估图卡，结合手术节段神经根所支配的关键肌群进行下肢肌力的评估，提高了脊柱专科神经功能评估的准确率；规范下床活动和支具佩戴方案，提高了脊柱稳定性，改善了脊柱功能，有效改善了手术效果。

无论是重大医疗任务还是繁琐的日常护理工作，骨科护理团队都坚持"守少则固，力专则强"的信念，以实际行动践行"护佑生命、甘于奉献"的职业精神。

2008 年 5 月 12 日，汶川突发 8.0 级地震，骨科医护人员第一时间跟随浙大一院医疗队奔赴抗震救灾第一线。同时，远在浙大一院的姜香云护士长接到医院通知，立马组建抗震救灾临时病房，时刻准备接收伤员。30 名伤员在医疗队的护送下来到位于杭州的临时病房，得到了相应的检查和治疗。然而，对于这些伤员来说，心灵上的创伤绝不亚于身体上的创伤。伤员中有耄耋老人，有而立之年的青年人，也有牙牙学语的孩子。他们刚经历了生死劫难，家园尽毁、失去至亲，面临伤残，再加上刚来到陌生的环境，都沉浸在无助、悲痛、绝望、恐惧的情绪中。针对伤员的特殊情况，根据医院指示姜香云立即启动应急预案，联合精神卫生科根据每个伤员的情况，制订个体化的护理方案，在积极促进伤员身体康复的同时，密切观察心理状态，随时为这批"特殊"的患者提供护理服务和心理关怀，帮助他们渡过难关，走出困境。

经过及时的救治、专业的照护、耐心的疏导，30名患者身心状况恢复良好，回归正常生活。全国妇联为表彰浙大一院在抗震救灾中的突出贡献，授予了浙一骨科护理团队"全国巾帼文明岗"的荣誉称号。

2020年初，新冠肺炎疫情肆虐，朱玉洁、陈静、方晓婷、江岚、戴铁智和赖丽莉第一时间参与浙大一院发热门诊和隔离病房的护理工作。2020年2月14日，鲁建丽护士长、孙杉杉和吴蜜蜜护士作为浙江省第四批援鄂医疗队队员出征武汉，整建制接管华中科技大学附属协和肿瘤中心。为感谢鲁建丽护士长的突出贡献，武汉华中科技大学同济医学院附属协和医院肿瘤中心联合护理部授予其"最佳质量管理护士"称号。

征程万里风正劲，乘势而上再出发。如今，骨科护理团队在姜香云、陈国英、鲁建丽、郑建红、赖丽莉、张青青、吴佳倩正副护士长的带领下继续迎着机遇和挑战，乘风破浪，厚积薄发，一往无前！

移路相随　重获新生
——血液科骨髓移植中心护理史

　　造血干细胞移植（俗称骨髓移植）的出现改变了血液系统恶性疾病患者治愈率低、生存期短的局面。浙大一院骨髓移植中心以造血干细胞移植为特色，在血液系统恶性疾病方面的临床疗效达到国内领先和国际先进水平，为人类血液病医学的发展作出了不可磨灭的贡献。

　　1994年，血液科主任林茂芳带领团队完成了浙江省首例亲缘骨髓移植；1998年，黄河教授团队成功开展浙江省首例非亲缘异基因骨髓移植；2008年，蔡真教授带领团队开展多发性骨髓瘤的治疗研究；2015年，黄河教授团队开展嵌合抗原受体T细胞（CAR-T）治疗技术的临床研究，该技术目前仍处于国际领先水平。至今，浙大一院骨髓移植中心已成功实施各类造血干细胞移植2000余例，更多血液病患者的生命得以挽救。

　　随着学科的发展，骨髓移植中心的规模也逐渐扩大。2000年之前，骨髓移植为血液科的亚专科；之后，在血液科发展的基础上，浙大一院新建9个无菌层流仓，正式成立骨髓移植中心，拥有床位 28 张。经过二十余年的发展，骨髓移植中心已发展为拥有近 300 张床位，其中无菌层流仓床位 66 张的集医疗、教学、科研全面发展的科室。

骨髓移植中心璀璨的发展史是历代护理人薪火相传、开拓创新、臻于至善的峥嵘岁月。

感恩有缘　移路同行
——记第一例非亲缘异基因骨髓移植成功

老方是第一例非亲缘异基因移植成功的案例。1998 年，诊断为慢性白血病的他在浙大一院进行了非亲缘异基因骨髓移植，捐赠骨髓来自中国台湾慈济慈善事业基金会（中国台湾最大的民间慈善团队）。当时血液科无菌层流室只有 2 张床位，位于 3 号楼 7 楼病房的角落，护士长是郦瑜老师，无菌层流室由胡晓蓉、陈欣、俞伟萍等 7 位年轻护士组成的团队负责。

为了预防感染，在骨髓造血功能重建和免疫功能恢复之前，需要在无菌层流间对老方进行保护性隔离。胡晓蓉老师回忆，当时硬件不如现在先进，只能在软件上加强，护士们每天 6 点多到岗，先把自己从头到脚洗一遍，再用无菌帽子、口罩、隔离衣、手套、专用拖鞋将自己"全副武装"起来后才能进入层流室内。这样的操作在每次进入前都需要进行，因此护士们一天下来洗的脱层皮也不足为奇。为减少人员的出入，层流室的清洁消毒工作也由护士自己完成，她们每天需要对层流室清洁消毒至少 3 遍，不能放过一个角落。

无菌仓隔绝了与外界的联系，加上密闭的空间、病痛的折磨，容易让患者产生紧张、抑郁的情绪，严重的还会出现隔离综合征。因此，除了治疗护理和生活照护，移植仓的护士们也需要经常疏导患者的情绪，让其能更好地配合治疗。

由于当时供者骨髓液来自台湾，送到杭州往往已是深夜，所以无菌仓内的护士一年中有一半的时间在值夜班。虽然很累，但护士从无怨言，踏星辰而去，携星辰而归，还戏称自己是"古墓派"。

经过 30 天的精细照护后，老方顺利走出了无菌仓。这是 1998 年的故事，当时一年能进行移植的幸运患者人数只有个位数；时间来到了 2000 年，在医院的支持下无菌仓的硬件有了明显的改善，每年有机会接受移植的患者也一跃有了百人，无菌仓的护士队伍也随之扩大，金爱云护士长和胡晓蓉副护士长担起了带领团队的重任，引领着护理姐妹们在骨髓移植专业护理的道路上探索前进。

走出国门 迈向国际
——无菌仓内的海外来客

第一例非亲缘异基因移植成功后，黄河团队乘胜追击又接连做了 10 例，患者均顺利康复，这在当时国内乃至国际都引起了很大的反响，吸引了全国各地，甚至是海外患者前来就医。

2003 年，菲律宾少女素素（化名）在家人的陪同下来到了杭州。确诊急性白血病后，素素在菲律宾辗转治疗病情未能得到控制，最后决定放手一搏做骨髓移植，供者为其胞妹。来到异国他乡，摆在她们面前的第一道难题是语言障碍，英语功底扎实的金爱云护士长主动充当了她们的首席翻译，还发动科室护士们帮她们在医院附近找到了合适的房子，又一起帮忙置办了家当。素素在治疗期间没有食欲，护士们从家里烧了菜、煲了汤带给她。经过精心治疗、悉心护理，素素的病情有了明显的好转，金爱云护士长、蔡凌霞护士等利用休息天带她们去游览了西湖。

经历过这件事情，金爱云护士长意识到，随着国际化需求的发展，英语将会成为临床护理的基本技能，于是鼓励护士们努力学习英语，每天用英语进行交班，英语的学习为日后骨髓移植中心护理团队走向国际舞台打下了良好的基础。

2008 年，骨髓移植中心开展人类白细胞抗原（human leukocyte antigen, HLA）半相合造血干细胞移植，父母或子女可以成为供者，解决了供者少的问题，但半相合移植低细胞期更长，更容易出现移植物抗宿主病，患者的护理任务也随之加重。移植仓内没有家属，所有的日常护理和生活照护都由护士承担，低细胞期间的感染和出血、细胞植入后的移植物抗宿主病、免疫重建期的并发症等，每个关口都离不开护士的悉心照料和守护。金爱云护士长带领骨干护士们制订了一系列骨髓移植专科护理流程，强调预见性护理和风险管理，做了许多创新和流程再造。比如移植患者体能虚弱，拔针后的局部按压止血都有困难，常因按压力度不够导致局部大片瘀斑，改用橡皮加弹力绷带按压止血后，既能有效止血和预防感染，也减轻了患者和护士的负担；许多移植患者皮肤菲薄，特别是更换静脉导管敷贴时，容易整层撕脱，非常痛苦，金老师就手把手教导每个护士如何更好地移除敷贴并使用皮肤保护剂，大大减轻了患者的痛苦；发生肠道移植物抗宿主病的患者大便次数多，排泄物反复刺激极易造成肛周皮肤破损和感染，护理团队不断摸索，制订了科学的失禁性皮炎预防流程，做到肛周皮肤破损零发生，同行得知后纷纷前来学习。

2013 年，无菌仓从 9 张床位扩大到 11 张。2014 年，一名在澳大利亚留学的马来西亚学生戴维（化名）身患白血病，当时澳大利亚和马来西亚都尚未开展半

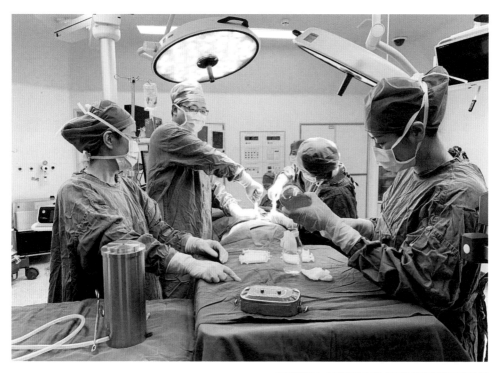

骨髓移植中心医团队在手术室为健康供者采集骨髓

相合移植，于是他和姐姐慕名来到浙大一院。在戴维治疗期间，大家总是鼓励他、帮助他，彼时护士姐妹们的英语学习也颇见成效，与戴维的日常沟通能顺畅完成，他和姐姐经常由衷表达认可与谢意，还给每位护士起了好听的英文名。

2015年6月，等待移植的患者越来越多，无菌仓病房床位扩至22张。2020年11月，浙江大学医学院总部一期启用，3号楼5楼设计为造血干细胞移植无菌仓病房，至此移植无菌仓病床总数扩大到了66张。面对全新的病房，大家的干劲儿更足了。

医为仁人之术 必具仁人之心
——两岸髓缘台湾行

1998年，大陆还没有建立骨髓库，异基因骨髓都来源于台湾骨髓库。骨髓库最大的困难是动员民众捐献骨髓，当时的技术需要重复几十次骨髓穿刺，抽取捐献者1000毫升以上的骨髓，给捐赠者的身心都造成不小的压力，一旦有人配型成功，慈济慈善事业基金会就会有专门的关怀小组全程陪同捐献者，除了照顾其生活起居，还会时刻进行心理疏导，同时做好捐献者家属的思想工作，以获得家属的充分支持。当时，台湾没有直飞杭州的航班，骨髓液是由慈济慈善事业基金会志工从台湾转机香港再护送至杭州，因为新鲜的骨髓必须在24小时内输入患者体内，所以志工们总是要想尽一切办法确保骨髓安全送达，而转运过程中产生的所有费用，都是志工们自费承担的。

黄河教授曾亲自去位于花莲的基金会总部参观，参观后觉得他们的人文教育方面做得特别出色，于是组织科里成员分批去台湾亲身体验转运骨髓的整个过程。大家对台湾同胞的无偿捐髓行为和志工们的无私奉献精神敬佩不已，都深感自己今后唯有一丝不苟的工作才对得起这份来之不易的骨髓。因此，人文关怀也成了浙一骨髓移植的特色和传承。很多的患者辗转到了这里，都会有这样的感觉：这里的护士姐妹都特别淳朴善良，温暖有爱。记得有个患者移植后并发了严重的肺部感染，用上了无创呼吸机，内心非常惊恐焦虑，护士们除了增加日常心理疏导

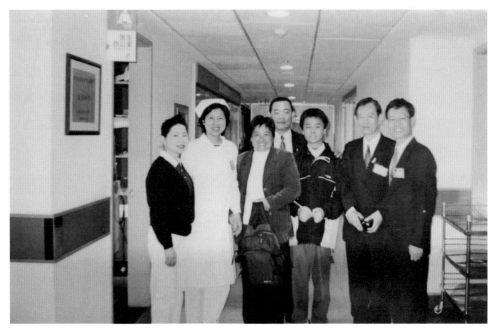

金爱云护士长与慈济慈善事业基金会功德会志工们合影

外，还会经常抽空陪伴他，有时前夜下班后，也会陪在他身边，给他足够的心理支持，慢慢地，他的情绪稳定了，能很好地配合呼吸机，治疗效果也得到了改善。

受到医护人员的感染，很多康复后的患者，也愿意将这份温暖传承了下去，每年的患者宣教会上他们都会积极地参与，现身说法；来复查时也会主动配合护士去安慰那些情绪低落的患者和家属；还有人把就医经历撰写成文分享给更多的人。虽然恶性血液疾病治疗时间长，过程也极为痛苦，但骨髓移植中心医护人员的精湛技术和温暖关怀始终都支撑着他们。

血液肿瘤的终结者
——嵌合抗原受体T细胞

虽然普通化疗和造血干细胞移植让血液恶性肿瘤患者的生存率有了大幅度的提高，但还是有许多患者对化疗药物耐药，造成疾病复发或者无法缓解。2015年，黄河教授带领医护团队率先开展以嵌合抗原受体 T 细胞（CAR-T）治疗为主的细胞免疫疗法的创新性研究。

　　开始第一例 CAR-T 治疗时，护理团队都没有任何临床经验，CAR-T 回输体内后，机体会出现严重的细胞因子风暴，患者骨髓处于严重抑制状态，各种细胞炎症因子大量释放，导致各种感染、出血、贫血等，持续高热体温接近 40℃，加上血液肿瘤患者生理、心理状态往往极差，给护理工作带来了新的挑战。金爱云护士长没有畏惧，带领护理团队应用循证思维，制定了 CAR-T 疗法集束化护理措施，同时积极开展原始研究，探索最佳护理方法，完美配合医疗团队顺利开展这项新治疗。医护团队经过六年的集中攻关，取得一系列原创性突破性成果。护理团队发表了 CAR-T 疗法相关护理论文 6 篇，其中 SCI 论文 2 篇；金爱云护士长作为《嵌合抗原受体 T 细胞治疗恶性血液关键技术的建立和临床应用》的主要参与人获得 2021 年浙江省科技进步一等奖。CAR-T 疗法也日渐成熟，处于国际领先地位，也吸引了国外患者慕名前来。

　　2018 年 7 月 5 日，骨髓移植中心医护团队接待了来自黎巴嫩首都贝鲁特多发的患者塞尼（化名）。塞尼是一名身患骨髓瘤 6 年的患者，辗转多个国家治疗，经历了两次造血干细胞移植，后来在欧洲骨髓移植学会前主席莫蒂（Mohty）的建议下来到浙大一院尝试 CAR-T 治疗。

　　由于全身骨骼已被骨髓瘤细胞浸润，加之病史长、反复治疗，伴有多种并发症，特别是蚀骨般的疼痛令他痛不欲生，无论是生理还是心理，塞尼的状态都比较糟糕。护理团队一刻都不敢松懈，严密监测病情，精心照护，同时也鼓励塞尼树立信心，积极治疗。CAR-T 治疗的第 8 天，塞尼骨髓里已经找不到癌细胞了，骨骼疼痛也消失了。"I would visit you directly, if I knew you before!（如果之前知道你们，我肯定早就来啦！）"，塞尼非常激动地说到。塞尼的女儿夸赞这是一次非常棒的就医体验，护士的技术十分高超。经过 2 个月的治疗，塞尼康复回国。

　　塞尼被成功治愈，为浙大一院骨髓移植中心的 CAR-T 治疗打响了国际知名度。大批的境外患者纷纷慕名而来，其中有以色列、黎巴嫩、瑞士、马来西亚、新加坡等国家的患者。考虑到患者的需求不同，在每位患者住院前，护理团队都

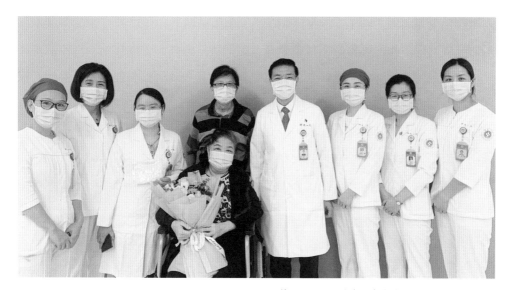

接受CAR-T治疗康复出院前的境外患者与医护合影

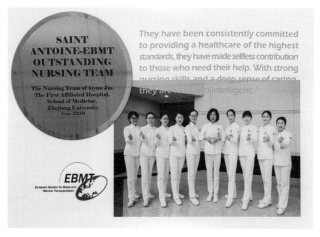

2020年度法国圣安东尼-EBMT杰出护理团队

会事先学习患者所在国家的相关文化、宗教信仰、风俗习惯等，并运用"日升模式"为患者服务，采取责任护士首诊负责制，对患者进行价值信念、宗教信仰等17项文化元素进行评估，针对不同患者，制订护理计划并实施个性化的护理措施。对于信奉犹太教的患者，要遵行饮食诫命，如奶与肉不可以同食，饮食中严禁血、猪肉、无鳞鱼类等，责任护士根据评估结果与膳食科沟通，避免使用此类食物；

而对于信奉基督教的患者，他们忌讳数字 13 和星期五，所以进行骨髓穿刺术、深静脉置管等侵入性操作时，尽量避开此时间段。此外，骨髓移植护理团队翻译了不同语种的宣教资料，还将常用词汇制作成口袋卡片，以确保沟通准确性、提高沟通效率。

通过医护团队共同努力，浙大一院骨髓移植团队的国际声誉日益扩大，护理团队站上了国际舞台，荣获欧洲血液和骨髓移植协会（European Society for Blood and Marrow Transplantation，EBMT）颁发的 2020 年度法国圣安东尼 –EBMT 杰出护理团队大奖。

新的起点　未来已来
——记余杭总部正式起航

2020 年 11 月 1 日，浙大一院总部一期启用。现在的每个无菌仓设有窗户、淋浴房、卫生间，大幅度提升了移植患者的仓内体验。仓外有空间更为广阔的百级清洁区域，颠覆了以往的"封闭移植"状态，首创性地尝试了"开放移植"的方式。此外，病区内还将开辟患者专用的康复室和运动场所。这些举措能更好地促进移植患者顺利康复。同时，在医院的支持下骨髓移植普通病区也全部采用了全层流床，也是目前国内唯一的全层流床病房。

随着学科的高速发展和科室规模的不断扩大，护理团队在金爱云护士长和周玉萍、周晓瑜、章建丽、丁淑怡、许丽炜等新一代护理管理团队的带领下稳步前进、日益壮大。

呼吸与共　乘势而上
——呼吸内科护理史

呼吸是每个人维持生命最基本的动作，呼吸学科的发展与整个民族乃至全人类的生命安全直接相关。浙大一院呼吸内科是国家临床重点专科，一直致力于这项关乎广大人民健康和生命的大事业——呼吸疾病的防治。呼吸内科护理团队与医生团队携手共行，推动呼吸学科的发展，为老百姓筑起一道坚不可摧的防线。

开创先河　筚路蓝缕

呼吸内科前身是收治肺结核患者为主的肺科，成立于 1947 年 11 月，是建院初期就存在的科室。那是一个谈"核"色变的年代。虽然随着特效药链霉素的问世，肺结核不再是不治之症，但我国肺结核患者基数非常庞大，依旧给护理工作增加了许多压力。不仅如此，那个年代在呼吸内科病房里没有隔离设备、没有防护服、没有 N95 口罩，更没有先进的负压病房，很难想象呼吸内科的护理前辈们是如何进行自身防护的，又是如何预防院内感染的。当时何明辉（曾用名何玛琍）护士长带领大家利用空余时间认真学习，找有经验的医生咨询，在尽可能减少呼吸内科医护人员被感染的情况下，救治了许多肺结核患者。

当时，呼吸内科有一个需要直面的严重问题：如何纠正肺结核患者随地吐痰的习惯。据刘银老主任回忆，为保证患者及其家属不随地吐痰，呼吸内科的护理前辈们除了进行日常宣教外，还在每张床位旁和公共场所配备了痰盂，并做到每班清洗、消毒痰盂，这些工作均由护士们负责完成。

护理前辈们说："现在回过头来看，我们当时的条件是艰苦的、环境是不如人意的、工作是辛苦的，但我依旧热爱着我的职业！"

披荆斩棘　勇往直前

20世纪七八十年代，呼吸内科在困境中逆行而上，稳步发展。1974年，成为浙江省首家引进并开展支气管镜检查的医院，病房护士通过自学很好地配合了支气管镜检查。护士长石希峰（曾用名石喜凤）、楼金斐除了注重专科新技术的学习外，更加关注院内感染的预防，那时候她们的防护用具是厚厚的棉布口罩，夏天巡视一圈病房下来，自己都会觉得气促，即使如此，前辈们依旧不敢丝毫懈怠。一位呼吸内科退休老护士回忆，当时棉布口罩每日更换一次，更换下来的都要自己清洗，晾干后装入每人一只的小布袋，小布袋上标好姓名，并拿到供应室消毒，消毒后再使用。

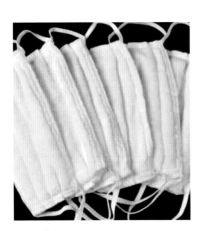
厚厚的棉布口罩

病房里的仪器设备就更加紧缺了，所有观察指标和操作都靠护士手工完成。没有吸引器、没有监护仪，碰到大咯血的患者，护士只能增加手动测量生命体征的频次来监护患者，甚至靠护士的体力把患者倒立过来保持呼吸道通

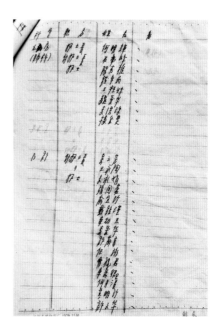

护理人员档案花名册

畅，防止其发生窒息。艰苦的岁月里，呼吸内科的护理前辈们仍然用不屈不挠的精神为患者提供最好的护理。

星火传承　砥砺前行

到了 90 年代，医院开始发展壮大，呼吸内科病房搬迁至 3 号楼 2 楼。

1991 年，肺科正式更名为呼吸内科，治疗病种也由单一向多样、复杂转变，日常收治的是慢性支气管炎、肺气肿、哮喘、肺炎、气胸、呼吸衰竭及肺心病等呼吸系统常见疾病患者。护理患者的任务也随之加重。抢救任务繁重，同时也考验着护理人员对危重患者的护理能力、早期不良反应的识别能力、迅速反应及救护的能力。

对于这段发展历程，沈丽娜护士长无疑是最好的见证者。

沈丽娜老师于 1981 年毕业于浙江省卫生学校，成绩优异的她一毕业就从事急诊室的工作，积累了丰富的急危重症患者的护理经验，拥有过硬的护理操作技术。呼吸科主任的周建英教授回忆说："1996年，沈丽娜担任呼吸科护士长，那时候的呼吸内科是全院危重症患者人数最多，同时也是最'脏'的科室，常常需要加床收治患者，多时加床达十余张，原本狭小的空间变得更加局促和拥挤。"刚刚上任的沈丽娜明白任务艰巨，但她没有退缩。小小的身体爆发出大大的能量，凭借多年的急诊科护理经验，她组织大家学习呼吸机相关知识，做好呼吸机患者的护理；带领护理团队做好患者的气道湿化、康复护理，并指导其有效咳嗽。为了更好地提高护理团队的理论知识，她从查阅文献资料开始，制订了呼吸内科相关疾病的护理计划和护理流程，为日后形成完善的呼吸系统护理规范奠定了基础。

氧气疗法是呼吸内科患者必不可少的治疗手段。每到秋冬季节，呼吸系统疾病高发，患者会出现胸闷气促、端坐卧位、呼吸困难，氧气疗法则是最常见的治疗手段，氧气钢瓶在狭小的病房里随处可见。在无中心供氧、中心监护及吸引设备的条件下，沈丽娜老师带领护理团队未雨绸缪，以责任制小组模式开展着护理工作，除了常规的输液、发药、测量生命体征等护理工作外，她们每天还必须执行保证不间断氧气供应的重要任务。床边交接班时，仔细观察氧气表剩余流量，高流量吸氧患者床边需多备一瓶氧气，认真清点病房里备用氧气钢瓶数量。沈老师微笑着说："每天更换氧气钢瓶，时间久了，我们护士手上都起泡了。"每当看见如今陈列在院史馆中蓝色油漆已经斑驳的氧气钢瓶，回忆会溢满心头。

2000年，新大楼2号楼落成，呼吸内科从3号楼搬到了2号楼，有了个崭新的"家"——2号楼14楼。

2002年，呼吸内科增扩了一个病区——10号楼2楼，总床位数达77张；2007年，呼吸内科又增开了一个楼层——2号楼16楼，总床位数达121张。2019年之江院区开设呼吸内科1个病区，2020年余杭院区又增设呼吸内科床位30张。截至2022年6月底，四个院区呼吸内科床位数共186张。

踵事增华 铿锵玫瑰

终身之计，莫如树人。一树百获者，人也。

如何培养护理人才，一直是呼吸护理团队关注的问题。2009 年，浙大一院护理教育中心启动了护士规范化培训的整体方案，毕业于浙江大学医学院护理系的方晓眉护士长拥有丰富的临床护理带教经验和扎实的护理操作技能，承担了护理教育中心护理健康体检项目规范化培训的任务。特别是在护理体检中尤为重要的肺部体检，方晓眉带领团队总结临床经验，优化体检流程，使年轻护士能在临床工作中更好地运用，做到精准、专业。

随着全国优质护理服务工作的开展，呼吸内科根据医院的整体部署，全方位的实施优质护理服务。"优质"的背后是更为细致，更加精益求精的护理工作。2018 年，呼吸内科荣获首批呼吸与危重症医学（pulmonary and critical care medicine，PCCM）规范化建设优秀单位称号，呼吸内科护理人积极参与呼吸慢病管理专职护士培训，方晓眉荣获全国首批呼吸慢病管理专职护士证书。俞玉娣

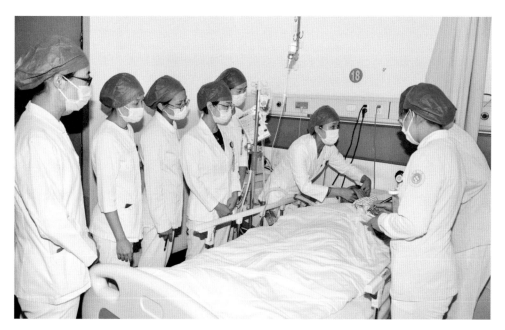

护士长床边教学查房

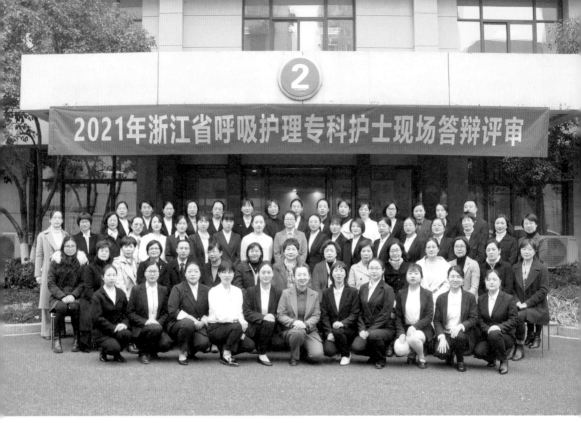

2021年浙江省首届呼吸护理专科护士合影

护士长组织了一支志愿者队伍，以慢性病管理模式为核心进行延续化护理。利用业余时间，走进普通患者家中，为患者及其家属提供健康宣教，回访疾病情况，为行动不便的经外周静脉穿刺中心静脉置管（peripheraly inserted central cathcte，PICC）置管患者免费上门换药，把慢性病管理优质护理服务贯穿到护理的全过程。

在老一辈护士长王越南、沈丽娜的言传身教下，涌现出了吕张红、邵萍、俞玉娣、孙燕燕、方晓眉和高露青等年轻有为的护士长们。在年轻一代护士长们的带领下，呼吸内科在2020年获批中华护理学会呼吸专科护士临床教学基地，接收了来自河南、江苏、福建、浙江等不同省份的学员，参与培训的12名学员已全部顺利结业。2021年，成功申报了浙江省呼吸护理专科护士培训基地，并举办了首期浙江省呼吸护理专科护士培训班，共培养了呼吸护理专科护士16人，培养的专科护士均发展为呼吸科临床或管理骨干，在呼吸与危重症护理领域发挥着重要作用。

乘势而上　星辰大海

一个团队的文化彰显了一个团队的价值观和生命力，也牢牢地把团队中的每一位成员凝聚在一起，呼吸内科护理团队一贯秉承"温暖每一个生命"的团队文化，让每一位护士和患者都能感受到温暖和善意。

2003 年，呼吸内科被授予省级"青年文明号"；2011 年顺利通过复评，成为医院最早的一批"青年文明号"团队，也一直由呼吸内科的护理人担任号长一职。2015 年，医护合作拍摄的微电影《归来》获得第二届全国卫生计生系统优秀影视作品优秀作品奖、第三届中国医院微电影节最佳编剧奖，至今仍是新员工入职培训的必看内容。《归来》体现了医务人员无怨无悔，无私奉献的高尚情怀，影响着一届又一届的浙一护理人。

2019 年底，新型冠状病毒肺炎疫情迅速席卷全球。在应对这场突发的疫情"狙击战"中，呼吸护理人以其训练有素的专业水准、崇高的职业精神，成为抗击疫情的中流砥柱。她们剪掉心爱的长发、递交请战书、奔赴抗击疫情的第一线。

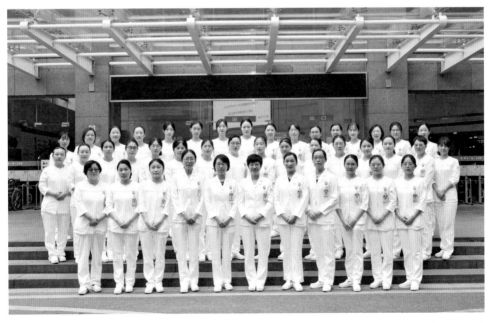

呼吸内科部分护士合影

从 2021 年 11 月底开始，方晓眉护士长带领浙大一院核酸采样护理组一直在逆行抗疫中。从浙江大学紫金港校区、西溪校区，到绍兴上虞、宁波北仑，再到嘉兴海宁。几乎每一次接到紧急抗疫任务都是在凌晨，她从不退缩，有条不紊。人员分工、物资准备、联络协调……事无巨细，一一落实。杭州综合频道、浙江卫视相继报道了方晓眉护士长的事迹。方晓眉被评为"2021 年浙江省抗击新冠肺炎疫情先进个人"。

在这七十余年的历史变迁中，一代又一代的呼吸内科护理人是夜空中最闪亮的那颗星，是繁花锦簇中最鲜艳的一抹红，是岁月长河中最平凡的英雄。

先锋战士　救在身边
——急诊科护理史

科室发展历程

1947 年建院时设立的急诊室是现在急诊科的前身。初期急诊室位于田家园的一间平房，面积约 $10m^2$，十分简陋，仅有一张桌子、一把椅子和一张诊疗床。当时日均接诊急诊患者也仅有 1～2 人，且病种单一。因此，急诊室无固定的医师和护士，也无任何抢救设备和备用药品，由门诊王永涛护士长兼管急诊室。一旦有急诊患者，经门诊护士预检处理，以敲钟为号由病房医师前来诊治，重症患者则直接收入病房。

1955 年，医院门诊楼建成，急诊室随即迁入。随着急诊患者人数增加，急诊室逐步建立了医护人员 24 小时值班制，规模也逐渐扩大，面积由 $30m^2$ 增加到 $150m^2$，设立了 12 张观察床（内科、外科各 6 张），并陆续添置了一些抢救设备。

至 1979 年，已有呼吸机、进口心电监护仪、人工气胸机、洗胃机、心电图机等机器各一台，对提高当时的抢救效率和质量起了重要作用。其间，由门诊吴云芳护士长监管急诊室，由 7～12 名相对固定的急诊护士负责预检、护理、输液等工作。

1985 年，方燮韵、金霞辉任门急诊护士长。

1992 年，正式创建急诊科。急诊科病房设在原内科门诊西侧，抢救、观察病床增至 33 张。建造 2 号楼时，急诊科曾短暂搬迁至门诊东侧。

1997 年，原门诊楼拆除重建，急诊科迁置于感染楼（现 9 号楼）一楼。

1998 年，"浙江省中毒急救与防治中心"在浙江大学医学院附属第一医院成立。

2003 年 5 月 6 日，急诊科搬入新门诊楼 1 号楼一楼，规模扩大，设急诊内科、外科、耳鼻喉科、口腔科、眼科等急诊专科诊室，并设有抢救室（核定床位 12 张）、急诊观察病房（核定床位 20 张）、急诊监护室（核定床位 9 张）和急诊手术间（1 间）。急诊监护室（emergency intensive care unit，EICU）配备有全套当时最新的监护设备及生命支持设备，如中央监护系统、呼吸机、进口监护床、吊塔等。至此，急诊科业务迅速扩大。

2005 年，急诊科成功整合城站院区（原杭州铁路中心医院）急诊科资源，规模得到进一步扩大。

2007 年，急诊科设立了复苏抢救间。至此，医护人员可以更有序地进行抢救，提高了急危重患者的抢救成功率，也改变了抢救时被无关人员围观的状况。同年，浙江省化学中毒救治基地落户急诊科。

2009 年，急诊全科病房在城站院区正式成立，核定床位 30 张，为急诊患者的一体化诊治管理打下了坚实的基础，完善了急诊科的功能单元，护理组长王群敏负责病房的护理管理工作。

2010 年，抢救室进一步扩大，抢救床位增至 26 张。

2014 年，急诊监护室完成重新装修，床位扩展至 15 张。

2016 年，急诊科建成全省第一个标准化院内二级洗消中心，可针对化学毒物进行规范的洗消工作，并担负了浙江省应急和中毒处置的指导和培训工作，牵头成立"浙江大学医学院附属第一医院中毒急救专科联盟"和"浙江省医学会中毒学分会"。

2018年，急诊观察病房启用，核定床位8张。

2020年6月2日，之江院区急诊科对外开放，为杭州市交通事故创伤救治定点医院。11月20日总部一期急诊创伤中心对外开放，先后被立为浙江省医学重点学科（创新学科）神经创伤学、杭州市交通事故创伤救治定点医院。

2021年6月1日，总部一期急诊高压氧中心正式对外开放；7月19日急诊输液/注射室启用，成立未来科技城急救站点；12月27日，急诊观察室对外运行。

2022年7月4日，之江院区急诊综合病房正式启用。同日，总部一期急诊监护室正式运行。

至此，庆春、之江、余杭三大院区融急诊与创伤、卒中、胸痛等中心为一体，设有急诊抢救室、急诊监护室、输液室、杂交手术室、中毒观察病房、中毒洗消中心、监护室后病房及高压氧康复治疗中心等功能单元。

急诊护理大事记

1992年，方燮韵、黄丽任急诊科护士长。随着急诊科规模的不断扩大，急诊科独立的运行系统与配套系统不断完善，开设了独立的挂号、分诊、就诊、治疗、检查、收费、取药、住院等一系列服务，同时开始执行急诊绿色通道制度。其间，赵雪红、章夏萍、柏云娟、胡红英、盛迪、李琴、干彩琴、王海苹、周斌等护士相继入科。

2002年，赵雪红和章夏萍担任急诊科护士长，赵雪红主持工作。

2003年，"非典"肆虐。为了更好地治疗和管理发热患者，医院开设了发热门诊和隔离病房，赵雪红护士长承担起发热门诊的组建工作：清理环境、准备物资、协调人员、布置诊室和病房，将9号楼辅助用房改造成布局合理、设备完善的发热门诊和隔离观察病房；编写隔离规范，制定隔离制度；开展防护知识和技能培训，确保医护人员和患者的安全。章夏萍护士长、陈霞、顾杰红、杨帆护士支援发热门诊，负责发热患者护理管理及相应的护理工作。

2003年5月，随着科室整体搬迁至1号楼一楼，护理队伍也由原来的20余人迅速扩大到40余人，潘向滢、沈秀兰、汪利萍等先后调入科室。急诊护理学科综合实力实现了全面提升，护理专业队伍涵盖急诊抢救室、EICU、观察病房、输液室。

2007年8月，赵雪红被任命为门急诊科护士长，兼急诊科护士长；章夏萍继续任急诊科护士长。

2008年，汶川发生特大地震，赵雪红科护士长带领陈小群、沈秀兰、王海苹护士先后赶赴灾区转运地震伤员，在不间断的余震中，近百名伤员安全转运至浙江救治。

2009年，医院引进"品管圈"方法进行护理持续质量改进，成立"白羽圈""萤火圈"两个护理品管圈，赵雪红、潘向滢任辅导员，李琴、王海苹任圈长。同年，H1N1流感暴发，赵雪红、陈臣侃、汪利萍护士支援负压病房。

2010年7月，潘向滢任急诊科副护士长。急诊科成为浙江省首批急诊急救专科护士培训基地，徐小宏成为科室第一位浙江省急诊急救专科护士。护理持续质量改进项目"降低EICU鲍曼不动杆菌感染密度"获得医院持续质量改进大赛一等奖，并在浙江省药事质控大会上进行交流。

2011年，H5N7流感暴发，陈臣侃护士支援负压病房。

2012年，赵雪红、潘向滢着手设计与开发急诊预检分诊系统、急诊护理电子病历系统，借助系统的智能化，改变了传统的分诊依赖护士主观判断的模式，实现预检分诊标准化、同质化。同年，护理持续质量改进项目"降低EICU高危导管非计划拔管率"获得浙大一院持续质量改进大赛一等奖，参加中国台湾"两岸医疗品质促进交流会"获佳作奖。

2013年，急诊预检分诊系统、急诊护理电子病历系统正式投入使用，通过加强相关知识培训和系统操作培训，使护士同质化掌握系统运用，强化单病种管理，尤其是急性心肌梗死和急性缺血性脑卒中的管理，系统可帮助护士快速识别高危患者，并启动单病种急救流程，以缩短经皮冠状动脉介入治疗（percutaneous coronary intervention，PCI）和溶栓治疗时间，改善患者的预后。同时，在系统中增设 NEWS 评分，使医护评估具有一致性，确保危重患者留观、转运期间的安全。逐步完善信息系统的检索统计功能，使急诊护理信息数据能够成为优化急诊护理流程的客观依据，确保持续质量改进的有效性。

2013 年夏天，超级台风"海燕"重创菲律宾，中国政府组建应急医疗队援助菲律宾，急诊科护士盛迪作为第一批国家应急医疗队的成员之一参加救援，她所在的援菲团队被授予浙江援菲应急医疗队集体一等功。同年，护理持续质量改进项目"提高急诊抢救室患者入院交接规范人次"获得全国首届医院品管圈大赛二等奖。

2013 年和 2014 年冬，人感染 H7N9 禽流感疫情在浙江省传播，医院根据浙江省卫生和计划生育委员会的部署，临时组建 H7N9 隔离病房，集中收治全省所有的禽流感患者。赵雪红兼管 H7N9 病房护理管理工作，盛迪、王海苹、陈臣侃、陈霞、王媛媛等护士支援隔离病房。

2014 年，王海苹成为急诊科第一位浙江省成人 ICU 专科护士。同年，急诊科原创出品微电影《微尘》，由杨文、王海苹、陈臣侃等护士领衔主演，并于 2017 年获得全国急诊医学界微视频大赛一等奖。

2015 年，西非埃博拉疫情肆虐，赵雪红加入中国人民解放军第二批援利比里亚医疗队，奔赴疫区前线。作为医疗队临时党委委员，她建言献策，参与决策和管理工作，协助医疗队制定护理制度、流程、预案、质控细则等，保障护理工作顺利开展。她和队友们成功实现了习近平总书记提出的"打胜仗、零感染"目标，被授予"全国埃博拉出血热疫情防控先进个人"和"浙江骄傲·最美浙江人"荣誉称号。

2015 年 8 月，盛迪任急诊科输液室副护士长。

2016 年，急诊科全体医护人员积极参加 G20 峰会的各项准备和医疗保障工作：制定各种应急预案，内容包括急性冠脉综合征、急性脑卒中、多发伤和群体外伤事件、群体中毒事件、院内转运等，部署合理的保障诊疗区域；组建了省级化学毒品中毒救护队、生物毒剂中毒救护队、突发事件医疗保障应急队，所有队员均进行了相关知识培训和实地演练；筹建用于车辆和人员消毒的洗消中心，并通过了国家验收，成为全国唯一一家非军用洗消中心，编写了《急性中毒应急手册》；盛迪、徐小宏、周虹、周晓瑜4人入选G20峰会外派医疗保障队，盛迪参加省级医疗单位G20医疗保障技能比武，获得第一名；赵雪红、潘向滢带领王海苹、高昕、陈臣侃、应莉、陈娇阳、陈云飞护士，李彤副主任为主诊医师的6人医生队伍，以及呼吸治疗科浦其斌主任，共同承担院内保障工作。峰会期间，院内救治1名急性胸痛的重要保障对象，协助转运2名保障对象就诊，接诊峰会相关安保人员11人次。同年，潘向滢、吴毅颖通过浙江省卫健委的临床医学人才选拔，赴英国进修。2016年，是硕果累累的一年，赵雪红、盛迪被评为"G20先进个人"；赵雪红荣获"2016浙江大学好护士奖"、浙江省高校优秀共产党员；赵雪红、章夏萍分别作为"心肺复苏网络化普及与应急社区建立的研究"项目第三和第五完成人，荣获2016年浙江省医药卫生科技奖二等奖；护理持续质量改进项目"提高急性缺血性脑卒中患者Door-To-Needle合格率"获得2016年全国医院品管圈大赛二等奖。

2017年，急诊科认真配合全院积极准备JCI第六版标准的评审工作，最终在检查中表现出色，获得评委专家一致好评。赵雪红积极响应"双下沉、两提升"工程，赴义乌市中心医院任院长助理、护理部主任一职，将浙大一院的护理管理理念和技术力量辐射到医联体合作医院。EICU成立ECMO专项护理小组，护理人员熟练掌握ECMO上机配合、运行管理等技术；成立了护理B超专项小组，学习影像学知识、B超引导下动静脉置管技术。同年，赵雪红、章夏萍分别作为"心肺复苏网络化普及与应急社区建立的研究项目"第三和第五完成人，荣获2017年浙江省科技进步奖三等奖。吴毅颖号长带领急诊青年积极准备，通过2016—2017年度浙江省卫生计生系统省级青年文明号五星集体评审。潘向滢、来岚、陈娇阳、张夏俊等护士汇报的"全为生命"心肺复苏培训志愿服务项目，荣获首届浙江省卫生计生系统志愿服务项目大赛二等奖。

2018年，潘向滢号长带领急诊青年积极创建国家级青年文明号，并在集中竞标答辩会中获省级单位第一名。预检分诊系统增加"虚拟挂号"功能，进一步提高患者就诊效率，赵雪红申报的"智能化急诊预检分诊系统"项目荣获 2018 年中华护理学会创新发明大赛流程创新奖、2018 年 AIIA 医学人工智能大赛新锐奖、第四届中国护理质量大会护理质量提灯奖。护理持续质量改进项目"提高急性缺血性脑卒中患者 Door-To-Needle 合格率"荣获第三届亚洲质量功能展开与创新研讨会暨 2018 年中国质量奖交流大赛一等奖、2018 年首届泛长三角医院多维质量管理工具应用案例评比金奖。

2019 年 6 月，急诊科被正式授牌"国家级青年文明号"。9 月，在科主任陆远强、护士长章夏萍的带领下，圆满完成"三甲医院"评审工作。"智能化急诊预检分诊信息系统"荣获 2019 年"护理管理创新奖"优秀奖。赵雪红荣获 2019 年中华护理学会"杰出护理工作者"、2019 年"品牌杭州年度人物"荣誉称号。由护士马静汇报的"全为生命，'救'在身边"心肺复苏培训志愿服务项目，荣获 2019 年浙江省青年志愿服务项目大赛铜奖、"健康浙江·青春力量"第三届浙江省卫生健康系统志愿服务项目大赛铜奖。

2020 年初，新冠疫情来势凶猛，急诊科结合实际情况，规划空间布局、设置相对隔离区域，新设专岗进行流调工作，加强医护人员个人防护，争取疫情防控的主动权，为实现"医护人员零感染"打下坚实的基础。20 余名急诊护士奋战在抗击疫情的最前线：盛迪副护士长带领李港庆、胡倩希等 6 位急诊护士奋战在发热门诊，24 小时在线，排查每一位患者，为实现"疑似患者零漏诊"打下基础；急诊第二党支部书记赵雪红带领高昕、陈臣侃、祝文婷等 17 名急诊护士支援之江院区新冠肺炎重症监护室，参与危重型与极危重型新冠肺炎患者的救治，为实现"危重患者零死亡"发挥了重要作用；潘向滢、阮萍、周志英、陈臣侃、叶学胜逆行驰援武汉，为打赢武汉保卫战作出贡献。抗击疫情的同时，赵雪红还参与编写了《新型冠状病毒肺炎临床救治手册：浙大一院临床实践经验》。急诊科被浙江省人民政府授予浙江省抗击新冠肺炎疫情先进集体；赵雪红、陈臣侃被授予浙江省抗击新冠肺炎疫情先进个人；赵雪红获"浙江省护理学会抗击疫情杰出管理者"称号；潘向滢等 7 人获"浙江省护理学会抗疫先进个人"称号；高昕荣获 2020 年度全国"巾帼建功标兵""浙江省抗击新冠疫情三八红旗手"称号，并作为浙江省"我的战疫故事"先进事迹巡回报告团成员在全省8地市巡回报告，宣传抗疫精神；潘向滢被评为"浙大好护士"。同年，庆春急诊护理持续质量改进项目"提高STEMI患者直接PCI治疗DtoB时间的合格率"荣获浙江省医院品管大赛二等奖。

2021年，章夏萍被任命为庆春急诊科护士长，阮萍被任命为庆春急诊科副护士长，王海苹被任命为庆春急诊监护室副护士长；沈秀兰被任命为总部一期急诊创伤中心护士长，汪利萍被任命为总部一期急诊创伤中心副护士长；李琴、周虹被任命为之江院区急诊科副护士长。同年1月，护士陈丽楠作为急诊科中毒救治指导专家团成员之一，参与浙江某地群体气体中毒事件救治工作。3月，庆春急诊科"国家级青年文明号"接受星级评定，王海苹副护士长作为号长汇报青年文明号工作，顺利完成星级评定工作。6月，庆春急诊科成功完成急诊诊间和抢救室信息系统的整体切换，成为本院区首个完整切换阿里系统的科室，顺利实现医护信息的联动。庆春急诊监护室上线ICU护理电子病历系统。年底，浙江新型冠状病毒肺炎疫情形势严峻，庆春急诊科积极响应上级指示，先后派出祝露萍、奚黎明、张栋栋等6名护士参与浙江大学、上虞核酸采样。阮萍副护士长带领护士祝文婷，深入隔离病房，参加绍兴新冠定点医院救治工作。同年，王海苹副护士长参加杭师大第七届青年教师教学技能大赛，荣获二等奖，代表跌倒预防管理小组参加第四届泛长三角医院多维管理工具应用大赛，荣获一等奖。之江院区急诊科护理持续质量改进项目"构建智能化传染病风险预警模型在发热门诊分诊中的应用"荣获医院护理部组织的持续质量改进项目第一名以及2022年度省医院品管大赛进阶组银奖。

2022年，沈秀兰科护士长作为浙大一院援沪重症救治医疗队组长，深入重症病房，参与新冠重症患者救治工作；王海苹副护士长作为浙江省援沪方舱医院医疗队二队护士长，带领薛思雨、胡倩希护士驰援上海；三大院区急诊科共派遣20余名护士加入浙江省援沪核酸采样队辗转上海、浙江多地进行核酸采样工作。同年，总部一期急诊科护理持续质量改进项目"提高严重创伤患者送手术时长符合率"荣获2022年浙江省医院品管大赛综合组金奖。

浙大一院急诊护理团队在王永涛、吴云芳、方燮韵、赵雪红、章夏萍、潘向滢、盛迪、沈秀兰、王海苹、阮萍、李琴、周虹、汪利萍等正、副护士长的领导下日益壮大，成了一支"招之能战，战之能胜"的急救队伍，始终保持谦虚谨慎、不骄不躁的作风，不忘初心、牢记使命、勇攀高峰、砥砺前行！

········ 副篇 ········

急诊的"中毒急救与防治"之路
——记一次重大应急演练

2019 年，浙江省卫生健康委会同公安、生态环境、应急管理、消防等部门组织开展"浙江省卫生健康委 2019 年安全生产与卫生应急综合演练"，本次演练模拟医院危化品储藏室电线老化起火，导致危化品爆炸，火势蔓延至多个楼层，造成大量人员伤亡，同时引发该幢大楼内核医学科放射性物质泻泼，微生物实验室高致病性病原菌泄漏。

整个过程包含安全生产中的火灾报警、初期处置、疏散逃生、搜索营救、自救互救 5 个环节，以及卫生应急中信息报告、紧急救援、伤员转运、中毒处置与救治、血液保障、致病菌泄露处置、核辐射检测与救治、省级医院联合救治 8 个内容。急诊科在这次演练中的中毒处置与救治环节起到了关键作用。

那天的阳光明媚得让人睁不开眼，那是很多人第一次见到 9 号楼神秘的洗消中心卷帘门后的样子，干净的设备在里面明晃晃地发着光。急诊科医护人员组成的化学中毒分队人员接到通知：有人员疑似发生中毒。化学中毒分队人员穿戴个人防护装备，携带转运物资，采样设备，现场快速检测设备，通信设备迅速前往现场分检区，交接转运患者至洗消中心进行洗消处理；同时，现场检测人员携带便携式红外光谱气体分析仪对可能的中毒化学物进行快速检测。洗消中心设置有汽车洗消区、患者

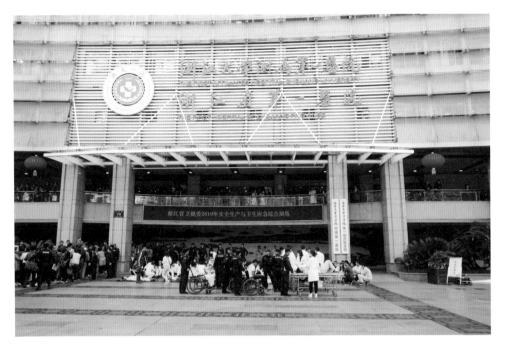

演练现场

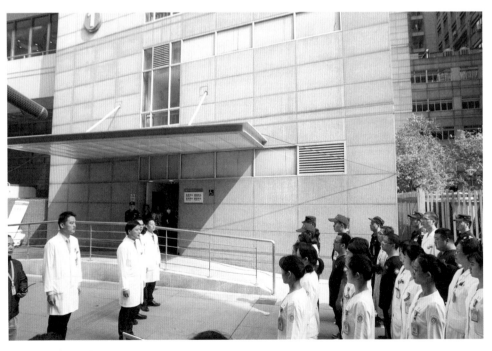

梁廷波书记宣布演练开始

洗消区、工作人员洗消区。伤员洗消结束后，医疗救治团队将伤员分区域进行救治。有条不紊，井然有序，体现了急诊科工作人员平时工作的严格标准。

那时的我还只是急诊科内的一只"小白"，闪现脑海的有医院门口排起长队多达近30辆的救护车，是偶尔站在自己面前的专业摄像，也有无数快门咔嚓声，快门按下的闪光让我不由自主望向目标点。那些匆匆而过的，是日常工作里熟悉的同事们，而彼时的他们，是沉着冷静且严肃的演习人员；身着病号服满脸伤痕累累的，是"伤员"；焦虑的神情加上一旁跺脚询问病情的，是"家属"。更多的，还是白衣一袭，口罩、蓝帽防护加身本色出演的他们，镇定自若，有条不紊地进行着该有的步骤和流程。从接待患者到救治患者，熟悉顺畅的动作，让我仿佛置身于电视剧中的医疗场景里。但我清醒地知道，这不是拍摄连续剧，而是真真切切的演习，是通过不断地熟悉和操练而达到的最真实的效果。所以我坚信，在我面前的是真实的伤员，所有的场景都是真实发生的。

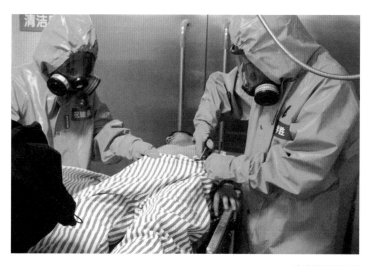

洗消前患者处置

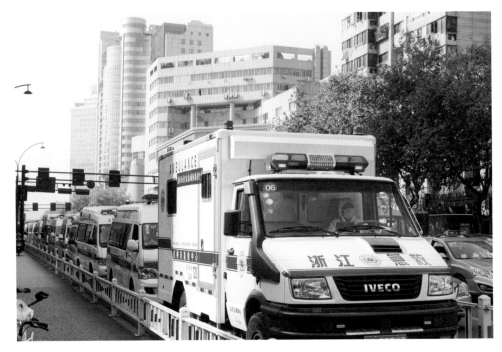

医院门口排起长队的救护车

"中毒"？

"不可能！我这一辈子小心谨慎，不可能遇到这样的事情。"

是的，有的人一辈子顺顺利利、没有挫折、无忧无虑、无病无灾。但是，千万人中总有人遭遇着他们自己不愿意遭遇的事情：或许他一开始只是欢喜雀跃着吃蘑菇，或许他们只是想借助炭火温暖一下冬日的家，更或许他只是平平常常在工作，而中毒，就这样悄无声息地袭来。我们周而复始地演习，只是为了在这些不幸发生之后，能够有更加科学及时的措施来救助他们。

在浙大一院急诊大厅预检台后面的那堵墙面上，整整齐齐地挂着很多牌匾，这是我们在中毒急诊急救方面获得的荣誉，每一块都熠熠生辉。

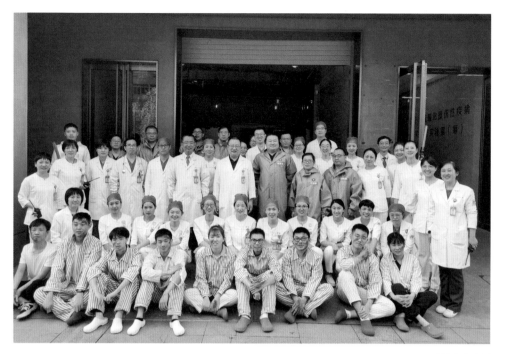

演练人员合影

每当踏入急诊大厅，都觉得无比光荣，这些来之不易的荣誉与称号，让我真真切切地体会到一直以来刻入急诊人脑海的那句誓言 ——若有召，召之即来，来之能战，战之必胜！

浙大一院急诊科在这次演习"中毒模块"方面的成功，是在向世人展示：浙大一院急诊科在中毒救治方面，从不止步，一直奔跑在前。

胡倩希

肠路崎岖　你我同行
—— 结直肠外科及小肠移植中心护理史

66个春秋，流星划过银河，在流逝的时间里，我们怀揣着共同的梦想，在这里奔走。

结直肠外科成立于1956年，以门诊为主，病房床位不足10张。创始人陆琦医师把祖传秘方内痔插药献给国家。

1957年院系调整，肛门外科随普外科搬迁到浙大一院外科病房，设床位12张，改名为痔科。

1978年，痔科开展了国内先进的直肠吻合器用于保留肛门的直肠癌手术。

1984年，痔科更名为肛肠外科，同时搬入3号楼4楼，床位数增加至32张，普外科徐加鹤、林建江、何超医师及护士长王英华等6名护士调入肛肠外科；当年12月，成功开展全大肠切除回肠贮袋肛管吻合术以治疗顽固性溃疡性结肠炎，是国内最早开展该术式的科室。

1986年10月31日，肛肠外科最早在国内开展大肠次全切除术，治疗慢运行结肠无力症。

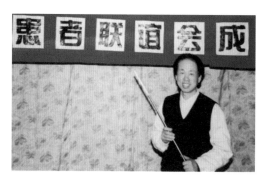
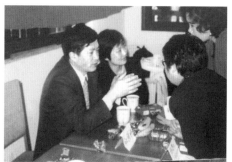

首届造口人联谊会

1993 年，肛肠外科开展"造口人联谊会"，浙大一院成为全国第五、浙江省最早开展造口人科普教育的医院。

1998 年，钟紫凤护士长参加中国造口协会第一期造口护理培训班，获中国造口协会颁发的结业证书。

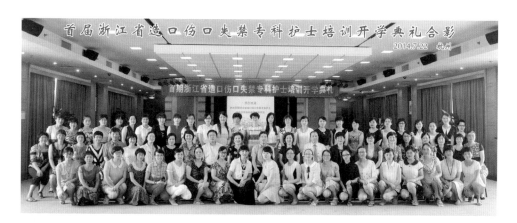

首届浙江省造口伤口失禁专科护士培训开学典礼合影

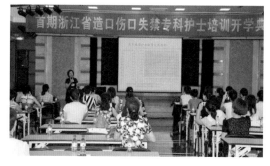

首期浙江省造口伤口失禁专科护士培训班

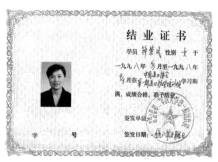

钟紫凤结业证书

2000 年，肛肠外科床位增至 40 张，在浙江省率先国内较早开展吻合器痔上黏膜环切术（procedure for prolapse and hemorrhoids，PPH）治疗痔疮、直肠内脱垂。

2001 年，从 3 号楼 4 楼搬迁到 5 号楼 1 楼。

2002 年，浙大一院在浙江省邮电医院成立了浙大一院邮电医院分院，设有肛肠外科病房，拥有床位 16 张。

2005 年，浙大一院邮电医院分院撤销后肛肠外科撤回浙大一院庆春院区，并在日间病房加设床位 20 张。同年，浙大一院合并杭州铁路中心医院成立浙大一院城站院区，肛肠外科成功整合城站院区原有肛肠外科资源，将病床总数扩至 93 张。

2007 年，肛肠外科开设造口伤口专科护理门诊，开创了浙江省最早利用学科优势挂靠特色专科的工作模式。

2008 年起，肛肠外科开始主办省级、国家级医学继续教育项目"造口及慢性复杂性伤口治疗新进展学习班"，把国内外先进的专科护理理念和技术传递给全国护理同道，促进了造口伤口失禁专科护理人才培养和学科的发展。

2009 年，浙江省结直肠疾病诊治中心成立并落户于浙大一院肛肠外科；同年，肛肠外科成为温州国际造口治疗师培训学校的实习基地。在庆春院区扩大到 2 个病区，扩增了高级病床 28 张，共有 121 张床位。

2011 年，城站院区再次扩增 1 个病区，床位扩增了 26 张，科室总床位达 147 张。

2013 年，浙江省护理学会成立造口伤口失禁护理专业委员会，钟紫凤担任首届浙江省护理学会造口伤口失禁护理专业委员会主任委员。

2014 年，浙大一院成功获批成为浙江省造口伤口失禁专科护士培训基地，肛肠外科是其主要成员单位。同年 5 月，浙大一院主办了浙江省首届造口伤口失禁专科护士培训班。

2016 年，肛肠外科开设了全国首个"互联网 + 护理服务"造口伤口专科护理门诊。

2019 年，之江院区结直肠外科病房开张，拥有床位 44 张，城站院区缩减 1 个病区。

2019 年，小肠移植中心成立；同年 8 月，浙江省首例亲缘性活体小肠移植手术顺利开展。

2020 年，肛肠外科更名为结直肠外科；余杭院区结直肠外科病房开张，拥有床位 57 张。

截至 2022 年 6 月，结直肠外科已入驻四大院区拥有 5 个病房，共计 200 余张床位。

从 1956 年建科至今，经几代人的不懈努力，曾经的结直肠外科已成为与国际接轨的结直肠外科和小肠移植中心，成为浙江省最大的医疗、教学和科研为一体的综合性专科，在国内外都具有相当的影响力。在历任护士长王英华、胡三芳、范国英、钟紫凤、吴金艳、王群敏、赵惠英、柳晶晶、陈叶红、黄旭叶的共同努力下，结直肠外科护理团队紧跟学科发展趋势，积极创新，不断夯实专科护理能力，同时学科影响力也得到了提升和发展。

永不言弃　努力探索

"寒来暑往，生老病死，世界的规律，浩浩荡荡，疾病、死亡，人类从未克服，但也从未放弃努力"，这是纪实节目《人间世》的开场白。医学是人类保护生命的最后屏障，医院是人类与疾病斗争的战场，而医生和护士，则是这战场中永不言弃的战士。

20 世纪 80 年代，结直肠癌发病率高，其中低位直肠癌患者占比最高，而经腹会阴联合切除术（Miles 术）是完整切除肿瘤、提高患者生存率的重要手术方式，但患者术后需永久造口。当时国内造口用品匮乏，加上患者对造口认知缺乏，出院后经常会发生大便渗漏，胡三芳护士长带领护理团队设计并手工制作收纳排泄物的造口用品，并努力探索护理方法解决患者的造口问题，护理人员常赶赴患者家中指导术后患者护理造口，极大地缓解了患者的痛苦。

1988 年，徐加鹤主任首次在科内开展了低位直肠癌的保肛手术——直肠经腹切除，结肠经肛拖出延期吻合术（Bacon 术），2 周以后再切除肛门外多余的结肠。新的术式对护理提出了新的挑战。在手术开展初期，在没有护理经验可以借鉴的情况下，为了避免拖出肠段暴露在外导致肠黏膜水分的丢失，护士只好每半小时给拖出的肠段喷洒稀碘伏。因此，患者的床单经常会被打湿，导致患者舒适度下降，严重影响患者休息，同时增加了护士工作量。胡三芳护士长带领护士们不断改进护理措施，提出用稀碘伏纱布裹住拖出肠段的方法来锁住水分，这样护士只要每 3 ～ 4 小时更换湿润的纱布就可以，大大减少了护理工作量，也明显提高了患者舒适度，使患者能顺利进行二期拖出式直肠切除术。

随着各种保肛手术的开展，胡三芳护士长带领护士们不断学习，结合工作经验整理出一套术后造口护理规范，尽数传授给每一位造口患者，以促进其提升对造口的自我护理能力。

1993 年，为了推动"造口人"对造口护理的认知度，提高其生活质量，搭建交流平台，范国英护士长组织召开了肛肠外科首次"造口人联谊会"。在会上，她不仅讲解了造口相关护理知识和造口袋更换技巧，还邀请一位已经出院的造口人分享了自己的经历和造口护理经验，以亲身经历给予其他患者信心与希望。

如今，结直肠外科护士长和造口伤口失禁专科护士仍每月定期为造口患者开设造口护理讲堂，受惠的患者和家属超万人。

72小时造口皮炎愈合法

造口，使原本隐秘的肛门被移到身体前部，不受控制地排便，对成年人的身心都是一个极大的挑战。有人能坦然面对，也有人不能面对术后排泄途径的改变甚至因各种造口问题会产生悲观厌世的情绪。

钟紫凤护士长清晰地记着，1998 年 5 月的一天，病房收治了一例因术后造口问题两度自杀的 40 岁女性患者。患者因顽固性溃疡性结肠炎行全大肠切除 + 回肠造口术，手术成功解决了困扰患者多年的反复腹痛、腹泻的问题。但出院后又出现了造口渗漏，造口周围皮肤溃烂、疼痛明显，造口袋粘贴困难等问题，患者白天不敢出门，晚上不敢睡觉，心理问题加上躯体痛苦压得她喘不过气儿来。

她悲观地说："与其过着毫无生活质量的日子，还不如死了算了。"患者在家里两次割腕自杀，还好家属发现及时，送至医院进行抢救。钟紫凤护士长了解到患者的情况后，对患者的造口情况进行了仔细的评估，并运用最新的造口护理技术为患者实施造口护理。患者的情况很快得到了改善：由原来在家里一天更换6～7个造口袋到后来1～2天更换一个；3天后，患者的造口周围皮肤损伤也逐渐愈合，再也没有发生造口袋渗漏情况。

针对患者的心理和造口自我护理能力不足等问题，出院后第二天在经患者同意后，钟紫凤护士长邀请了1名资深造口探访者和一名高年资护士一起到患者家中进行随访，再次指导造口护理技能和注意事项，同时通过造口探访者的感同身受的现身说法，使患者重拾生活信心，接纳造口。通过大家的努力，患者再也没有发生严重的造口周围皮肤损伤；同时，她与护理人员建立了深厚的友谊，也自愿加入了造口探访者团队。针对造口患者术后存在的心理问题和造口问题，尤其是造口周围潮湿相关性皮肤损伤发生原因和好发时间，钟紫凤护士长带领护理骨干们不断研究探索一起制订了预防造口周围皮肤损伤的护理方案，并首创了"72小时造口皮炎愈合法"用于造口周围潮湿相关性皮肤损伤的护理。

夯实　创新　发展

1998年，钟紫凤护士长参加了中国造口协会第一期造口护理培训班。至此护理团队开启了造口人全程护理管理方案的探索和实施：首创的"72小时造口皮炎愈合法"用于造口周围潮湿相关性皮肤损伤的护理；"结肠内旁路粪便收纳法"用于解决首创的避孕套结肠内旁路技术在低位直肠癌保肛术后粪便收纳的难题；经脐部阑尾造口行顺行结肠灌洗技术治疗顽固性便秘的护理；"简易结肠造口灌洗器"用于家境贫困的结肠造口患者。针对本中心新创的一种保护吻合口的改良造口手术方式自闭保护性回肠插管造口的特点，护理团队制定的"插管自闭造口护理方案"，有效预防和处理该造口术特有的并发症，帮助患者顺利康复。

2007年，为了促进结直肠手术患者术后早日康复，护理团队开始研究加速康复护理方案，通过术前个性化的肠道准备，大大简化了准备过程，通过术后早期咀嚼运动，促进术后胃肠功能的早期恢复。

2016年，随着医院加速康复外科工作的全面推进，基于结直肠手术加速康复外科共识，护理团队在既往学科发展的基础上，制定了结构化的结直肠外科围手术期加速康复护理方案。通过多元化的健康宣教、多学科团队的康复锻炼方案、多模式镇痛等方案促进患者术后早期活动、早期进食、早期拔管，加速患者康复，降低术后并发症发生率，有效缩短患者住院时间。针对造口回纳术后切口愈合不良、痔瘘术后继发性潮湿相关性皮炎、术后疼痛等问题，护理团队制定的"肛瘘术后防治肛周湿疹的规范化护理方案"有效降低了潮湿相关性皮炎的发生率，同时联合麻醉科实施无痛肛肠护理方案，改善了患者的舒适性。

开拓创新　砥砺前行

"吃什么拉什么，生活上基本离不开人，每天住在医院里挂营养液，连路都走不了了。"每天需要靠打静脉营养液才能维持生命。这就是大部分"短肠人"的生活写照。医学上认为，唯一的办法就是小肠移植。

2019年8月，怀揣着"有一线希望就不放弃"的信念，孔鸣（化名）的父母辗转打听，最终带着孔鸣来到浙大一院小肠移植中心。8月24日，经过了充分的术前评估和准备，孔鸣接受了浙江省首例亲缘性活体小肠移植手术，该手术由浙大一院党委书记、我国著名肝胆胰外科专家梁廷波教授和肛肠外科主任、小肠移植中心主任吴国生教授主刀。来自孔鸣父亲的一段长达2.5米的小肠，被顺利植入孔鸣体内。当父亲的小肠成功在孔鸣体内开始工作时，所有人悬着的心都放下了。经过52天的精心治疗和护理，孔鸣顺利出院，恢复了经口饮食，他又可以每天亲口吃妈妈做的香喷喷的饭菜了。任何一个新的、疑难的手术开展都是对护理团队的考验，手术的成功离不开护理团队的努力。大外科卢芳燕护士长在术前就组建了小肠移植多学科协作护理团队，针对小肠移植的护理难点，参考小肠移植临床诊疗指南和护理技术操作规范，制定了多学科协作护理方案，确保小肠移植患者围手术期营养管理、感染预防和控制、排斥反应监测、免疫抑制、康复运动、心理干预及延续性照护方案的落实。同时，结直肠外科护理团队和造口伤口专科护士团队基于多学科团队管理的小肠移植患者全程照护模式，针对小肠移植前患者病情、移植肠功能的恢复、造口特点制定移植前准备护理方案、营养管理方案、移植肠造口管理方案，完善并落实小肠移植随访管理和康复方案。护理团队制定了"自体小肠移植患者管理""小肠移植患者造口全程管理""亲缘性活体小肠移植管理""小肠联合腹壁移植患者管理"等方案，并在临床上得以有效实施，保障了各类小肠移植手术的顺利开展，促进了患者术后早日康复，回归社会。同时，护理团队还积极建立了小肠移植患者围手术期管理和随访数据库，为制定小肠移植患者临床护理规范和标准奠定了坚实的基础，无不促进着小肠移植专科护理的发展。

每一个小肠移植患者都要经历一段充满艰辛的历程，真可谓谁无暴风劲雨时，守得云开见月明。

2020 年 12 月，结直肠外科收治了 1 例急性出血坏死性肠炎致多发胃肠道穿孔伴感染性休克的 24 岁女性患者。患者在当地医院经历 2 次手术后病情恶化转入浙大一院急诊科，行急诊剖腹探查术，术后 12 天因腹腔感染出血未控制，再次行急诊手术，监护室住院 18 天转回结直肠外科病房，患者经历 4 次手术后出现短肠状态，腹部布满手术切口、引流管和 4 个消化道造口，所有消化液均经体外排泄，术后感染严重，病情复杂、全身营养状况极差，体重只有 30kg，需在协助下翻身，患者焦虑明显，夜间睡眠质量差。摆在护理团队面前还有造口、切口的护理难题，一旦造口排泄物收纳无效就会导致患者出现皮肤问题、切口感染等。结直肠外科护士长王群敏、造口伤口失禁专科护士王琴和造口伤口专科护理门诊护士长王飞霞一起讨论，为患者制定了一套个性化的切口、造口护理方案。通过动态评估，及时调整护理措施，终于在第二次术后 18 天感染得到了控制，腹部切口愈合，造口排泄物收集有效。术后 4 个月，患者营养状况得到改善，同时通过心理干预和功能锻炼，患者体能逐渐恢复，焦虑状态也明显改善，为实施小肠联合腹壁移植创造了有利条件。术后 6 个月，患者顺利实施了小肠联合腹壁移植术，造口伤口专科护士全程介入患者术后切口、造口的护理，实现了患者术后 30 天腹壁切口拆线，术后 58 天腹壁切口愈合，恢复半流质饮食，移植肠造口功能良好。

小肠移植工作是一项充满艰辛又充满希望的奋斗历程，浙大一院小肠移植中心护理团队在医院强大的平台支持下，通过大家的努力给更多的患者带来福音，促进其早日回归社会，提高了患者生活质量，也促进了小肠移植专科护理的发展。

逐梦路上　不断前行

学科的发展离不开人才的培养，也离不开临床科研的创新和开展。在医疗团队稳步前进的同时，护理团队也不断壮大发展，涌现出了包括钟紫凤、吴金艳、王群敏、赵惠英、柳晶晶、陈叶红、黄旭叶等护士长在内的一批护理管理团队，同时先后有 11 名护士完成了专科护士的培训，其中吴金艳、潘喆、汪欣、王飞霞、曾颖 5 人获得由世界造口治疗师协会认证的国际造口治疗师证书，李卫珍、王群敏、李霞、王琴、应玲玲、黄飞燕 6 人获得由浙江省卫生健康委员会认证的浙江省造口伤口失禁专科护士证书。学成归来的专科护士们和护理管理团队一起致力于结直肠外科专科护理发展，不断创新护理方案，解决临床问题，夯实专科护理。

通过开办继续教育学习班、专科护士培训，积极响应"双下沉，两提升"等工作，不断扩大专科影响力。自 2008 年起每年开办省级、国家级医学继续教育项目"造口及慢性复杂性伤口治疗新进展学习班"把国内外先进的专科护理理念和技术传递给护理同道，促进了造口伤口失禁专科护理人才培养和学科的发展。2009 年，肛肠外科成为温州国际造口治疗师培训学校的实习基地。2014 年，获批浙江省造口伤口失禁专科护士培训基地，并承办首届专科护士培训班，至今培养了造口伤口失禁专科护士 418 名。近五年，接受来自甘肃、新疆、黑龙江、江西、天津、河南、广西及浙江等省份进修护理人员近百名，其中 92% 为本科及以上学历，37% 为护士长及责任组长，63% 为骨干护士。同时，团队成员远赴偏远基层医院，帮扶基层医院发展专科护理，为其提供技术支持，帮扶其开设造口伤口专科门诊，使当地患者免于长途奔波，实现就近诊治，嘉惠四方。

2019 年，钟紫凤护士长被浙江省护理学会评为首届浙江省优秀专科护士教师，王群敏护士长被评为浙江省优秀专科护士。

近年来，护理团队申报成功课题近 20 项，拥有实用新型专利 11 项，发表 SCI、一级及核心期刊护理论文 50 余篇，获中华护理学会造口伤口护理案例大赛三等奖 1 项、优秀奖 1 项，获浙江省护理学会造口伤口护理案例大赛最佳案例奖和一等奖各 1 项，获国际专科护士大会征文一等奖 1 项，优秀奖 3 项。内容涉及保肛手术新方法的研究、临床护理成本研究、造口患者自我护理能力及照顾者生活质量的相关性研究、慢性难愈性伤口管理、小肠移植患者多学科管理方案的研究等。护理团队研究的护理新方案确保了临床新的手术方式的开展、解决了临床问题和造口伤口护理难题，保障了患者的安全和顺利康复，护理新方案在护理领域得到推广，并获得了卓有成效的社会效益。同时，专科护士团队积极研发临床护理新技术，设计研发多项造口护理新技术，其中设计的祥式造口支撑棒产品应用于术后祥式造口的支撑固定，使造口护理更加方便，降低了造口相关并发症的发生率，减轻了局部疼痛感，改善了患者的舒适度。设计的多功能造口腰带能轻松提高患者自我护理能力，避免了既往因排泄物污染衣物的尴尬情况。自制集尿袋腿套使泌尿造口患者方便及时排放尿液，增加造口袋的耐用性，改善患者舒适度，较好地维护了患者的形象，增加了患者外出社交活动的信心。

从破土萌芽到稳步发展，结直肠外科及小肠移植中心专科护理团队以求实的工作态度，踏实在护理专业上下功夫，为患者提供全方位的关爱，帮助患者实现身心康复。

心灵守护　精勤不倦
——精神卫生科护理史

1989 年 3 月，浙大一院成立了以门诊为主要工作的精神卫生科。2001 年 12 月，精神卫生科病房正式成立，位于浙大一院邮电分院。

孜孜以求　学而不怠

病房成立之初，黄金文从浙江省精神卫生研究所调任至浙大一院精神卫生科病房，并担任护士长。由于其他护士都是各个科室临时抽调，均没有精神科工作经验，开科前黄金文护士长组织护理人员至精神病专科医院进行参观与进修学习。黄金文护士长也在不断地答疑解惑中，把她的知识和经验，毫无保留地传授给了团队的护士。护理团队孜孜以求，学而不怠，理论知识与实践经验均有了质的飞跃。从单个的症状学到各个复杂的疾病诊断；从如何与精神科患者接触、沟通，到保护带的使用；从如何观察记录病情，到患者的安全检查等等。那时护

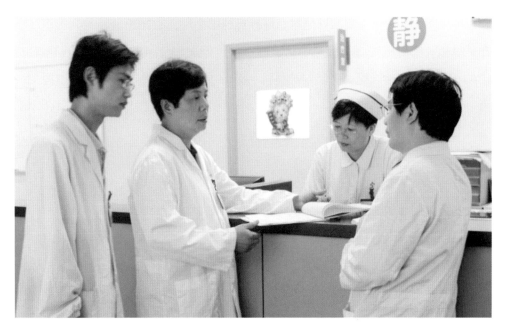

从左至右依次为胡健波技师、许毅主任、黄金文护士、周韦华医师

理团队特别喜欢跟随精神卫生科主任许毅查房。许毅主任对疑难杂症的分析专业深入，他经常引经据典，旁征博引，真是上知天文、下知地理，对还是精神科"小白"的护士们来说，跟随许主任查房收获巨大。成立之初的护理团队在佩服之余深感自身的不足，都铆足干劲学习。因为护理团队不断求索，对精神卫生科的认识也从最初的畏惧，到接受、熟悉，再到热爱，从害怕患者的小护士，成长为被患者信赖的守卫者。

2006年1月底，精神卫生科从浙大一院邮电分院搬迁至城站院区，病房核定床位增加到52张。经过近二十年不懈努力，目前浙大一院精神卫生科已成为精神医学领域省内领先、国内先进水平的临床教学科研创新学科。2013年度获"复旦版中国医院最佳专科－精神医学"提名单位。2014、2015、2016年度位居华东区专科排名第四，浙江省第一。经过激烈的竞争，2016年成为首批浙江省精神心理专科护士培训实践基地，每年都有学员被评为优秀学员，基地的带教老师也都获得了优秀带教老师的荣誉。在2018年度中国医院科技量值（STEM）

榜单中,浙大一院精神病学科位居专科排行榜第 9 位,在 2020 年度位列第 10 位。在复旦版《中国医院排行榜》中,学科专科声誉进入全国提名,位居第 14 名,连续 6 年在华东地区综合医院精神科排名第一、浙江省所有精神科医疗机构排名第一。

勇毅笃行　唯实励新

"护士,我来住院,但我不是那种病。不要把我和那种患者放在一起啊!你懂伐?"

"护士,你能陪我儿子聊聊天吗?我看昨天你和他聊过后他心情好多了!"

"吃药?我不吃,我又没病!你自己吃吧,我看你才有病!"

……

这是护士日常听到的声音。

半开放式病房的管理比较繁琐,患者精神症状"丰富",常常不配合;家属对疾病也缺乏真正的了解,但是护士们是有"套路"的!

病房没有在窗外装上栅栏式的护栏,而是在窗户上装上了菱形网格,将玻璃换成防爆玻璃;病房没有将大门紧闭,而是增加了出门卡制度,每次患者要求外出,都由主管医生评估;医护没有把护士站封闭起来,而是鼓励护士多与患者沟通,建立良好的护患关系;科室没有强制要求患者在入院时更换病号服,没有搜查随身物品,而是多了安全制度的宣教,增加了安全询问的次数;科室没有减少患者与家属的接触,而是鼓励患者家属在院陪伴患者,理解患者,帮助患者与家属建立良好的关系;护士们不希望患者"太乖",整日无所事事,总是劝解家属将恢复期的患者带出去散散步,告知家属放手让患者做做力所能及的事……精神科患者的内心比常人更脆弱,护士的一点点关心都会在他们心中化成暖流。有时遇到经济条件不好的患者,黄金文护士长还会带领科室护士们为他们送衣物送食品。家属不理解患者,认为患者是装病,还会被护士们"教训",要求家属去做好吃的,多多陪伴在患者身边。记得一位在精神科专科医院治疗多年的患者,在一次患教会上，流着眼泪对我们说："在你们这里我才觉得我是个人，是一个受到尊重的普通人！"浙大一院精神卫生科一直希望打破大家对精神科"冷冰冰，像坐牢"的感觉。让患者"感受到温暖，学会自尊，重返社会"一直是精神卫生科所有医护人员的信念！

精神卫生科的护士还是"全科护士"！患有心脏病、肾病、肿瘤等其他躯体疾病的精神科患者，精神科专科医院治疗有一定的困难，医生会建议转诊综合性医院精神科。而浙大一院的综合业务能力自然不在话下。在精神卫生科就诊的患者只要伴有其他系统躯体疾病，如无转科治疗的必要，都能在科室内得到很好的治疗。全面的各项检查及化验，及时的会诊，到位的治疗及护理，总能把患者的各种躯体不适改善，所谓"精神与躯体"治疗两不误！遇到专科性很强的护理操作或流程，科室护士长会邀请相应科室的护理专家给护士们授课，以提升业务能力。服药自伤的食道、胃部灼伤穿孔的患者，命令性幻听跳楼后脾破裂合并骨折患者，长期大量服药后出现恶性综合征患者，都在精神卫生科护理团队的精心照顾下，达到"心与身"的双重健康，最终重返社会。

精神卫生科护士除了关注患者的健康，还关心着患者家属这个特殊的群体。在精神科患者的一生中，急性期治疗毕竟是短暂的，精神康复是要持续终生的。家属的管理及理解是患者疾病预后的重要影响因素。护士们除了教会家属在家庭中如何与患者沟通，如何观察患者病情，如何帮助患者康复锻炼，还会指导家属如何成为健康的照料者。为此，科室开通了微信平台，方便家属咨询，更为家属间建立了沟通的桥梁。

护理团队转变观念，不断创新，建立了一套综合性医院精神卫生科半开放管理的制度，在国内率先将"人际心理治疗"的理念运用到心理护理工作中，住院期间护理工作关注的重点从单一的患者本人扩展到了与患者人际关系相关的人员，这一理念正在全国精神科领域广泛推广。

精神卫生科的护士们加强业务学习，定期培训，外出参观，不断增强护士素质修养，提升业务水平，积极参与科研创新。建科至今，护理团队拥有国家级精神科专科护士1名，省级精神心理专科护士3名，全日制硕士研究生1名，在读

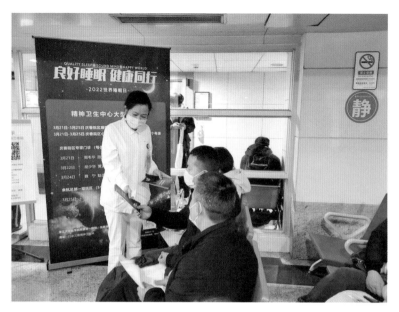

门诊候诊也是健康宣教工作的良机

研究生 1 名。已有近 50 篇论文发表，其中核心期刊、SCI 收录文章 10 余篇，主持省级、厅局级课题 5 项，参与 8 项，发明专利 3 项。每年接待进修护士长、护士，加强了与地方医院的联系，得到同行的认可。护理团队也热心公益，积极参与社区、残联、红十字会等社会组织举办的公益活动，回馈社会。

责任担当　勇往直前

2008 年汶川地震，有 44 名伤员和 33 名家属转到浙大一院治疗。精神卫生科参与了救护工作，对伤员及家属进行三维筛选评估模型结合量表的方式进行心理健康评估，有针对性地进行心理干预、心理治疗，对伤员及家属减少创伤后应激障碍，恢复身心健康有很大的帮助，伤员及其家属均未发生严重的创伤后应激障碍。同时，也积极关注护士的心理健康，对参与救护的护士也进行了心理干预相关知识的培训。

　　2020 年，新冠疫情悄然席卷全国。浙大一院是浙江省新冠肺炎危重症患者定点收治医院，医院将刚刚启用的之江院区作为抗疫主战场。精神卫生科科室护士也在第一时间报名参加抗疫战斗。新冠病毒的传染性和危害性给民众造成了恐慌的情绪，持续发展的疫情不仅威胁着民众的身体健康，也侵蚀着民众的心理健康。医务人员在高度工作压力、精神压力及现实状况的压力之下，还需要安抚那些心理恐慌的患者及民众，所以解决他们的精神心理健康问题也日益紧迫。在医院领导的关心下，精神卫生科成立了心理干预援助小组，与浙大一院发热门诊、隔离病房保持紧密联系，给一线医务人员提供及时的心理干预。护理部也迅速成立以院长助理王华芬为组长的心理援助小组，黄金文护士长参与小组工作。出于院感防控要求，心理援助小组不能进入一线护士的生活区，只得通过线上心理评估平台，了解护士自我心理健康状态。黄金文护士长 24 小时在线，通过电话、微信及钉钉进行个体辅导。还与在隔离病房的精神科医师一起做团体辅导，组织护士一起宣泄情绪，认同他们的感受，寻找解决问题的方法。后续回访显示，抗疫一线的护士们情绪稳定，工作积极。

　　精神卫生科医护人员还在科室微信公众号上为广大群众"排忧解难"。告诉

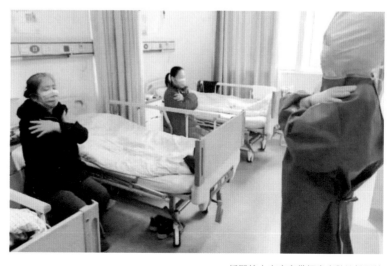

援鄂护士在病房带领患者做放松训练

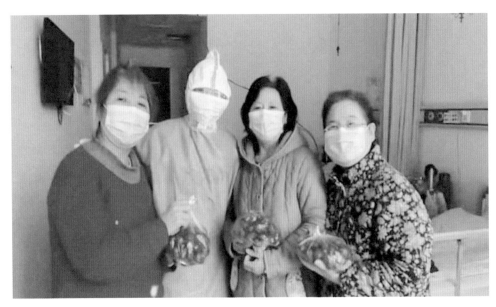

心灵关怀 暖人暖心

群众面对危机，该如何自处又该如何调节好情绪状态。及时提出：一线的救援人员不仅要承担沉重的救援任务，心理上也要承受巨大压力。贴心整理"心理自助手册"，为一线医务人员提供最及时、最专业的服务。后续科室医技团队还在公众号上上传了"安全地""容器技术""蝴蝶拍技术"等音频、视频，指导疫情下心理调适技巧，关注群众的心理需求。"非常实用""浙江速度"等反馈是对我们工作最好的评价。精神卫生科护士张瑞丽还参加了支援武汉的抗疫工作。在援鄂期间，张瑞丽带领心理干预小组运用支持性心理治疗、共情、倾听、积极关注、焦点解决、放松技术等干预技术，帮助患者树立信心，战胜疾病。

科室成立 20 年，心灵守护 20 年。浙大一院精神卫生科希望以更多的爱心，更好的耐心，更过硬的专业知识，为精神科患者重新建立通往健康的桥梁，在患者的脸上看到的是幸福与自尊！

静心静力　一脉相承
——静脉输液治疗护理专科发展史

　　静脉输液治疗是将各种药物包括血液注入血液循环的一种治疗手段。随着当前疾病复杂化，给药方式多样化，静脉输液治疗随着时代的发展，越来越趋向于多途径和个性化。静脉输液装置可留置时间不断延长、并发症也在逐渐减少、卫生经济价值趋向更高。如今，静脉输液已成为医学治疗中不可或缺的一部分。

　　1628 年，英国著名医生威廉·哈维发现血液循环，从而奠定了静脉输液治疗的基础。1831 年，苏格兰医生托马斯成功将煮沸的盐水注入霍乱患者的静脉，开启了静脉输液治疗的新纪元。

　　随着科技的发展，静脉输液的理念也在不断进步，静脉输液的工具也从最初的羽毛卷、一次性钢针、留置针等外周静脉导管到中心静脉导管（central venous catheter，CVC）、经外周静脉植入中心静脉导管（peripherally inserted central catheter，PICC）、完全植入式输液港（implantable venous access port，IVAP）等输液装置。静脉输液作为专业学科越来越得到重视和认可。

1972 年，静脉输液护理学会在美国成立，静脉输液正式独立成为一门学科。1980 年，更名为静脉输液护士协会（Infusion Nurses Society，INS），如今 INS 标准已成为世界各地静脉输液治疗的指南。

1999 年，中华护理学会成立静脉输液专业委员会；2014 年，颁布实施了我国第一部静脉输液国家标准《静脉输液护理技术操作规范》。浙大一院也紧跟着国家的脚步，成立了静脉输液治疗专科，并在一代代护理人的带领下不断发展壮大。

生命之路

有效的静脉通路是患者的生命线。在 20 世纪七八十年代，静脉通路的建立常常充满着艰辛。根据老一辈护士回忆，遇上血管情况不好的患者，我们常常要耗费更多的时间。在那个年代，医院用的都是头皮钢针，对于有些需要长期、间歇输注抗生素的患者，中间的间歇期就靠一瓶液体维持到底，而在输液期间，患者更是需要时刻保持小心谨慎，生怕钢针滑出导致药物渗出或者出血。一旦发生此类事件，既增加患者的痛苦，也增加护士的工作量。

20 世纪 90 年代，国内开始在病房应用静脉留置针进行输液。静脉留置针的出现，让静脉输液迎来了一个新的里程碑。留置针的使用，不仅大大降低了渗出、出血等并发症的发生风险，而且延长了留置时间，减少了穿刺痛苦，提高了患者的舒适度，同时也减少了护士的工作量。

1997 年，PICC 首次被引进中国。PICC 具有留置时间更长、能够安全输注高渗刺激性药物、保护患者的血管、减轻患者的痛苦、可由护士操作等优点。

2002 年，血液科骨髓移植中心护士长金爱云邀请了业内的专家，来病房示教，并成功开展了第一例 PICC 置管术。这位患者是一名人民警察，在经过无数次的化疗之后，肉眼可见的血管几乎已经消失或者硬化，患者饱受痛苦的同时，护士也是"巧妇难为无米之炊"。因此，患者在充分了解 PICC 置管术的相关情况后，坚定地选择了置管。金爱云护士长和徐红霞护士怀着忐忑的心情尝试第一例 PICC 置管，幸有心导管室陶谦明主任的协助，在数字减影血管造影（digital subtraction angiography，DSA）的引导下，使得这次置管过程非常顺利，成功地将 PICC 导管尖端放置于上腔静脉下 1/3 段。后续的治疗过程非常顺利，患者再也无需承受反复穿刺的痛苦，对 PICC 技术赞不绝口，护士们也不必再为患者静脉情况不良而苦恼，同时节约了大量的时间和精力。患者的安全与获益，使得静脉治疗团队应运而生。

PICC 因其并发症少、留置时间长以及患者舒适等优势，渐渐地在需要长期输液、反复化疗的患者中广泛应用开来。但 PICC 导管在不使用的情况下也需要每周进行一次维护，早期门诊上并不提供这项护理操作，因此只能将这些患者安排在病房进行护理。随着导管使用不断增加，病房的护士渐渐无法承担这部分工作量。2007 年，为了解决这一现实问题，在护理部主任徐林珍的大力支持和协助下，医院开设了专门的 PICC 维护门诊，同时成立了静脉输液质量管理小组，由急诊科护士长赵雪红担任组长。

随着 PICC 置管量的日益增加，置管并发症如静脉炎、血栓、堵管、异位等也随之增多，还有部分患者因为反复留置，导致仅凭肉眼已经无法找到合适的血管。2009 年，金爱云护士长率先将超声引导技术应用于 PICC 置管术中。在 B 超引导下的可视化穿刺技术，大大提高了一针穿刺成功率，同时将穿刺部位从肘关节上移至上臂，这样不仅改善了患者活动舒适度，还降低了导管相关性血栓、静脉炎、导管破损或断裂的发生率。但对于护士来说，超声探头的使用技术仍是一个新的挑战，初学时使用的平面内技术（纵轴），对左手的稳定性要求更高，稍有偏差，血管就不在超声的显示范围内。对平面外技术（横轴）来说，若针尖和探头不在同一平面，导致在屏幕上看到的只是针体的一部分。在那个没有技术可以借鉴的年代，所有的问题都需要护士们自行琢磨、分析和总结，从失败中不断提升自己的技术。

穿刺的成功，并不完全意味着置管的成功，还需要将导管尖端置于理想位置。2011 年，美国静脉输液学会指南建议 PICC 导管最佳的尖端位置应位于上腔静脉与右心房上壁的交界连接处（cavoatrial junction，CAJ），导管尖端位于此处可以降低血栓、心律失常等的发生风险。当时德国已有学者通过腔内心电图 Lead Ⅱ 导联中 P 波的形态变化来判断导管的尖端位置。与应用最为广泛的胸片定位相比，腔内心电图定位技术的优点是可以达到实时、精准判断。

当时浙大一院使用的是 BD 硅胶材质前端修剪型的 PICC 导管，导管内有细致柔软的内置导丝，如何进行正确的连接从而引出腔内心电图的变化成了置管护士所面临的一大难题。先后尝试了各种可显示心电图的仪器，如心电图机、心电监护仪、除颤仪；使用了可以增强传导的方法，如酒精擦拭皮肤、生理盐水冲洗导管、导电糊连接导丝及导联电极等，但仍是引导不出腔内心电图。屡败屡战，置管护士发挥不折不挠的精神，不断尝试，直到 2012 年底偶然的一次置管中，送管结束后助手将 RA 导联线（夹子式）中微小的金属片夹住了导管内置导丝，操作者用生理盐水冲洗导管后意外发现了明显变化的 P 波！这一发现极具意义，置管护士通过回顾、总结、分析这一次成功经历，又进行了若干次的重复操作，发现了具有可复制性的使用心电监护仪引出前端修剪型导管的腔内心电图的方法：要保证电极连接正确；借助电极片上的金属部分连接导管内置导丝与导联线；避免导管内有空气残留和各种心电干扰因素。2014 年，金爱云护士长在中华护理学会全国静脉输液治疗年会上，针对该技术进行了汇报并在全国范围内进行了推广，把国内 PICC 置管的导管尖端定位技术引领到一个新的领域。

2010 年，浙大一院引进了完全植入式静脉输液港技术。凭借留置时间更长，感染率、意外拔管率更低，对患者日常生活影响小等优点，在肿瘤化疗患者中广泛应用，为患者提供了新的生命通道。随着输液港的广泛使用，输液港维护需求也日渐增多，2014 年静脉治疗维护门诊新增加了输液港维护项目。

放射科行增强 CT 的静脉留置也是一大难题。为了减少造影剂外渗，2016 年起静脉治疗专科护理团队发挥超声引导的血管可视化穿刺技术的优势，协助检查前留置外周静脉导管，确保了造影剂的安全使用，大大降低了静脉困难患者造影剂外渗的发生风险。

静脉置管室发展史

金爱云护士长带领着血液科骨干护士，以精湛技术、敢为人先的精神为血液科患者开展 PICC 置管技术，小小的血液科治疗室是如今静脉置管室的雏形。随着 PICC 导管的不断推广，原有的血液科病房治疗室已经满足不了临床日益增长的置管需求。2013 年 11 月，护理部主任的冯志仙遴选护理人员成为专岗的置管护士，在日间病房二楼正式成立静脉置管室。随着医院的快速发展，静脉置管专岗护士由初始 2 人发展为 8 人，工作内容也从起初纯粹的 PICC 置管到肩负起困难静脉置管、导管维护、静疗会诊、教育培训、护理质控、患者教育以及护理科研等多重任务。

为确保输液治疗的安全性，促进浙大一院静脉输液治疗程序化、规范化、专业化发展，2015 年 3 月，护理部正式成立静脉输液治疗小组。

2017 年，浙大一院成功获批浙江省首批静脉治疗护理专科护士实践培训基地。培训基地接收来自全国各地的静脉治疗护理专科学员，为省内外医疗机构开

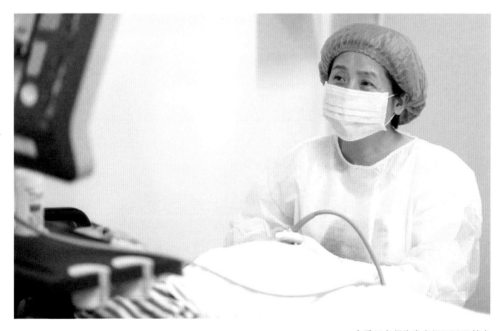

金爱云老师为患者行PICC置管术

展静脉治疗护理专科提供技术指导，截至 2022 年 6 月，已培养了 44 名静脉治疗护理专科人才。通过举办学习班、接待进修护士等多种形式，将国内外先进的置管定位技术、专科护理理念向基层医院进行推广，促进了国内静脉治疗护理专科的发展及人才的培养。

随着时代的发展，静脉治疗专科结合互联网模式，通过电话、互联网医院平台、门诊等线上线下相结合的形式开展随访、教育咨询等活动，保证静脉通路管理与服务的连续性和及时性。依托浙大一院强大的医疗技术与水平，静脉治疗专科联合如影像科、血管外科、血液科等团队进行多学科协作诊疗，解决疑难患者血管通路的建立，相关并发症的处理等问题，进一步提升了静脉治疗专科的业务水平和服务范围。

静脉治疗小组依托浙江省质控中心平台，精准聚焦国家护理重点工作，以国家医疗质量安全改进目标"降低血管内导管（PICC/CVC）相关感染发生率"为导向，以"循证 – 践行 – 提升"为轴线，参与全省导管感染防控现况调查、构建浙江省静脉导管（CVC）及经外周静脉置入中心静脉导管（PICC）相关性血流感染风险防控管理策略、制作感染防控相关工作手册、质控核查单及 3D 动态视频，并作为重要参与者制定浙江省 PICC 居家护理工作规范。护理团队已成功申报课题 5 项；发表一级及核心期刊论文 10 余篇，获国家发明专利 1 项；参与编写《中心静脉通路穿刺引导及尖端定位技术》一书。

静脉治疗专科团队一直以来践行以患者为中心的服务理念，不断改进和提高静脉治疗护理方法，运用专科知识，持续为提高患者静脉通路的有效性、安全性和舒适性而不断耕耘！

勤耕不辍 有口皆碑
——口腔科护理史

　　1983 年，浙大一院口腔科门诊正式开诊。时光飞逝，转眼间已过去近 40 年，经过数代浙一口腔人的努力，浙大一院口腔科已发展为由口腔颌面外科、口腔内科、口腔修复科、口腔正畸科、口腔种植中心及口腔放射科六个亚专科组成的国家临床重点专科。口腔护理人作为浙大一院口腔科的重要组成部分，在口腔科的发展过程中贡献了不可或缺的力量。

　　1983 年 4 月 1 日，浙大一院庆春院区口腔门诊开诊，设有牙椅 8 张。王美云和叶跃娟两位护士负责口腔门诊护理工作及口腔器械消毒灭菌。每天早上在医生上班前王美云把诊疗需要的器械、物品分发到各个牙椅椅位，在中午和下班时将使用后的器械回收，工人清洗后，她再分装打包，在口腔门诊消毒间的高压炉进行消毒灭菌。

　　1984 年，浙大一院建立口腔科病房，核定床位 20 张，与耳鼻喉病房共同设于 3 号楼 6 楼，统称口腔耳鼻喉病区，吕贞婉任护士长。由于病区设有口腔和耳鼻喉两个专业组，疾病种类多，开科之初，年轻护士对专科护理知识掌握不全面，加之口腔科唇腭裂患儿较多，而婴幼儿患者的静脉穿刺难度高，临床护理工作压力面临较大的压力和挑战。为快速提升专业能力，吕贞婉护士长积极组织护士们学习，同时向护理部提出申请，选派詹欣、翁亚琴等多名年轻护士至上海第二医科大学附属第九人民医院、浙江省儿童医院进修，以提高口腔专科护理能力和静脉穿刺技术。努力提高专科临床护理能力的同时，吕贞婉护士长也十分重视护理科研工作，带领护理团队申报了"提高口腔疾病患者口腔清洁度"的课题，并积极撰写论文，促进口腔颌面外科护理科研发展。

1987 年，亓荣珍任口腔耳鼻喉病区护士长。亓荣珍护士长在任期间严抓护理质量，1 年 365 天基本驻扎在病房里，事事亲力亲为；同时，她也是位非常热心的护士长，经常协助其他科室进行困难静脉的穿刺工作。此外，亓荣珍护士长也特别重视护士职业形象和病房环境，重视护士基本礼仪规范，认真培养病区内护士养成随手整理清洁、定时整顿清扫的良好习惯。在亓荣珍护士长的带领下病区环境得到明显改善，口腔护理团队的整体素养也进一步得到了提升。

随着学科知名度的提升，口腔科的病种进一步复杂化，颌面部恶性肿瘤、颌面部多发伤等危重症患者越来越多，临床护理工作的压力也随之增大。1991 年，陈青林任口腔耳鼻喉病区护士长，她努力提高护士的危重症管理和抢救能力，积极开展应急演练和培训。在多次抢救窒息、伤口大出血等患者的过程中，陈青林护士长都冲在最前面，组织医生和护士有序进行抢救工作。口腔科刚开展口腔癌根治加前臂皮瓣移植术时，时任口腔科主任吴求亮要求进行一对一 24 小时特级护理，陈青林护士长集思广益，制定工作方案，安排护士利用休息时间做加班做特护，确保了术后护理到位，保障了手术的成功。陈青林也是位对自身要求很高的护士长，除了参加护理大专学习，护理师资培训外，还积极参加医院组织的英语培训班、杭州大学的日语培训班学习。而今，早已是花甲之年的她，没有选择在家安享晚年，依然工作在临床一线，挑战自我，服务患者，实现自我价值。

转眼进入科技飞速发展的 21 世纪，口腔科开展的疑难复杂手术日渐增多，手术后带着气管插管返回科室患者比例逐渐加大，临床护理带来更大的挑战。

2002 年，沈万琴接任口腔耳鼻喉病区护士长，她带领护理团队进一步提升应急抢救和危重症监护能力提升，注重危重症患者护理质量评价工作；加强护理风险控制，建立了弹性排班制度，根据危重患者数量适时调整护理人力资源，并且按照病情轻重程度匹配相应年资的分管护士，保障患者安全的同时也保障了护士的调休时间。此外，沈万琴护士长积极总结口腔科危重症疾患护理经验，撰写成文发表在中华护理杂志等期刊上，为护理同行提供可借鉴的经验。

2003 年 11 月，口腔医疗中心成立，门诊牙科诊疗台增至 28 张，实现了口腔影像即时传输。王美云和叶跃娟两位护士退休后，口腔门诊由王玲玲、俞国英护士负责门诊秩序维护和器械消毒灭菌工作，因为业务量的急剧增加，她们时常需要加班，以确保口腔门诊的顺利运行。

2008 年 6 月 13 日，口腔科成立独立的口腔颌面外科病房，核定床位 40 张。至此，浙大一院口腔科迎来了快速发展的时期。2010 年，郦美玲任口腔科护士长，她秉承"以患者为中心"的理念，围绕"数字化外科在口腔颌面外科中的应用"主题，在病房设立重病室 2 个，重病床 6 张，合理安置监护室转回的重患者、急诊多发伤、严重的颌面间隙感染等患者；结合护士层级合理安排护理人力资源，做好危重患者的预警评估，确保临床护理质量。在她的带领下，浙大一院口腔护理团队在大型肿瘤综合治疗及术后修复护理、口腔颌面创伤及骨折护理、正颌外科护理、口腔颌面部先天和后天畸形矫正、唇腭裂的综合序列治疗护理、关节镜术后护理等方面积累了丰富临床护理经验，进一步扩大了社会影响力，吸引浙江省乃至全国的口腔颌面外科护理骨干前来进修学习。同时，郦美玲护士长作为中华护理学会口腔护理专业委员会专家库成员，还积极推动全国口腔护理的标准化建设，带领邵艳虹、任海燕口腔科护理团队成员，联合全国各大医院的口腔护理专家，通过不断总结临床口腔冲洗技术经验，积极查找国内外标准、指南、系统评价，申报"口腔癌术后口腔冲洗技术"获中华护理学会 2021 年度团体标准立项，实现了浙一护理团队国家标准团标零的突破。

2017 年，口腔门诊设立护理小组，王群任护理组长。口腔门诊护理小组以"爱牙护齿、健康口腔"的护理理念为指导，在进一步完善口腔门诊的护理工作制度和流程配合医院器械集中同质化管理的要求，取消门诊器械消毒间，口腔门诊负责对使用后器械进行预处理后，再集体回收至供应室消毒，并按照专科需求将所有口腔器械分为口腔内科器械、口腔外科器械、口腔修复器械、口腔种植组器械、口腔正畸组器械、口腔公共器械六大专科组别进行分类管理，提高了器械的使用效率，使器械管理更加科学化。同时，完成了器械库房集层化改造、专科护理分区化管理等革新工作，口腔门诊的诊疗环境也因此得到极大的改善。

2019—2020 年，之江院区、余杭院区也先后建立了口腔门诊和口腔、耳鼻喉、眼科联合病区。杨建娣任之江院区副护士长、陈寒春任余杭院区护士长，分别负责各自院区的临床护理工作。至此，浙大一院口腔科共计有 78 张门诊牙椅、66 张病区床位。

在紧跟医疗高质量发展步伐，推动口腔护理学科发展的同时，浙一口腔护理人也积极参与重大医疗任务，为维护公共卫生安全贡献自己的力量。2003 年"非典"疫情暴发，方水萍护士主动请缨至本院"非典"疑似病区工作；2013 年，邵艳虹护士加入本院禽流感病房护理团队，参与禽流感患者的临床护理工作；2020 年，新冠疫情暴发，先后有方丽琴护士支援之江院区新冠肺炎确诊病区，毛涵艳护士出征武汉，任海燕、张霜霜、周佳伦、高丹霞四位护士报名院外核酸采样，口腔护理人以非凡的勇气书写着时代担当，贡献自己的力量。

奋进新征程，潮流勇担当。面对口腔学科发展的新征程，浙一口腔护理人将继续充分发挥学科优势，脚踏实地、奋进向前，走出自己的可持续发展之路。

医者仁心　老有所依

——老年医学科护理发展史

1999 年，我国 60 周岁以上老年人占全国人口的 10%，已迈入老龄化阶段。进入 21 世纪后，人口老龄化速度极速加快，老龄人口总量世界第一和老龄化增速世界第一。面对加速而来的老龄化社会问题，浙大一院老年医学科护理团队始终坚持"以人为本，天使情怀"的理念，加强护理学科的建设，持续深化优质护理，不断创新护理服务模式，积极推动"互联网 + 护理服务"，为老年人提供危重症救治、围手术期管理、慢病防控、安宁疗护等一体化照护。

老年医学科的前身是 1989 年浙大一院开设的干部病房，设有床位 56 张，分为内科、外科两个病区，护理工作在内科护士长陈彩花和外科护士长诸爱云共同管理下有序开展。

1994 年，蒋伟丽任干部病房护士长。她在原来科室发展理念和制度实施基础上，新增"干部保健护理服务理念"，全体护士随叫随到，让患者感受到家一般的温度。2002 年，王招娣护士长接任，将护理服务理念升华"以人为本，制度保障"，以患者为中心，以质量为核心，加强病房管理，形成了一支"来之能战，战之能胜"的护理团队。

2007 年，科室扩大至三层，床位增到 90 张。随着患者数量增多，高龄老人、急危重症老人，老年手术患者人数随之增加，医院建立国内首创的老年重病室，拥有人工呼吸机、有创血流动力学监护系统、床边纤维支气管镜等先进仪器。培养了一支业务精湛的老年护理团队。曾经有一位 102 岁的施奶奶，因"突发恶心呕吐"入院，入科后予床边心电图检查，提示：急性心肌梗死。经过老年综合评估和多学科团队会诊，与家属充分沟通，决定药物保守治疗。凌晨突然出现烦躁、肢体冰冷、出现呼吸困难等症状，心电监护仪开始频繁报警，护士第一时间发现并识别出血流动力学不稳定、病情正在快速进展，果不其然，心电图和各项化验结果提示心肌梗死面积扩大合并心律失常、急性心衰，死神正一步步逼近，此时的当班医生、护士也正在紧张有序地实施抢救，立即建立有效的静脉通路，最精细化的容量复苏，最精准化的护理评估，还不忘对施奶奶及其家属进行安慰和鼓励。凌晨 3 点，烦躁的施奶奶终于睡了，一切再次恢复平静。时间就是生命，护士们一系列动作迅速而有条不紊，成功挽救了老人的生命，老人最终康复出院。

2014 年，在干部病房的基础上正式成立老年病科，成为首批国家临床重点专科，床位增至 174 张，以老年综合评估技术为切入点，通过多学科协作共同干预的个体化照护，最大限度地维持和恢复老年群体的功能状态，提高他们的生活质量。同时，护理团队得到迅速发展，又相继增加韩毛毛、程丽娟、羊炜霞、周春霞、吴坤等护士长。运用科学的管理观、人才观、发展观，学习科学管理和系统的思维，形成了一支具备丰富的理论知识，扎实的操作技能，优质的服务态度，专业有温度的护理团队，为患者提供全人全程系统化的优质护理。

2016 年，杭州迎来 G20 峰会，老年病科作为 G20 保障病房，又迎来了一次重大的挑战。在就医环境、管理、服务、硬件设备等诸多方面进行系统提升优化；老年病科王招娣科护士长带领程丽娟、周春霞护士长以及其他保障护士 24 小时轮岗，为应急医疗做好万全准备；羊炜霞护士长带领医疗保障队员到峰会现场进行应急保障；护士们以敬业的精神、专业的技术、人性的服务圆满完成了应急保障任务，获得国际友人的一致好评。

2017年，为实现专家会诊及临床、科研、教学等老年医疗资源共享，"浙一互联网＋老年健康管理中心"正式上线。同期，科室推出了互联网＋护理服务新模式，至今已有5位护理专家，开展老年综合评估、网络答疑、远程会诊、授课、出院患者随访、进行营养、气道管理等项目。成功搭建医院之间、医患之间的线上沟通桥梁。实现了院内外健康数据的无缝连接，使患者享受到更便捷、更暖心的护理服务。

秉持不忘初心，砥砺前行的态度，坚守老年科室服务至上，精益求精的理念，围绕老年病科"三驾马车"——老年综合评估、老年综合征治疗以及多学科团队专业共建，老年病科医护团队解决了一个又一个困难，取得了一次又一次成绩。随着社会发展，人类寿命延长，高龄、超高龄老人愈发常见，高龄老人身体功能退化，可表现为吞咽功能障碍，从而导致老年医学科常见疾病——吸入性肺炎。王招娣科护士长带领老年病科护理团队采用循证方法解决临床问题，分别于2015年、2018年申请卫生厅项目"基于循证构建老年吞咽困难患者误吸预防策略"和"感官刺激疗法对老年吞咽障碍患者康复的效果评价"。与此同时，在老年病科科主任杨云梅的带领下，医护团队多次论证设计改进，发明出"一种辅助吞咽的人工喉装置"，并获得国家发明专利，目前该项目正在临床转化中。

预防跌倒一直是老年护理的重中之重。经全科护理团队的密切观察、反复思考和综合分析，在床栏上设计安装"安全提醒铃铛"，老年患者在下床需要帮扶时，护士可以及时提供帮助；设计"安全绳"佩戴在老年患者和陪护人员的手腕；设计轮椅上的"天使绑带"，预防老年患者从轮椅上跌落等。在"预防老年患者跌倒"的问题上，护理团队积极探索预防老年患者跌倒的最佳方案，包括跌倒风险评估、跌倒风险预测方案、跌倒后的及时应急处理等。2018年，王招娣科护士长作为负责人参与"十三五"国家重点研发项目"老年人跌倒预警干预防护技术及产品研发"。2020年，老年病科引入浙江省首个"老年人肌少症与跌倒风险综合评估系统"，用于评估老年人健康状况、诊断肌肉衰减程度、评估跌倒风险。

2020年，老年病科更名为老年医学科，揭示着浙大一院老年病防治进入一个新纪元。"而立之年"的老年医学科形成了集预防、保健、诊断、治疗、康复为一体的综合性科室，成功创建了国家临床重点专科，先后与 17 家地方医院老年病科建立协作关系，与 8 家社区医院初步建成网络信息共享示范基地，牵头组建包括浙江省内 70 家单位的老年医学科专科联盟。首批全国老年医学人才培训基地和首批浙江省老年护理专科护士培训基地落户浙大一院老年医学科，覆盖了新疆、安徽、江西等多个省份，开启了老年护理专科培训的新里程。

　　随着医院的发展，科室规模也逐步从 1 间病房扩展至三大院区（总部一期、庆春院区、城站院区）的 5 个病房，老年护理团队已经成为一支基础护理扎实、专科护理精细、人文关怀温暖、学科建设优质的护理团队。

　　截至 2022 年 6 月，老年护理主持厅局级课题 13 项、主参厅局级课题 8 项，合计课题经费超 83 万，成功获批授权国家实用新型专利 34 项、发明专利 1 项，发表论文 50 余篇，其中 SCI 收录论文 6 篇，核心以上论文 16 篇，参与制定老年肌少症口服营养补充中国专家共识 2020、老年人衰弱预防中国专家共识 2022 以及老年人跌倒风险综合评估规范团队标准，参编《老年疾病护理学》《老年人居家照护指导手册》《中国老年医疗照护技能篇（常见疾病和老年综合征）》等图书。

傲雪凌霜 水落云起

——泌尿外科护理史

七十年春秋翻页，作为国内最早创立的泌尿外科之一，经过几代泌尿外科学专家的励精为治，革故鼎新，浙大一院泌尿外科已经成为全国泌尿外科专科的排头兵，稳居复旦版中国医院最佳专科声誉排行榜前十位，在学科建设、科研能力、科室管理等方面均获得斐然成绩。泌尿外科护理学科亦是如此，医疗团队的明灯指路，学科历史的积淀和传承，良师益友的从旁协助，是泌尿护理学科苗壮成长的富饶土壤。

砥砺奋进

1952 年，著名泌尿外科学专家王历耕教授在浙江医学院创立了泌尿外科学组，附属于大外科系统，开设泌尿外科病床 20 张，泌尿外科雏形初现。

1957 年，泌尿外科学组转入浙大一院，独立成科，床位增加至 50 张。自此，泌尿外科开启了蓬勃发展的新纪元。与科室发展同步的是工作量的增加。泌尿外科护士沈桔娟回忆说，刚开科时虽然病种单一，但护士人数较少，夜班是通宵的，虽然是以男性患者为主的病房，但年轻的女护士们却担任了许多生活护理的工作。对此，曾担任科室副主任的浙江医科大学（浙江大学医学院前身）前校长陈昭典教授首肯心折，谈起首任护士长王开正亲自为孤寡老人洗脚、剪趾甲的场景，依旧动容。

20 世纪五六十年代的中国，处于百废待兴、物资匮乏的时代，精密的医疗器材尤为珍贵。

1962 年，浙大一院成立了膀胱镜室，科室购入一台膀胱镜，也是当时浙江省唯一的一台膀胱镜，需满足浙江省内各地患者就诊需要。护士陈银珠负责管理这台膀胱镜，在清洗、消毒、使用过程中都小心翼翼，像爱护眼睛一般爱护着膀胱镜设备，好好爱护膀胱镜成为泌尿外科医护人员传承的"家风"。

20 世纪 60 年代，为贯彻毛主席"六·二六"指示，卫生部组织医护人员"下乡"诊治，解决长期以来农村"一无医二无药"的困境，其中当然不会缺少泌尿护理人的身影，她们恪尽职守，离家半年也毫无怨言。

忠贞职守，艰苦朴素，克己奉公，战士般前赴后继，是老一辈护理人的真实写照。

1973 年，泌尿外科成立血透室。第一台人工肾设备引进时，由于设备体积庞大，透析操作过程繁琐，需有专人负责管理，任务十分艰巨。护士徐敏勇挑重担，以一己之力维护设备、管理药品、配制透析液、配合医生操作，成为血透室正常运行至关重要的一员。

1977 年，泌尿外科开展肾移植术，设置无陪护的单间特护病房，护士们额外承担了环境消毒、生活护理的工作。那时候，由于浙江医科大学暂停招生，医疗人才紧缺，护士陈银珠、黄腊梅，因工作能力出类拔萃，接受组织培养，后经刻苦学习，转为医师，缓解了科室的医疗压力。

改革不息

改革开放的春风吹来了泌尿外科学科发展的春天，专业队伍壮大，国内影响力日渐提升，国际交流日益加强。血透和肾移植技术、男性生殖疑难手术、前列腺疾病电切治疗、冷冻治疗、泌尿结石内镜治疗、尿道成形治疗、膀胱全切治疗等诊疗技术日渐成熟。手术的多样化意味着患者数量快速增加，泌尿外科病区固定床位不足，常常需要加床，护士的辛勤工作和忘我付出，大大保障了患者围手术期的安全。

20 世纪 80 年代，泌尿外科开展经直肠前列腺穿刺术。当时尚未发展出 B 超引导下的经直肠前列腺穿刺术，都是由医生在病房内进行穿刺。护士负责穿刺包的消毒和物品准备工作，并在术中进行配合。

1984—1985 年，膀胱肿瘤、前列腺增生由开放手术过渡到电切术。由于新开展的电切技术还不够成熟，前列腺术后又容易出血，因此需要术后用灭菌水快速持续地冲洗膀胱，护士需要将 500 毫升的灭菌水密封瓶盖撬开，倒入容量仅有 1 升的容器内，后续还要不断添加以保证冲洗不间断。

1995 年，泌尿外科开展体外冲击波碎石术。为减轻碎石后的疼痛感，护士承担了疼痛管理的工作，对疼痛的患者进行评估、用药、安抚、观察，极大改善了患者的舒适度。

1997 年，泌尿外科开展阴茎可充胀假体植入术。术后患者阴茎处于半勃起状态，触碰后有剧痛，连盖被子也成了"奢望"，护理团队发明了"支被架"，解决了患者的实际问题。繁重的工作给护士们带来极大挑战，护士们每周只有单休，但也都不曾忘记每周的业务学习、工作总结。

船到中流浪更急，人到半山路更陡。医疗科研不断取得成绩，护理学科也需要跟上医疗的发展脚步。时任护士长王薇博士，高瞻远瞩，鉴往知来，她在任职期间，将科研思路运用到工作中，实行"微小服务，微笑服务"，护理质量不断提高。泌尿外科亦是较早利用 PDCA［Plan（计划）、Do（执行）、Check（检查）和 Act（处理）］循环开展持续质量改进的科室，从前的术前肠道准备，都是参照肛肠外科惯用的全肠道灌洗方法，需反复操作三次，而静脉肾盂造影检查前，则是口服番泻叶汤剂清肠，常引起患者腹痛不适。对此，王薇护士长带领护士们查阅文献，不断试验。将传统的全肠道灌洗改进为半量全肠道灌洗，再改进为复方聚乙二醇散剂口服，认真记录试验过程和遇到的问题，进行持续质量改进。这一变革，既减轻了患者的痛苦、减少了护士的工作量，也印证了 PDCA 用于临床护理质量管理的高效。

争做尖兵领雁

2000 年，伴随着新世纪的脚步，泌尿外科首创了英语晨交班模式，以英语交班、中文补充的方式，将专业医学英语应用于日常工作中，立足长远，高度重视英语学习在护理科研和发展中的重要地位。

临床救治的过程中，凶险的病例屡见不鲜，泌尿外科护士不断进行总结和讨论。曾经有一位肾切除的患者，在术后五天的凌晨时分突发心搏骤停导致死亡，

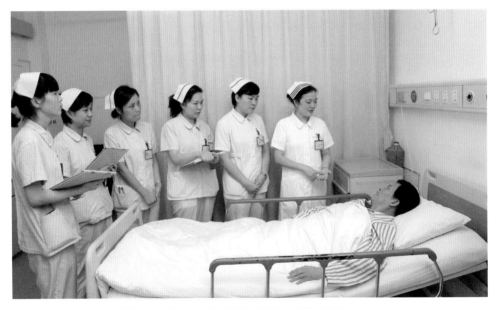

2012年护士长查房，右起依次为：王薇、何庆伟、戴韵、郑小红、罗洁、陈君

泌尿外科护理人以此为案例，在全科范围进行护理查房，展开充分讨论，使全科护士对静脉血栓的危害有了更深刻的认识，此后更加注重术后静脉血栓栓塞的预防护理。泌尿外科护理团队首创的危重病例护理查房，得到其他科室护士长的赞许。因此，危重病例护理查房得以在全院推广施行。

2005 年，浙江省医学会泌尿外科学分会护理学组成立，王薇担任组长。2006 年，中华医学会泌尿外科学分会成立护理学组（筹）。王薇作为护理学组副组长，将泌尿外科作为试验田，先行、先试、先探索，参与编写了第一版《留置导尿护理指南》等多中心研究的护理方案，最终该指南被推广至全国。王薇护士长荣获了首届 CUA 天使奖，她指导的博士研究生学位论文《前列腺癌根治术患者心理适应发展轨迹及预测因素的研究》获评全国首届优秀博士学位论文。2018 年，浙江省医学会男科学分会护理学组成立，由中国医师协会男科医师分会男性健康护理委员会副主任委员的何庆伟护士长担任学组组长；2020 年，她担任浙大一院泌尿外科学科护士长，整合学科力量，组建了泌尿外科护理教学、科研团队，基于循证、立足实践，进一步推动了泌尿外科护理的发展。随着泌尿外科进入微创时代，戴韵护士长在病房率先开展了达芬奇机器人腹腔镜前列腺癌手术患者全程创新管理，并将护理经验在浙江省推广。在院领导的关怀和一代代护士长的带领下，泌尿护理人开始致力于学术研究和护理创新，行远自迩，笃行不息，科研成果层出不穷。截至 2022 年 6 月，泌尿外科护理团队主持厅局级课题 10 项、参与厅局级课题 9 项，成功获批授权国家实用新型专利 10 项、发明专利 2 项，发表论文 30 余篇，其中 SCI 收录论文 6 篇，核心以上论文 9 篇；主编《男性健康护理管理专家共识》，参编《前列腺癌化疗全程管理临床护理手册》《急危重症护理学》《泌尿系肿瘤药物治疗学》《2014 版中国泌尿外科疾病诊断治疗指南》《内外科护理学》《临床护理指南丛书——泌尿外科护理手册》《护理技术操作程序与质量管理标准》。

人才培养方面，泌尿护理人积极承担英国皇家爱丁堡大学临床护生实习教育工作。2016 年，全国首家中欧泌尿外科护理联合培训中心落户浙大一院，开启了国际护理专科培训的新里程。同时，香港理工大学、台湾大学等学校护生也陆

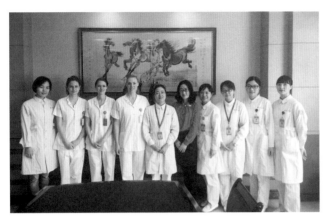

2015年，丹麦护生来浙大一院泌尿外科进行学术交流

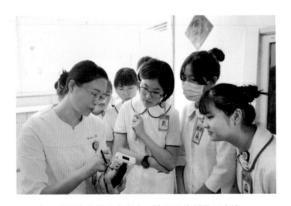

2018年，中国台湾护生来浙大一院泌尿外科见习交流

续进入浙大一院泌尿外科进行临床实习。

　　创科至今，泌尿外科医护励精图治，在历任护士长苏雪静、王开正、林秀莲、诸爱云、章鉴玲、王薇、何庆伟、戴韵、郑小红、罗洁、朱柯平、邱莺红、陈敏娜、羊炜霞的带领下，泌尿护理人踔厉奋发，不断前行。随着医疗技术和学科的蓬勃发展，病房规模也不断扩大，2003年扩大为2个病区，2004年之后增至5个病区，截至2022年6月扩大至三大院区7个病区共计264张床位。

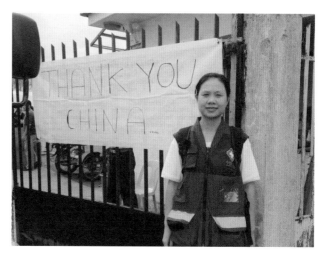

2013年，护士长罗洁赴菲律宾进行医疗援助

对外援助

在重大公共卫生事件救助中，泌尿外科护士也承担着举足轻重的作用。

2013年11月，菲律宾遭受海啸重创，护士长罗洁主动报名参加浙江援菲应急医疗队，奔赴菲律宾开展救治工作，最终圆满完成任务。

2020年2月，新冠肺炎疫情在武汉大规模暴发，护士徐灿灿、谭美芳、吴蜜蜜参加浙江援鄂医疗队，在武汉进行抗疫工作。在浙大一院新冠隔离病房工作的护士长郑建红和护士邱莺红、王妮、方晓婷、吴玉丹等人，也在与时间赛跑，与病毒搏击。灾难面前，泌尿护理人无不是"舍一己安危，守一方安康"，以"巾帼"力量，为人民筑起一道道健康防线。

时间不会停止，脚步也不会停滞。泌尿外科护理团队必将充分发挥学科优势，着眼国际先进水准，以护理科研推动临床实践，全面推进协同发展，在临床护理质量、科研创新、人才培养等方面，走出自己的可持续发展之路。

镜善镜美 镜无止镜
——内镜中心护理史

消化内镜护理发展史

1879 年，内镜技术开始应用于临床。柏林泌尿外科医生马克希米连·尼采（Maximilian Nitz）发明了膀胱镜，波兰外科医生约翰内斯·冯·米库里茨 – 拉德基（Johannes von Mikulicz-Radecki）设计出直管胃镜，内镜技术逐渐渗透到医学各个领域，形成了一门跨学科的医学科学——内镜学。特别是在消化系统领域，消化内镜技术改变了传统外科手术的单一治疗模式，在许多疾病的诊断治疗方面发挥举足轻重的作用。

内镜技术应用范畴的扩展，医学模式的转变，推动了内镜护理这门学科的发展。从最初简单的内镜检查协助到目前高难度的微创治疗手术配合，给护士的工作带来了新的挑战。而内镜及附件的清洗消毒、维护保养和操作成为内镜技术攻坚克难道路上的重要保障，也是一直以来世界卫生组织和医院感控专家所关注的重点。从 1987 年开始，世界各国卫生组织就相继出台了有关内镜清洗消毒的规范与指南；2004 年、2016 年我国也陆续出台了《内镜清洗消毒操作技术规范》，使得国内内镜清洗消毒技术操作实现了质的飞跃。

镜由新生　雏形初现

1962 年，黄怀德、彭清壁等医师开创了浙大一院消化内镜的历史先河，率先开展浙江省最早的硬式胃镜、纤维照相胃镜检查和腹腔镜检查，为消化内镜中心的成立奠定了基础。20 世纪 70 年代初，浙大一院胃镜室正式成立。1973 年，胃镜室首次实现纤维胃镜、纤维结肠镜检查。之后浙大一院内镜诊疗技术得到快速发展，20 世纪 90 年代，胃镜室先后开展了内镜下取异物、息肉摘除术、狭窄扩张术、内镜直视下支架置入术、消化道内镜止血等。与技术发展同步的是护理工作量的增加，在李芷青、车惠黎、方英等内镜护理前辈的领导下，内镜护理人员致力于专业，深耕在临床，扮演着咨询者、协调者、教育者等多种角色。

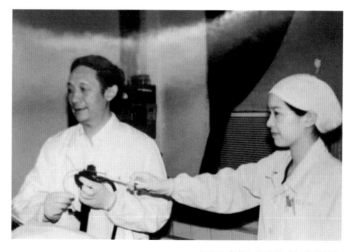

方英配合黄怀德院长进行内镜操作

开拓镜取，谱写历史

消化内镜中心对内镜技术的探索永无止境。2000年，在浙江省率先开展超声内镜和放大肠镜检查，在胃肠道黏膜下和邻近脏器病变的诊断上取得突破性进展，实现了利用放大肠镜检查对结肠黏膜微小病变的鉴别。

2003—2013年，浙大一院消化内镜中心在浙江省率先开展了胶囊内镜检查、超声内镜引导下穿刺术、经鼻内镜检查和双气囊小肠镜检查，实现了全消化道检查无盲区，同时开展了主要用于早期消化道肿瘤，消化道间质瘤、平滑肌瘤等内镜下黏膜剥离术（endoscopic submucosal dissection，ESD）/内镜下黏膜切除术（endoscopic mucosal resection，EMR）治疗、贲门失弛缓症内镜下括约肌切开术（peroral endoscopic myotomy，POEM）治疗、经隧道食管黏膜下肿瘤切除术（submucosal tunneling endoscopic resection, STER）及激光共聚焦内镜检查和内镜窄带成像术（narrow band imaging，NBI）放大内镜检查。

砥砺前行的十几年是消化内科的技术发展史，也是护理队伍的专业进化史。目前，庆春院区、余杭院区、之江院区、城站院区内镜中心诊疗建筑面积共达6000m²，年工作量已超20万例。共有护理人员50名，先后由方英、顾青、王燕、吴忱姣担任护士长。

首任护士长方英，是整个内镜护理专业的佼佼者。

方英于1987年开始到内镜室工作，身兼数职，钻研技术的同时还监管进修护士的带教工作，甘于奉献，力争提高国内内镜护理的学术水平。2002—2013年担任内镜室护士长，制订完善的培养计划，充分挖掘护士的潜力；思考和总结国外内镜护理的先进理念，联合国内内镜护理专家们的力量，一起推动内镜护理事业的发展。方英护士长将当时全国内镜专业的护理同仁召集起来，在浙江省举办了全国第一个内镜护理继续教育学习班，建立了属于内镜护理自己的学术平台，供全国的内镜护理同仁相互切磋与交流。同时，帮助指导各省组建地方性的内镜护理专委会或学组，在国内搭建起一个个内镜护理学习平台。在她的不懈努力下，2013年11月第一届浙江省内镜护理专业委员会在杭州成立，方英任主任委员，顾青任秘书。

从 2002 年开始，方英护士长对消化道内镜清洗消毒操作技术进行了相关的系列研究，总结了我国内镜清洗消毒护理技术操作中所存在的一些普遍问题和缺陷，有针对性地提出并应用了多项合理化的策略与操作技术，以确保内镜清洗消毒中的质量与监控，为规范临床内镜清洗消毒操作进一步提供了理论依据。2008年，在第九届北京国际感控论坛上，她的一篇报告《肠镜钳子管道内膜损伤造成清洗消毒失败的研究》让在场的专家耳目一新。

2008 年，由方英主编、全国消化内镜医师和护理专家共同编写的《实用内镜清洗消毒技术》一书正式出版；在她的指导下，内镜护理团队的研究项目《消化道内镜清洗消毒的系列研究》获 2009 年度浙江省科技进步成果三等奖、浙江省医药卫生科技创新奖三等奖、2011 年中华护理学会科技进步三等奖。方英护士长是老一辈内镜护理人的代表，是当今内镜护理人学习的榜样。

镜善尽美　勇于创新

2000 年，浙江大学医学院附属第一医院成立消化内镜中心，是浙江省乃至全国专业学科最早建立且规模最大的内镜中心之一。其技术力量、学术影响及硬件设施均达到全国一流水平，目前是全国消化内镜医师培训基地、全国内镜清洗消毒操作技术培训基地、浙江省内镜护理专科护士培训基地（全国首家）、浙江省消化内镜质量控制中心。

在内镜护理的发展中，创新成果在不断转化。自 2014 年顾青担任护士长以来，她就对内镜洗消质量提出了更高的要求和标准。在顾青护士长带领的护理团队中，取得内镜清洗消毒合格证的操作人员比例高达 80%。她锐意进取，积极创新，主导发明了 10 余项实用新型专利。其中，"一种一次性内镜转运袋"与"一种内镜电子带锁含正压传递窗装置"已完成专利转化，现已有全国 12 家医院使用。对于内镜中心布局设计她更是独具创意，承担庆春院区、余杭院区、之江院区、城站院区四个院区内镜中心新建和改建的图纸设计与基建工作，率先提出内镜中

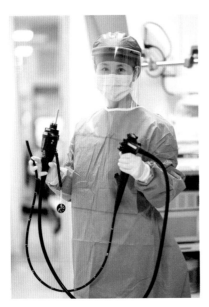

顾青护士长示范内镜再处理操作

心的隔断分区模式布局理念，通过气溶胶及菌落计数的测定来证实其降低院内感染的有效性，是全省乃至全国内镜中心的设计标杆。

2018年12月，浙大一院成功获批浙江省内镜护理专科护士培训基地，成为全国第一个内镜护理培训基地，为内镜护理专科培训提供了更为专业的平台。

创新之道，唯在得人。护理团队在内镜清洗消毒技术研究及学术创新方面硕果累累，在国内乃至国际上均有一定的影响力。多次成功举办国家级及省级继续教育项目，培训学员超5000名。作为美国鲁沃夫公司（中国地区）与中华医学会消化内镜学分会合作项目以及内镜清洗消毒培训示范基地，共完成培训42期，来自全国各地的学员达2000余人次，得到培训师资及学员的一致好评。消化内镜中心护理团队制定的内镜清洗消毒操作考核评分表也被全国多家医院引用，团队成员受邀在国内外专业学术会议上进行多次专题授课演讲。

在科研创新方面，浙大一院消化内镜护理团队在全国的内镜护理界起到了领头羊的作用，除了已获的科研成绩外，继续发扬敢为人先、开拓创新的精神，研究项目"EUS对消化道黏膜下病变的诊治价值研究"获浙江省医药卫生科技奖一等奖、浙江省科学技术进步二等奖。消化内镜中心护理团队在国内外一、二级期刊上共发表相关论文 40 余篇，其中 SCI 收录 7 篇。

镜心镜力　大爱无疆

新冠肺炎疫情暴发以来，内镜中心医护人员多次逆行而上，奔赴抗疫前线。护士吴昕主动申请进入新冠确诊患者 ICU 病房并兼职内镜操作护士双重工作，配合完成危重症新冠患者空肠营养管置入术 20 次；护士陈祥、杨兴星奔赴一线，参与新冠肺炎患者内镜下治疗；与此同时，护士应华杰配合医生对新冠肺炎患者行内镜逆行胰胆管造影术操作；护士王杭芳进入新冠患者隔离病房，配合操作医生，为老年新冠肺炎危重患者（左主支气管血块堵塞引起左全肺不张）行支气管镜治疗。内镜护理人能够在危急时刻挺身而出，展示出大道致远、担当奉献的精神。

呼吸内镜护理发展史

1974 年，引进支气管镜检查，成为浙江省首家开展支气管镜检查的医院；同时开展了毛刷涂片脱落细胞学检查，为肺癌、支气管肺部疾病的诊断与治疗研究提供有力的手段。

1983 年，肺科王一丁、刘敬东、刘银、黄文礼参与编写全国第一本《纤维支气管镜图谱》，纤维支气管镜术吸引全国各地医护人员前来学习进修，其中也包括钟南山院士。

1991 年，肺科改称呼吸内科，除病房及专科门诊之外，还配备有呼吸重症监护室、支气管镜室、肺功能室、睡眠呼吸监测室、支气管哮喘诊疗中心、肺癌诊治中心及呼吸实验室，由刘敬东教授担任科主任。

1998 年，支气管镜室有了飞跃式的发展，引进了电子支气管镜，并开发了一套图像处理系统。

2000 年，浙大一院设立第一位支气管镜室专岗护士。在护士长沈丽娜的带领下，支气管镜室除了经支气管镜取异物、肺活检、肺泡灌洗、防污染毛刷取样等常规工作，还开展了经支气管镜气道支架置入、激光、冷冻、支气管镜下氩离子凝固术（argon plasma coagulation，APC）等经支气管镜介入治疗。支气管镜的清洗消毒工作也由原来的手工操作逐步走向全自动机械化，大大提高了支气管镜清洗消毒的效率。

2009 年，随着工作量的增加，支气管镜室的专岗护士由 1 人发展为 2 人，2010 年达 3 人。专岗护士人数的增加，有助于开展更多的临床项目。

2013 年，支气管镜室开展了胸腔镜检查术，并在浙江省率先开展凸阵及径向超声支气管镜联合虚拟导航检查。

2015 年，支气管镜室开展支气管镜下热成形术；同年，与麻醉科协同常规开展无痛下呼吸介入诊断及治疗。这一年支气管镜室的专岗护士达到 4 人。

2019 年，经护理部主任王华芬系统梳理后，支气管镜室由消化内镜中心护士长顾青统一管理，成为医院的平台管理护理单元。护理人员由原有的 3 人增至 5 人，支气管镜诊疗室由 1 个增至 3 个。

2019 年底，之江院区支气管镜室开张；2020 年底，余杭院区支气管镜室开张。

顾青护士长接管后，规范了支气管镜室的各项制度，带领团队不断学习，指导团队开展科研、教学工作，实现了支气管镜室科研项目上零的突破。2020 年，支气管镜室开展了硬质支气管镜检查和磁导航下肺活检技术，工作量也由原来的每年 4000 人次增长到现在的 14000 人次，居全省之首、全国前列。

膀胱内镜护理发展史

1952 年，著名泌尿外科学专家王历耕教授在浙江医学院创立了泌尿外科学组，附属于大外科系统。

1962 年，浙大一院成立了膀胱镜室，购入第一台膀胱镜，也是当时浙江省唯一的一台膀胱镜，还配有 X 光机，可独立完成逆行造影检查，满足浙江省内各地患者会诊需要。膀胱镜室在陈银珠、黄腊梅等医生，以及章鉴玲、陆静等护士的辛勤工作下稳步发展。

2000 年，膀胱镜室引进了电子膀胱软镜。软式膀胱镜镜体柔软，管径细，在膀胱内可弯曲，向上可弯曲 220°，向下可弯曲 90°，增大了观察范围，克服了硬性膀胱镜存在一定盲区的缺点，从一定程度上降低了疾病的漏诊率，也大大提高了患者的舒适度。

随着泌尿外科规模的不断扩大，2018 年 5 月膀胱镜室由原来的 1 间增至 4 间，不仅开展常规的膀胱镜检查，而且开展了膀胱软镜下置入双 J 管等新技术。年工作量也由原来的 5000 余例增至 15000 余例，同时还承担了三个院区的膀胱灌注工作。护理队伍也不断壮大，由原有的 1 人增至 3 人。

2019 年，由消化内镜中心顾青护士长统一管理。

行之有矩　思之无涯

——神经外科护理史

　　浙大一院神经外科成立于 1996 年 1 月，秉承"惟仁惟正、至精至诚"的科训，贯穿近 30 年的踔厉奋发，目前已发展成浙江省规模最大、水平最高的神经外科中心之一，是国家临床重点专科、浙江省首批神经内外科护理专科护士培训基地。

　　目前，神经外科在庆春院区、余杭院区、之江院区三个院区共设 5 个病区，核定床位 219 张。下设脑血管病中心、神经肿瘤中心、神经损伤和修复中心等九个亚专科诊治和研究中心。科室现有医护人员 150 余名，年门诊量超 22000 人次，年收住患者超 4200 例，年手术患者超 3700 例。

　　1993 年 6 月，浙大一院开始筹建神经外科。

　　1995 年 5 月，为了同步筹建护理单元，经护理部的遴选，在肝胆外科工作的冯志仙护士赴浙大二院进修；同年 9 月，赴复旦大学附属华山医院神经外科进修，师从任学芳护士长（后任复旦大学附属华山医院护理部副主任）。

　　1995 年 11 月，冯志仙护士结束进修返院，负责神经外科

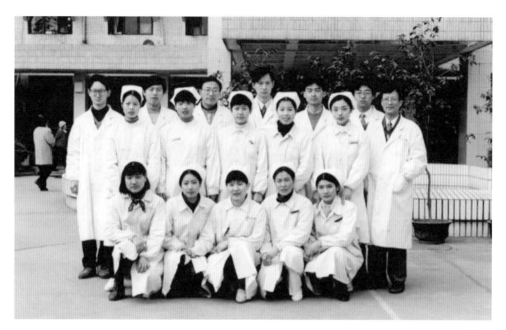

科室早期合影

护理组的筹建。医院还委派林君、许骁玮、陈丽娟、陈叶红等护士赴浙大二院进修。完成进修后，参与组建神经外科护理组。由于当时神经外科病房还未正式成立，急诊收治的神经外科患者床位临时设置在当时的综合病房 5-1A，正式收治的第一名患者是一位脑出血的女士。

1996 年 1 月，浙大一院神经外科正式成立，詹仁雅任科室主任，徐世君任护士长，聘请原浙江医科大学党委书记、著名神经外科专家吕世亭教授，指导科室工作。成立之初，科室核定床位 10 张，护士 11 名。借用 5-1A 综合病房的床位空间，在徐世君护士长的指导和管理下，具体由冯志仙护士负责神经外科患者组的护理规范建设和专科护理。

1996 年 5 月，徐世君护士长调往感染科，冯志仙护士暂代护士长职务，开始全面负责神经外科护理管理工作。

1997 年 7 月，科室核定床位数增至 15 张，设立神经外科实验室。医院正式任命冯志仙护士为神经外科护士长。

2002 年 6 月，科室核定床位数增至 33 张，建立神经外科独立病区并设立神经外科重症监护病房。

2008 年 10 月 25 日，浙大一院王忠诚神经外科中心成立，同时成立中心学术委员会，聘请王忠诚院士任中心学术委员会主任。科室规模发展至 3 个病区，包括颅脑创伤病区、脑血管疾病病区、脑肿瘤及脊柱脊髓神经外科病区，核定床位 110 张。

科室扩展之初，一个病区升级为 3 个，规模扩大了 3 倍。随着床位的与日俱增，需要配置更多的护理人员，于是护理部抽调了一些在各科表现优秀的护理人员加入神经外科的大家庭，为神经外科的发展增添了新的活力。

随之而来的问题是，如何在保证患者安全的前提下，快速提升大家的专科护理能力。根据医院制度和护理部管理具体要求，结合神经外科护理特点，冯志仙护士长带领护理团队建章立制，在文献的基础上结合临床实践，不停完善神经外科护理常规和各专科疾病护理标准，定期组织疾病护理查房和技能考核，做实基础护理、做精专科护理，注重患者安全管理和护理团队建设，持续质量改进。

2010 年 7 月，童晓飞任神经外科副护士长。同年 8 月，冯志仙护士长出任浙大一院护理部副主任。

此后，先后有童晓飞、方敏玮、王萍、方文超、王倩、蒋蓓担任神经外科正副护士长。

近三十载寒暑，我们这支理论扎实、技能精湛的护理团队日益壮大。现有护理人员 103 名，其中取得专科护士资格认证的有 3 名。

护理建树

随着全球疾病谱的改变，神经系统疾病的发病率和患病率逐年上升，呈年轻化趋势。2019 年，*The Lancet Neurology* 宣称，在全球范围内，神经系统疾病是首位致残因素和第二大死亡原因（约九百万人），严重危害人类健康。而中国是神经系统疾病负担最重的国家之一。神经系统患者具有发病急、病情重、预后差的特点，急性期的救治和后期康复给家庭和社会带来巨大负担。国家卫健委印发的《全国护理事业发展规划（2021—2025年）》中提出了"十四五"期间主要的工作任务包括"继续发展专科护士队伍，提高专科护理水平"，强调选择部分临床急需、相对成熟的专科护理领域，逐步发展专科护士队伍。浙大一院神经外科积极响应国家号召，结合自身学科优势和学科特色，积极申报神经内外科护理专科护士培训基地。

神经外科护理学科涵盖了以下八大特色：基于多学科协作模式下的脑卒中急救一体化护理；基于AIS-APS（急性缺血性卒中相关肺炎风险评分，acute ischemic stroke-associated pneumonia score）和ICH-APS（自发性脑出血相关肺炎评分，intra cerebral hemorrhage-associated pneumonia score）评分预测模型预防卒中相关性肺炎；基于循证构建脑卒中护理敏感性指标，为护理质量评价提供依据；基于ERAS理念，构建神经外科围术期患者综合管理策略；基于内外科联合诊治下难治性癫痫患者的精准护理；基于云平台的脑卒中智能随访体系，进行个案管理，打造卒中延续护理大平台；还包括急危重症患者的精细化管理以及护康研一体化模式下实施超早期康复策略等，均获得良好成效。

2021年初，浙大一院成功通过审批，成为浙江省首批神经内外科护理专科护士培训基地。此后，科室制订了整体标准培训计划，建立了神经内外科护理相关的资质认证体系，完善了神经内外科护士核心能力评价指标，力求培养出高素质、专业性强神经内外科专科护士。

护理辐射

随着神经外科疾病诊断技术及治疗措施的快速发展，神经外科患者的数量明显增加，护理在神经外科疾病治疗和康复中的作用日益凸显，这也给神经外科护理工作带来了新的挑战。

2018 年 11 月,为了传播专科护理的科学理念,团结神经外科护理同仁,浙江省医学会神经外科学分会护理学组应运而生,童晓飞护士长担任护理学组组长。护理学组的成立旨在提供一个加强和推动各单位间合作交流的平台,达到相互学习、资源共享、共同提高的目的。护理学会聚合了多种护理医学资源,以开阔互助的精神满足各位护理专家交流学习的需求,以科研论文分享、专科知识讲演等方式将不同的护理见解交融于一处,力促在互动交流中提升护理水平。

护士长童晓飞、王萍、王倩多次前往浙江省内各个定点帮扶医院(北仑区人民医院、衢州市人民医院、象山县第一人民医院、三门县人民医院)进行神经外科相关专科护理工作的指导、交流,传递浙一护理精髓,提升专科护理服务能力和护理管理能力,也获得大家的一致好评和认可。

浙大一院神经外科作为浙江省首批神经内外科护理专科护士培训基地,不乏全国各地前来进修学习的护理同仁,几年间进修护士达 60 余人,彼此在交流学习的过程中立足于临床工作,取长补短,争取共同提高理论水平和业务技术能力。

护理使命

新时代的发展下,护理工作不再单单是在医院环境中针对患者的健康管理,更应该放眼于社会,服务大众,以守护人类健康为使命。

2013 年 11 月,菲律宾发生海啸,受灾人数近千万,王萍主管护师参加援助菲律宾国家医疗队,前往菲律宾进行医疗援助。

2020 年 2 月,新冠肺炎疫情在武汉大规模暴发,王倩、蒋蓓主管护师驰援武汉。张丹营、王菊主管护师积极投身浙大一院新冠隔离病房,参与本土新冠感染患者的护理。

2022 年 1 月起,浙江省内、省外多地多点发生本土疫情,核酸采样任务繁重。吴玫、赵平、汪欣、柯梦雅、姚亮芸、程丹、周蓉、姚淑洁、王雪、李美琪、唐佳宜护士先后加入医院组建的核酸采样队前往上虞和上海等地开展核酸采样工作。

2022 年 4 月初，上海新冠疫情防控形势严峻，日增感染人数达到了数千例。在上级有关部门的统一部署下，浙大一院作为牵头单位紧急组建浙江援沪方舱医院医疗队二队,童笑颜和钱孙程护师主动报名加入医疗队奔赴上海临港方舱医院。

这是浙一护理神外人，也是浙一护理人的缩影。

以卓越的医疗品质促进人类健康，这是我们的使命和不懈的追求。

劫劫长存　肾生不息

——肾脏病中心护理史

踏破璀璨的历史，瞭望星辉里斑驳的流光，历史的绘图，从来就不是一个人的山水，灿烂的颜色之下，是千万人的落笔，才让这尺画卷变得美轮美奂。

而肾脏病中心的历史，一笔一墨，一点一滴，亦是千百人一起执笔才写到今天。

一池净水

1974 年，浙大一院成立泌尿外科透析室，主要成员有医生朱琼、护士徐敏、工程师朱立中，主要开展慢性肾衰竭尿毒症的透析治疗。

1981 年，内科肾病专业小组成立，成为浙江省最早成立的肾脏病专业组，也是浙江省医学会肾脏病分会筹建负责单位之一；同年，开展了第一例肾穿刺活检。

1984 年 8 月，血液透析室成立，搬入 3 号楼专科大楼 1 楼，并完成科室建制，主任朱琮，医师陈江华、王逸民、叶有新，护士长徐敏，护士顾亚琴、陈水云、鲁佩君等，工程师朱立中、吴兔荣，共有人工肾血透机8台，专科病床4张，专科手术室1间。

1985年6月，首例急性重型肝炎肝昏迷患者经床边血液净化方法治疗获得痊愈；之后，通过与传染病科合作进一步推动了急性重型肝炎的血液净化治疗，取得了显著的临床疗效。

1991年5月，血液透析室正式更名血液透析中心。

1993年11月，成立肾移植血液净化中心，陈水云任护士长，朱丽亚任副护士长，医、护、技工作人员共32名，透析机20台，专科病床12张。

1996年，蔡秋琴任病区护理组长。

1996年，袁静任血液透析组护理组长。

1999年，肾移植血液净化中心被评为"浙江省青年文明号"单位。

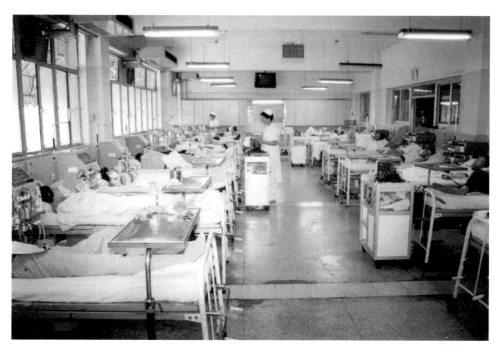

1997年血液净化中心

2000 年 7 月，肾移植血液净化中心和内科肾病病房合并成立肾脏病中心。至此，浙大一院肾脏病中心成为国内最早开展肾脏病一体化治疗的中心。中心下设肾移植病区（3 号楼 7 楼）、肾病病区含腹膜透析（3 号 5 楼）和血液净化治疗区（3 号 1 楼、2 楼）、肾脏病实验室和肾病门诊。朱丽亚任肾病病区护士长，袁静担任血液净化治疗区护士长，蔡秋琴担任肾移植病区护士长。

肾脏病中心成立后学科优势和规模效应显现，就诊患者不断增加。为顺应学科发展，2001 年 5 月增加 37 张病床和 1 个腹膜透析治疗室，新增肾脏病中心综合病区（10 号 5 楼），殷晓红调入中心并任护士长。

2002 年，叶慧娟任肾病病区护士长，整个肾脏病中心床位数达到 128 张，血透机 54 台，开展三班透析，连续性血液净化机（continuous renal replacement therapy，CRRT）及多功能血液净化机 8 台。同年，陈江华主任引进亚洲第一台管路热消毒水机，并在国内首次建立使用浓缩液集中供液，实现了血液透析患者的超纯透析治疗，改善了透析患者的微炎症状态，提高了尿毒症患者的透析质量。

2005 年，浙大一院合并杭州铁路中心医院，成立浙大一院城站院区，并将城站院区血透室整合到肾脏病中心。

2007 年 3 月，肾脏病中心被评为浙大一院首个"全国青年文明号"；4 月，成为浙江省医学重点学科（肾脏病学）；5 月，浙江省血液透析质量控制中心成立，挂靠本学科，陈江华任主任，何强、张萍、袁静任副主任；7 月，肾脏病中心整体搬入新大楼六号楼，床位总数 122 张，血透机 126 台，CRRT 及多功能血液净化机 12 台，硬件设施达到国内一流。同时城站院区血透室改建，有病床 18 张，血透机 12 台。

2020—2021 年，肾脏病中心相继开展了之江院区和余杭院区的工作。肾脏病中心配备了肾脏移植、血液净化、腹膜透析、肾病病区和肾脏病实验室，拥有床位 193 张，血液净化治疗机 258 台，CRRT 机器 81 台，ICU 内固定 5008S 机器 16 台，多功能血液净化仪 4 台，血液灌流机 6 台。

肾脏病中心成立后，学科优势明显增强，学科带头人和学术骨干在学术界的影响力也不断提高。截至 2022 年 3 月，肾脏病中心共有医、护和工程技术人员

508 名，袁静为护理学科带头人。

浙大一院肾脏病中心是国内最早开展肾脏穿刺、血液透析、腹膜透析、肾脏移植、血浆置换、免疫吸附和连续性肾脏替代治疗技术的单位之一，也是目前全球最大的肾脏病一体化诊治中心之一。

心外繁花心内开

1984 年，浙大一院血透室建立之初，为方便医生进行内瘘手术，建立了自己的手术室，由血透室的护理人员协同医生一起完成相关的工作；同年，血透室开展了连续性血液净化治疗技术，护理人员同时掌握血液透析和连续性血液净化两项技术。而手术室，也从当时的临时场地发展成现今的 4 间日间手术室，每日内瘘手术量可达 25 ～ 35 例。

1996 年开始，袁静组长自主创新研发将输液器连接至血路管上进行预冲，解决了原来用 16 号针头连接预冲带来的感染及预冲液滴入机器的问题，这在当时解决患者透析相关性感染问题上起到了关键性的作用。同年，在没有 CRRT 专用机的情况下，袁静组长请朱立中工程师将废弃的一款透析机（AK-10）进行改装，比单泵进行 CRRT 治疗增加了静脉压、空气等监测，并配备两台电子秤用于 CRRT 治疗的容量管理，降低了 CRRT 治疗所带来的潜在安全风险。

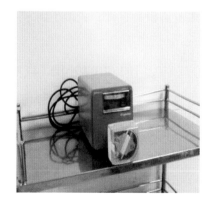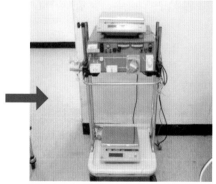

CRRT机器最早的雏形

2000 年，浙大一院肾脏病中心血液透析患者突破 1 万人次，创造了本院历史纪录。肾脏病中心的成立，让早、中、晚期肾脏病患者得到合理规范的治疗，实现了肾脏病一体化治疗理念的临床实践。袁静护士长还建议在原血路管泵管前端增加一个预冲管，免去了用输液器连接的问题。这一建议既解决了大量耗材的问题，又解决了预充管路易被污染的问题。袁静还率先实施透析两班间的清场，保证充分的治疗间隔用于环境设备消毒，为患者提供安全舒适的透析环境。

2004 年 10 月，浙大一院肾脏病中心在杭州承办了全国肾脏病学术年会，稳固了浙大一院肾脏病中心在全国的学术地位，扩大了学科影响力。同年，通过评审，成为浙江省医学重点学科——肾脏病学、浙江省中西医结合肾脏病重点学科。

2007 年，浙大一院肾脏病中心率先在全国开展透析分机分区治疗，将整个中心治疗区分为三个区域，即观察透析治疗区、隔离透析治疗区、普通透析治疗区，后又增设了呼吸道透析治疗区。实现分区以来，从患者分机分区治疗，到护士定点定区护理，降低了甲肝、乙肝、丙肝、艾滋、梅毒、新冠肺炎等交叉感染的风险，实现血透中心内无一例感染传播事件发生。

2008 年，袁静设计了带"Y"形废液袋的血路管，彻底解决了预冲时潜在感染问题。同期，她还设计了血液透析上下机的护理包，简化了工作流程，预防了上下机操作时潜在感染问题。该设计也获得了国家实用新型发明专利，得到成功转化，沿用至今并推广至全国各地区。

2010 年，袁静护士长把血液透析感控工作的经验写入《2010 版血液透析标准操作规程》中。同年，肾脏病中心设计了血液透析套管针，获得了国家发明专利，并进行了成果转化，

2013 年，禽流感疫情暴发，肾脏病中心成立专门的 CRRT 小组，应对突如其来的疫情。

2019 年，袁静护士长把反渗水接至 ICU 应用 5008S 机进行 CRRT 治疗器，可以连续不间断 24 小时治疗的血液净化（hemodialysis，HD）、血液滤过（hemofiltration，HF）、血液透析滤过（hemodiafiltration，HDF），既为患者节约了治疗费用、降低了感染风险，也简化了护士的工作流程，同时降低了医院的

耗材使用量占科室总使用的百分比。

研究发现，截至 2020 年，浙大一院肾脏病中心血液透析患者的营养状况和生活质量大部分已能达到正常人的水平，血液透析患者的社会回归率达到了83.56%。

2020 年初，新冠病毒肺炎疫情来势汹汹，由王微娜护士长带领的血透护理团队率先在浙大一院之江院区展开抗疫工作，并迅速完成分机隔离、分区隔离，成立床旁持续性血液净化专组，完成护理人员的交接流程和专案制度，最大限度地保障了当时新冠患者的相关透析治疗。

根据浙江省卫健委的整体部署，2022 年 4 月 2 日，来自浙江省 56 家医院的84 名血透护士赶赴上海，接管同济大学附属东方医院、复旦大学附属中山医院、浦东医院三家医院的血透中心。浙大一院派出精兵强将：俞伟萍、张丽娜、余苑、林芳、项雪佳 5 名血液透析专科骨干护士。临床经验丰富的俞伟萍副护士临危受命，任浙江省援沪血液透析医疗队护理领队，同时任第一大组组长。

2022 年，在新冠疫情期间，因封控、管控的血液透析患者需要在定点区域进行单间隔离，应用循环透析液对他们进行连续性静脉血液透析（continuous veno-venous hemodialysis，CVVHD）治疗获得了理想的效果，也为患者节约了治疗费用。

杳杳岁寒

护理教育一直是肾脏病中心不曾懈怠的长路。

1974 年，血液透析室成立之初隶属于泌尿外科，从那时起就开始进行医师轮转、进修以及护士的培训教育。

2000 年，肾脏病中心成立后，相继开展护士培训计划，成立专门的培训小组，定期对护理人员进行教育、培训、考核等。2019 年，护士长袁静主编了《血液净化护理培训教程》《血液净化护理考试习题集》等图书。

2013 年，肾脏病血液净化中心成功申报了浙江省血液透析专科护士培训基

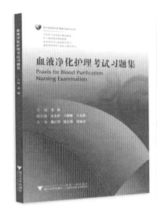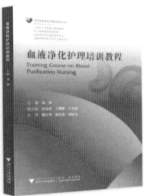

护士长袁静主编图书

地，并编辑了血液透析专科护士培训资料供 3 个基地使用。

2018 年，浙江省血液透析专科护士培训基地荣获"优秀基地"称号，袁静护士长获得"优秀师资"称号，俞伟萍、蔡根莲获得"优秀专科护士"的称号。

2020 年，作为浙江省唯一一家成功获批中华护理学会血液净化京外专科护士培训教育基地的单位，我们将操作流程及一些护理管理理念进行分享，影响了浙江省内、省外众多同行。同时，还通过会议授课、培训及进修培养，为各省份培养了大批优秀专科护理人员，大力推动了血液透析护理学科的发展。同年，成功申报浙江省腹膜透析护理专科护士培训基地、浙江省网络继教培训项目，并完成 3 年的招生培训。2021 年，浙江省网络继教项目被评为线上继续教育优质项目，并成功申报国家级继续教育项目。

千山万水寻来

2008 年，浙大一院来了一位特殊的患者丁晓晓（化名），因长期神经性膀胱炎导致肾衰竭并已进展为终末期尿毒症，开始了长期地维持性血液透析。

与其他患者相比，丁晓晓在透析过程中的依从性极差，透析不规律，饮食随意，无视医护人员无数次的提醒和软磨硬泡，我行我素。直到 2015 年，她在透析期间内非计划怀孕。

尿毒症的女性患者通常性功能和生育能力都会受到影响，不易受孕，即使怀孕，也容易流产或早产。而对于丁晓晓来说，长期的不规律透析让她体内毒素堆积，本身代谢功能变弱，再加上一个胎儿的代谢负担，就等于将原本尿毒症并发症的风险翻倍。

但丁晓晓也有一个做母亲的梦想。她曾说，对做母亲的渴望是我无法用言语表达的。为了守护她的梦想，护理团队讨论后为她制订了详细且个性化的护理计划，包括饮食、运动、营养、透析频率等。为了让宝宝能健康地成长，她从每周的三次透析频率，增加到每周五次，甚至一天一次。如此高的透析频率，是为了维持她体内的水电解质动态平衡，避免毒素累积对胎儿造成不良影响。她也一改之前的随意，开始认真遵守医嘱，配合护士，规律透析，控制饮食，与医护人员一起为自己和孩子的健康而努力。

2016 年 2 月，丁晓晓在浙大一院妇产科成功地诞下了一个健康的女婴。

截至 2022 年 6 月，肾脏病中心已成功地守护了 9 位血透宝宝的诞生，为尿毒症家庭带去新的生机和希望。

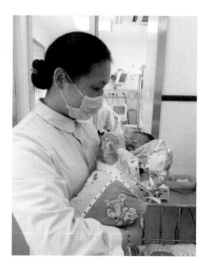

护士长袁静与丁晓晓之女的合照

月光如水　以手护心
—— 手术室护理史

创建之路

1947 年，浙大一院手术室诞生。一路走来，随着外科技术的日新月异，手术室护理团队与各大外科团队紧密配合，创造了无数个生命奇迹。75 年的峥嵘岁月是一代又一代手术室人的传承、是一步一步坚定的步伐，是值得我们深深铭记、永不磨灭的记忆。

成立之初，手术室仅有 4 个手术间，占地面积 200m²，只能完成如鼻息肉摘除术、脑脓肿切开引流术、子宫肌瘤切除术、胆囊切除术等的手术配合。

1959 年，手术间扩大为 5 个，占地面积 300m²，同时创建了门诊手术室。

20 世纪六七十年代，手术室护理团队配合医疗团队顺利开展了浙江省第一例心脏手术、肾移植手术、白内障超声乳化手术……

　　20世纪80年代，医院外科成立各大专科，手术室扩建，占地面积610m²，手术间增加到11间，相继开展了血管移植术、经胆道镜胆道结石取出术、舌－颌－颈联合根治术、喉癌根治及喉功能重建术、冠脉搭桥术、肝癌冷冻治疗、玻璃体切割术、白内障人工晶体植入术、经尿道膀胱肿瘤电切术、经尿道前列腺电切术等手术。

　　90年代以来，腔镜技术迅速普及，国内移植技术也步入快速发展期，浙大一院手术室组建了腔镜、移植、心脏等手术专业护理团队，于1994年配合完成了浙江省首例胰肾联合移植手术；于1999年配合完成浙江省首例肝肾联合移植手术，该手术历时14个小时，患者至今健康状况良好，保持着亚洲肝肾联合移植术后最长的存活记录。护士长陈丽娅回忆道："90年代，随着医疗水平的飞速发展，手术量迅速增加，手术室护士经常一上台就连续工作到大半夜，但从无怨言，依旧干劲十足。手术室护理团队这踏实肯干的奉献精神一直延续到现在。"

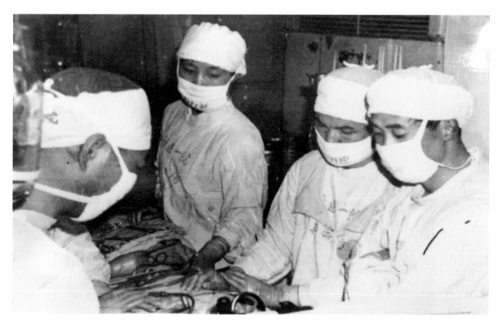

1981年陈丽娅（左二）配合医生做体外循环下心脏手术

　　确保患者安全是手术室永恒的主题，为避免因物品清点不清导致手术异物遗留带来严重后果，陈石妹护士长带领护理团队，在原有清点单基础上进一步设计和改良了手术清点单，包含手术前、关腹前、关腹后的器械、耗材等清点记录，手术用物一目了然，大大提高了护士清点的效率与准确性。经过一段时间的使用体验后，又在该手术清点单的基础上，将病情护理记录单与手术清点单进行整合，优化了记录单的格式，增加了"术中添加"栏和清点次数，保障了手术护理的安全。

创新之路

　　1993年，医院计划开展肝脏移植手术。为了保证手术的顺利开展，手术室护士陈淑敏、陈晓君夜以继日地配合肝胆外科医生进行猪肝移植实验。为保证移植手术患者的安全，护理团队积极做好各项配合工作，尽一切努力将手术风险降到最低。同年4月，在郑树森院士的带领下，成功开展了浙江省首例肝脏移植手术。此后，陆续配合开展了肝脏、肾脏、胰腺、心脏、肺移植等高精尖外科手术。2000年，开展了浙江省首例心肺联合移植手术……移植护理团队逐渐树立起一座座新的里程碑。

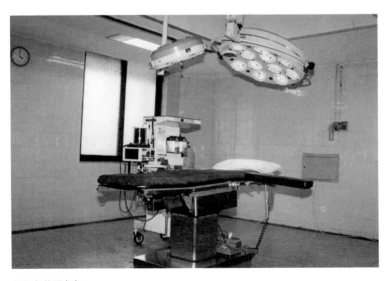

1997年的手术室

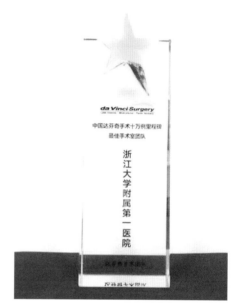

手术室护理团队获得的达芬奇最佳手术室团队奖牌

2008 年手术室迁入 6 号楼，总面积达 5000 多平方米，共设 39 间洁净层流手术间，其中百级手术间 6 间、千级 12 间。手术室规模不断扩大，手术室护理团队也在探索中积累经验，茁壮成长。

2010 年 12 月，方绥玲、金亚仙、李丽芳三位手术室护士跟随郑树森院士团队远赴印尼协助其开展活体肝移植手术。这是印尼国内首例肝移植手术，当时印尼的肝移植刚刚起步，缺少有经验的医生、护士，随行的三名手术室护士同时承担起供体组、受体组的工作。每天清晨 5 点多开始工作，直至次日凌晨 1 点多才能结束工作。这对包括手术护理人员在内的整个团队的体力、耐力都是极大的挑战。团队互帮互助，紧密协作，在短短的 5 天 4 晚的时间里，完成了 4 台重症肝病患者的活体肝移植手术，开创了印尼活体肝移植的先河，大幅度提升印尼肝胆胰外科及移植领域的整体医疗水平。

一路走来，每一段经历，每一个荣誉，都凝聚着手术护理人孜孜不倦的探索和夜以继日的付出。2017 年 3 月 19 日至 20 日短短 48 小时内，移植护理团队配合完成了 14 台移植手术，刷新了浙大一院移植手术的新纪录；她们完成了浙江省首例小肠移植手术（2020 年）、多器官联合移植手术（2020 年）、多米诺肝移植手术（2021 年）、多米诺联合肝肠移植手术（2021 年）、心脏移植联合多米诺肝移植手术（2021 年）……手术室移植专科护理团队逐渐成为亚专科护理团队的王牌之师。

2014 年 9 月，浙江省第一台达芬奇手术机器人落户手术室，开启了浙江省的机器人手术时代。机器人手术护理团队分别在 2015 年、2016 年、2019 年、2020 年创下了世界单机手术量第一的纪录。现今浙大一院手术室已拥有 3 台达芬奇手术机器人，也是国内开展机器人手术种类最全的医院。机器人专科护理团队也多次获得全国"达芬奇最佳手术室团队"称号。

守护之路

2020 年元宵佳节，浙大一院之江院区手术室里传来婴儿天籁般的啼哭声，让在场的每一个人激动落泪。"小汤圆"作为浙江省首例妊娠期新冠肺炎患者产下的早产宝宝，他的平安出生，给这场抗"疫"之战带来了新的希望。

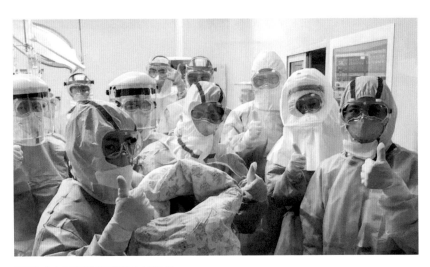

新冠肺炎产妇平安诞下宝宝"小汤圆"

自 2020 年 1 月 26 日浙大一院启动之江院区应急保障作为全省新冠肺炎危重症患者集中收治医院以来，手术室早已紧锣密鼓地筹备好负压手术间，随时准备启用。王莺护士长和马贻芳护士对于疫情防控期间手术患者转运的路线、手术流程的设置做了全程梳理，完成了各类手术物资的调配，并紧急组建了 6 支抗疫后备团队，全力保障新冠急诊手术的顺利开展。

回首这惊心动魄的几小时，王莺记忆犹新。"2020 年 2 月 8 日上午，胎儿突发宫内窘迫，需要紧急进行手术！我们立即开启负压手术室、准备防护用品、准备手术器械、开启婴儿床电源、准备相关药物。大家一起投入战斗，10:20 婴儿诞生，母子平安，经检测婴儿未感染新冠病毒。"手术室护理团队迅速总结经验，在《中华护理杂志》上发表了题为《新型冠状病毒孕妇剖宫产术护理流程的制定》的文章，为全国同行提供借鉴和指导。

此后，新冠患者结肠癌根治术、全球首例和第二例老年新冠肺炎双肺移植术陆续在之江院区手术室成功完成。

情怀之路

多年来，浙一手术室护理人秉承初心使命，履行责任担当。

20 世纪 90 年代起，陈石妹、王莺、陈淑敏、莫军军、朱国丽等多名手术室护理人跟随郑树森院士移植团队协助国内各医疗中心开展肝移植手术，还有前文中提到的印尼跨国肝移植技术支持。

2004 年，印尼暴发海啸，浙江省组织国际救援小组，护士陈晗倩主动请缨，参加国际人道主义救援活动。

手术护理团队长期帮扶浙江省内及国内基层医院建设。自 2017 年起，王莺护士长多次下基层，指导帮扶全国多家基层医院手术室工作，促进了基层医院手术室护理品质的提升。2015—2019 年，龚芝萍护士援建义乌 4 年，为浙江大学医学院附属第四医院手术室的发展夯实了基础；2018 年，虞露洁护士赴常山人民医院帮扶指导；2019 年，孟海燕护士远赴新疆生产建设兵团第一师医院柔性援疆……

2021 年，新一轮国家区域医疗中心试点建设工作启动后，医院选派护士长及科室骨干参与国家区域医疗中心项目建设。

荣耀之路

紧跟医院高质量发展的步伐，浙大一院手术室进入快速发展期，2019 年 8 月城站手术室改造完成，设有 6 个手术间；2019 年 10 月，8 号楼 2 楼眼科手术室改造完成，设有 6 个手术间；2020 年 4 月，之江院区手术室启用，设有 29 个洁净手术间；2020 年 11 月，余杭院区手术室启用，共设 34 个洁净手术间。2022 年 7 月，余杭门诊手术室启用，设有 5 个洁净手术间；2022 年 8 月，城站地铁上盖物业手术室正式启用，内设 11 间洁净手术间。75 年风雨兼程，浙大一院手术室已发展壮大成为位于四大院区，拥有 124 间现代化、智能化的超大手术平台，是浙江省规模最大的手术室。手术护理团队成员从最初的 6 人壮大到现在的 316 人。单日手术量达 500 例以上，年手术量在 12 万例以上。

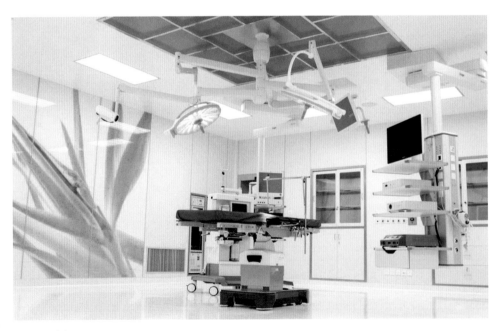

现代化手术室

为顺应临床亚专科精细化发展趋势，2017 年起王莺护士长致力于推行手术室护理专科建设发展之路，优化手术室护理流程，逐步推进手术室信息化建设，提高手术室优质护理。至今手术室已拥有 11 支亚专科护理团队，形成了一批引领发展、特色鲜明的专业学科，逐步建立浙江特色手术护理专科，实现标准化、精细化手术护理管理。

无论从临床工作还是教学科研，近五年都是手术室腾飞的 5 年。团队成员获得浙江省科技进步三等奖 1 项，主持厅局级课题 13 项，以核心成员参与国家"十三五"重点研发项目 1 项，以第一作者身份发表 SCI 论文 12 篇，一级期刊论文 7 篇，核心期刊论文 21 篇，实用新型专利 22 项。参与编写《微创肺段学》《临床护理技术规范手术室护理》《手术室护理专科实践》《实用呼吸道传染病医院感染防治操作手册》《儿童肝移植围手术期专家共识》《医用不锈钢制品设计与应用规范》《急救及生命支持类医疗设备质控管理指南》等。

在教学上，作为浙江省手术室专科护士培训基地之一，5 年内为浙江省内、省外培养了 115 名手术室专科护士；经过多年专科化团队护理配合探索，建立了移植团队标准化培训流程，快速、精准培养移植专科人才。

在管理上，进一步推行智能化、信息化手术管理，助力手术室高效运转。依托强大的医院综合实力，全力优化手术护理流程，逐步实现手术患者电子交接；手术标本无纸化信息化闭环管理；输血提血送血闭环管理；完善手术闭环管理，实现耗材 SPD 智能化管理模式。

月光如水、以手护心，在张德珊、王灵芝、李荣男、王翠娣、陈丽娅、陈石妹、王莺、龚芝萍、马贻芳、潘少波、孙新星、杜丽丽等护士长的领导下，手术室护理团队带着对生命的敬畏，承载千万生命的希望，在无影灯下无悔奉献，用专业创造一个又一个奇迹。

消供天使　工匠传承

—— 消毒供应中心护理史

流光一闪 70 余载，浙江大学医学院附属第一医院从一家"弄堂医院"成长为享誉国内外的"南方协和"，其中一个鲜为人知又至关重要的科室也经历了沧桑巨变。让我们跟随 3 位不同年龄段护士的脚步，见证消毒供应中心的成长与发展。

一名 65 后护士如是说

"我是 1990 年首批调入供应室的护士，现在回忆过去的光景，简直是发生了翻天覆地的变化。那时候供应室场地狭小，设施简陋，员工只有寥寥数人，没有专门的生活区域。当时没有实行下收下送，各临床科室分散处置复用器械、器具；没有机械清洗机，所有的复用器械均需手工清洗；灭菌器仅有两台，一台压力蒸汽灭菌器，一台下排气灭菌器，采用化学消毒剂浸泡和熏蒸灭菌方法；无菌纱布、棉球甚至输液器都需要手工制作。唉，那会儿手工制作耗费了员工大量的精力，也给外界留

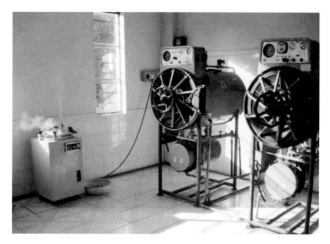

老式灭菌器

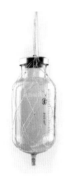

早期输液吊瓶

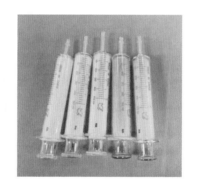

玻璃甘油针筒

下印象'供应室就是做棉球纱布的地方'。一到盛夏，身着防护服处理污染器械，往往憋闷难受，几个小时下来，衣服能挤出水来是常事，但我们深知手上工作对患者的重要性，工作起来从来不敢有一丝懈怠……"王群老师是一位工作30余年的资深老前辈，聊起往日的工作场景，她感慨良多。

科室大事记： 消毒供应中心创建于1947年建院伊始，其前身为医院社会服务部和事务部，1957年正式成立供应室，作为医院无菌物资的集中供应部门，直属护理部的领导。供应室建科初期以制作、供应各种敷料和手工清洗为主要工作任务。

20 世纪 80 年代的供应室，主要功能与任务是负责临床科室常用诊疗用品的复用处理，如玻璃注射器、针头、输液（血）器、导尿包、腰穿包等，同时承担敷料制作及供应。对复用诊疗用具和灭菌操作流程没有统一规范的标准。一直以来场地狭小，设施简陋，历经多次搬迁，直至 2001 年搬入 7 号楼才有了明显改善。1957 年—1995 年，先后由邱云超、吴琼芳、王彩娥担任护士长。

一名80后护士如是说

时钟已指向 23:00，但是和医院临床一线科室一样，消毒供应中心依旧灯火通明。

刚和家人通完电话，得知手术室急诊器械很多，今晚要晚归了。随着外科手术尤其是达芬奇机器人手术和器官移植手术的快速发展，手术器械日新月异，这样的加班已是常态。

我是于 2009 年调入消毒供应中心，此时已搬入了新建的 6 号楼 1 楼。工作区域宽敞明亮，现代化设备一应俱全，拥有全自动进口清洗机 9 台、全自动卸载系统 1 台，低温灭菌器 4 台、压力蒸汽灭菌锅 10 台、内镜清洗工作站 1 套等。工作模式由原先的分散式管理转向集中式管理，实行对全院医疗器械的集中化处理，下收下送达百余个临床科室。随着集中化程度的日益提高，我们陆续接收了各科室的硬式内镜、软式内镜及眼科器械、口腔科器械等精密贵重器械。工作时大家都忙得脚不沾地，但我们知道，只有专业的人做专业的事才能最大限度地保证器械的清洗消毒灭菌质量。2011 年，科室开发了消毒供应中心质量追溯信息系统并应用于临床，追踪复用器械、物品的各个处理环节以至于使用的每个患者，保障病患安全。

虽然不直面患者，但我们愿做好默默无闻的幕后"守卫者"。新冠病毒肺炎肆虐，在抗疫战场上，我们同样需要全副武装。面对残留着新冠肺炎患者体液、血液的复用器械，说不害怕是假的，但全科没有一人退缩。穿着防护装备，处理器械要比平时花费更多时间，对精密器械的处理更是困难重重。莫军军护士长带领团队反复实践，终于找到了科学合理的处理方法，切实保障了临床器械的循环供给。有担当，有专业，我为这样的团队而骄傲！

科室大事记：2007 年 11 月供应室整体搬入 6 号楼，场地面积约为 1500m^2，设施设备规模处于国内领先，此次搬迁使供应室发生了翻天覆地的变化。2008 年，供应室更名为消毒供应中心，工作模式由分散式管理转向集中式管理。全院各科的医疗器械物品及手术室器械都由消毒供应中心集中化、专业化处理，是浙江省最早实现手术器械一体化管理的科室。2009 年，国家消毒供应卫生行业 3 项标准颁布实施以来，浙大一院消毒供应中心的发展迈上新台阶。消毒供应中心在医院感染预防与控制中的作用显得日益重要。2011 年，率先投入使用消毒供应中心质量追踪信息系统。先后由戴新娥（1995 年—2011 年）、莫军军（2010 年至今）担任护士长。

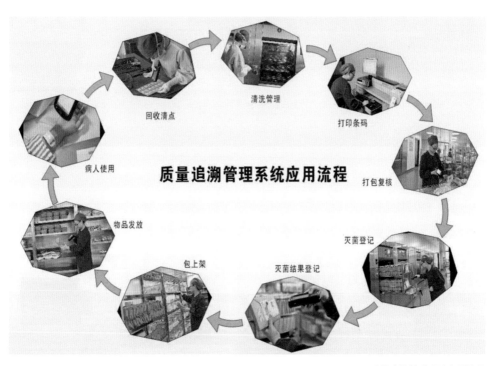

质量追溯管理系统应用流程

一名95后护士如是说

记得第一天到余杭院区报到，那感觉就像刘姥姥进了大观园。这里的环境一尘不染，各区域井然有序，满眼尽是科技范十足的智能化设备。更值得一提的是，老师们严谨细致的工作作风让我敬佩不已。她们毫无保留地为我们传道授业，碰到"疑难杂症"，又是身先士卒，迎难而上，帮我们这些新人答疑解惑。此外，科室多次在院内外各类比赛中获奖，"一花不是春，孤雁难成行"，领导和老师们鼓励我们一起学习，医院和科室也为我们提供各种学习的机会和平台，学习氛围十分浓厚！

时光荏苒，在领导和老师们的关怀下，我逐渐褪去初出校门时的青涩，逐渐成长为一名合格的消供人。感恩身处如此朝气蓬勃的团队！

科室大事记： 2019年和2020年11月，之江院区和余杭院区建成开业，消毒供应中心同步投入使用。入职新护士13人，进行三个月系统化、规范化培训后分配到三大院区，各院区实行同质化管理。目前，三大院区分别由莫军军、黄芳、赵建江担任护士长。

近年来，连续3届承办了省级和国家级继续教育学习班；发表SCI学术论文3篇，一级期刊论文5篇，核心期刊论文10余篇，承担7项厅局级项目，如通过对"达芬奇机器人手术机器人机械臂清洗质量监测采样"的项目研究，提出了当前可行和科学的达芬奇手术器械清洗质量监测标准化操作流程（SOP），使清洗

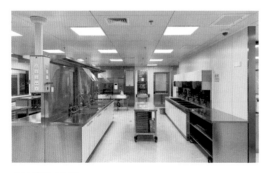

余杭院区去污区

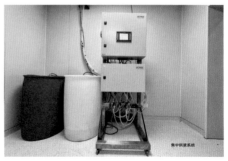

集中供液系统

效果更佳，为今后达芬奇手术器械清洗流程科学规范的制定提供了理论依据和技术支持。近年来，累计接待参观和进修人次逾千人，不断扩大在国内的影响力，在学科发展中起到举足轻重的作用。

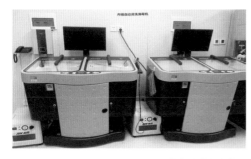
内镜自动清洗消毒器

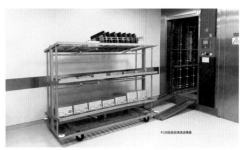
9120大型全自动清洗消毒器

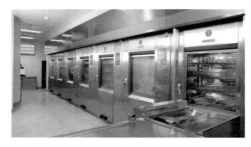
全自动清洗消毒器

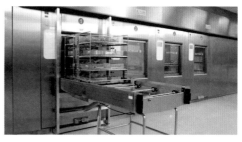
全自动清洗消毒机自动卸载

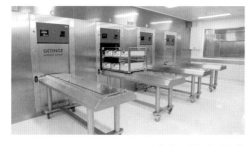
压力蒸汽灭菌器自动卸载

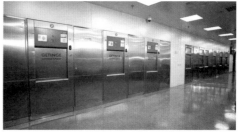
压力蒸汽灭菌器

从1947年到今天，从"小作坊'式作业发展到如今的集中化管理，消毒供应中心是浙大一院蓬勃发展中的一个小小缩影，也是消供人呕心沥血的奋斗史。

无论身处何时，每一位消供人都在为医疗安全而坚守，时刻传承严谨细致、一丝不苟的工匠精神，始终有个坚定信念——那就是让器械安全，让诊疗安全，让患者放心。

漫漫长路　胃你守护

——消化内科护理史

浙大一院消化内科的历史，可以追溯到 1962 年的内科消化专业组。先后由朱登庸、彭清璧、朱志建担任消化专业组负责人，时任院长黄怀德教授为消化科发展做了大量的工作。

1992 年，消化内科正式独立成科。2012 年，消化内科被评为卫生部国家临床重点专科。2019—2021 年度，消化内科在中国医院科技量值排行榜位列全国第一。

消化内科护理学科依托着消化内科科室的发展不断创新，不断进步，护理团队在历任护士长邵爱仙、赖燕菲、盛洁华、金莉莉、许骁玮、杨丽萍、郦鲁秀和黄夏薇等的带领下奋勇向前。

初露锋芒

1962 年，消化专业组成立之初，与神经内科、心血管内科、血液科 4 个专业组同在三病区。当时的消化内科缺少各种仪器，也没有内镜设备，各种检查都需要依靠放射科、检验科等科室。

因早期的检查、检验不在一个完整的预约系统，护理工作不仅仅局限于患者的护理，更需要与各个科室以及患者进行沟通协调。

　　成立之初的消化内科，收住的大多数为消化道出血、胰腺炎等患者，这些患者往往病情危重，对于消化道出血的患者，医生会应用止血药物、补液、留置胃管。当时的胃管和现在的胃管有所不同，是用一根橡胶管和一个玻璃引流瓶组装而成，装置繁琐笨重，胃管的固定、玻璃引流瓶的处置给护理工作增加了难度。当时科室还没有开展内镜下治疗，肝硬化食管静脉曲张破裂出血的患者病情危重时都需留置三腔二囊管，三腔二囊管的维护对于护理人员来说更需要胆大心细，牵引绳需与患者水平呈 45°，牵引物的重量为 0.5kg，这两个数值需相当的精准，如果牵引不到位，患者就会再次出血，达不到压迫出血点的目的，如果牵引力量太大，则会对患者造成黏膜损害；除了牵引，还需要根据病情定时放松牵引、对气囊放气，整个过程中还需要继续防范窒息、医疗器械性黏膜损伤以及再出血的风险，这都需要护理人员细心观察和充分思考，当时的护理同志们凭借坚定的意志和丰富的护理经验，完成了一例又一例消化道出血患者的救治，使许多患者获得了重生的机会。

　　1991 年 10 月，消化内科搬到了新建的 5 号楼 8 楼独立病房，40 张床位。"那段时间的护理工作真的比较辛苦，内镜中心还没有成立，所有的操作都要在病房

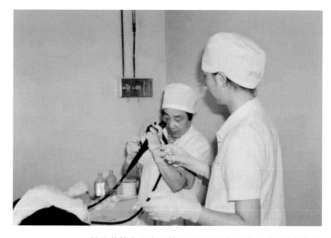

赖燕菲护士（右）协助王开明主任（左）进行内镜操作

完成，好在医护的配合也都很成功……"，王开明主任如是说。内镜治疗没有大的显示屏，医生只能通过内镜上的小显示器进行观察治疗，医生的所有注意力都要集中在这小小的屏幕上，对医生的每一个动作，护士都需要第一时间做出回应，成为医生的第二双眼睛、第二双手，及时配合医生治疗的同时密切观察患者的反应、监测患者生命体征，术后还要进行手术器械和药物的处理、护理记录的书写。除了内镜治疗的患者，病房中还有许多消化道出血、胰腺炎等危重患者，在护理人员紧缺的时期，护士需要兼顾内镜治疗和病房内其他患者的护理，工作量极大。在完成日常护理工作的同时，护士仍积极学习各项内镜技术的配合，协助医生进行各种内镜下的操作，确保了内镜治疗的顺利开展。这段艰苦的工作历程，为内镜中心的成立以及内镜护理人才的培养打下了基础。

势如破竹

　　1992 年，邵爱仙作为消化内科第一任护士长，时刻把临床护理质量作为护理工作的生命线来抓，注重护理制度建设，严格落实三级质控管理，健全质量保

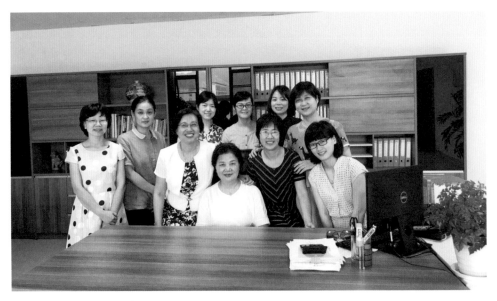

邵爱仙护士长与她的学生们合影

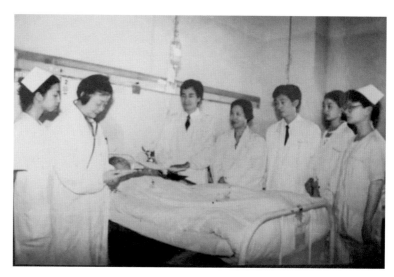

彭清璧、厉有名、朱志建、章宏、李霖医生与李静华、陶淑珍护士共同查房

障体系。

作为责任制护理的试点科室，消化内科同时实施护理床边查房，这一历史性的改革使护理工作更加合理，提高了护理工作效率的同时改善了患者的就医体验，床边查房后来更是被许多医院借鉴。杨丽萍护士长回忆道："与功能制护理模式相比，责任制护理模式更加细致。当时每个患者的治疗效果观察、检查的落实、药物的使用、疾病的宣教等等都成了责任护士的职责，责任护士能更好地倾听患者的主诉、了解患者的病情，患者的满意度得到了大大的提高，在当时，患者们对这一改革赞不绝口。"

1995年，盛洁华护士长从新加坡进修回国，继续推进整体护理工作模式的改革，并将消化科建立为浙江省模式病房之一。同时，将深静脉穿刺技术带入了消化内科病房，为消化道大出血患者的抢救争取了更多的时间。此外，盛洁华护士长非常注重细节管理，要求护士观察病情细致入微；严格落实交接班制度，细化交接班流程，要求做到书面交清、口头交清、床边交清；注重病区环境管理，对午休时间病区分贝管理有精准要求。

日新月异

以临床需求推进科研，用科研成果反哺临床。"护理人员对我们消化内科的科研工作起了举足轻重的作用。"厉有名主任评价道。20多年前，科室开展"酒精性肝病流行病学调查"大课题，护理人员与医生同行，奔赴舟山、绍兴、象山等地，进行流行病学调查工作，护士们秉承着严谨求实的传统，一丝不苟，协助医生进行繁琐而又重要的数据统计、整理、总结工作，对此课题的完成发挥了无可替代的作用。这种为科研无怨无悔的精神一直延续至来，影响着一代又一代消化内科人。

科室曾经收住过一位贲门失弛缓症的6岁患儿晓玉（化名）。入院那天，她妈妈早早地带她来到了病房，瘦瘦小小的她插着一根鼻肠管，只能靠鼻饲奶粉维持每天的能量，她进食困难已有两年之久，长期的营养不良导致生长发育滞后，同时鼻子上那根鼻肠管也让她觉得自卑。入院后，护士们不断地开导她，安慰她，鼓励她，陪她画画、做游戏，帮助她放松地做好手术准备。医生为这位小女孩完成了儿童版的经口内镜下食管括约肌切开术（peroral endoscopic myotomy，POEM）。术后第三天，尝试让她进食流质；然后，慢慢过渡到半流质；最后，进食普通饮食。此后，她再也没有出现进食困难、进食之后恶心呛咳的症状。小女孩也渐渐变得开朗，脸上也有了笑容，在住院一周的时间里，她好像成了科室所有人的小妹妹，时常跟在护士身后，会亲切地和护士们拥抱。术后第七天，小妹妹出院了，她妈妈感激地说道，"十分感谢你们，要是没有你们的关心和照顾就没有我女儿的今天。"

无独有偶。"要是没有你们就没有今天的我了。"李华（化名）回忆道。他因为消化道出血多次收住消化内科，最严重的一次险些丧命。当时的他不断地呕吐鲜血，心率加快，血压一度下降到70/42mmHg，病床边、床铺上满是鲜血，医生和护士踩在血泊中，给他输液、输血、用药，留置三腔二囊管，经过与时间赛跑的抢救，他总算捡回一条命。而此时消化内科的护士们顾不上收拾手套、眼镜、衣服上溅上的鲜血，一心想着安置患者，调整三腔二囊管固定角度、高度和压迫重量，以防再次出血。插管时患者情绪极不稳定，插管难度大，在鼻腔位置造成了急性医疗器械相关性皮肤损伤，护士立即进行了细致的护理，并随时进行评估、调整管道的角度在受压处覆盖敷料，定时更换敷料。在消化内科护士们的悉心照料下，他的出血得到控制，最终拔除了三腔二囊管，鼻部医疗器械相关性皮肤损伤也已好转，几天后平安出院。

随着消化内科诊疗及护理体系的完善、内镜技术的发展，现在的消化内科在内科保守治疗的体系中又注入了"外科"的灵魂。每年在消化内科接受内镜下治疗免除外科大手术的患者不计其数。在护理团队的努力下，形成了一套闭环管理的快速康复护理模式。

消化内科护理团队在历任护士长的带领下，脚踏实地工作，敢为人先创新发展，成为优秀的护理团队。

因爱起航 从心开始
——心胸外科护理史

　　心胸外科是外科领域中较为年轻的一个学科。浙大一院心胸外科前身为广济医院胸外科,正式创建于 1952 年,为我国建科最早的心胸外科之一。创始人石华玉教授是我国著名胸腔外科专家,第一任护士长为孙久缇。

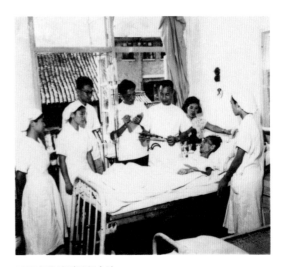

1958年胸外科医师会诊

随着科室的发展和业务量的提升，心脏及普胸亚专科发展规模均不断扩大，2009 年 10 月浙大一院心胸外科病区正式分成心脏和普胸两个病区。

2019 年 10 月，心脏外科更名为心脏大血管外科。

截至 2022 年 6 月，心脏大血管外科拥有涵盖庆春院区、总部一期、之江院区的 3 个病区，实际开放床位 92 张；普胸外科发展为跨庆春、余杭、之江、城站四大院区的 5 个病区，开放床位 200 张的科室。60 多年的风雨历程，医疗团队从单一心胸手术到协同心脏、大血管及基础研究各个领域高速发展，临床队伍不断壮大。

进取中的心胸外科护理团队

心胸外科建科之初，治疗病种以肺结核为主，手术主要是肺切除术与胸廓改形术。其后，随着医疗技术的发展，相继开展食管癌、缩窄性心包炎、动脉导管未闭等手术。

1964 年，浙大一院完成浙江省第一例体外循环心脏直视手术。20 世纪 70 年代后期，心胸外科设立体外循环组。1976 年，成功完成浙江省第一例人工心脏瓣膜（机械版）替换术，开启了心胸外科瓣膜手术时代。护士长孙久缇带领护士汪福美、陈云英等人探索二尖瓣置换手术患者的护理方案，包括术前全面的专科检查和准备，术后心律失常的及时判别和处理，肺部并发症和其他感染的预防，抗凝治疗的有效落实等，取得了良好的护理效果，患者均很快康复出院。

食管癌术后患者容易并发食管瘘，存在不同程度的营养不良，对患者康复造成很大的影响。医护团队紧密合作，制定科室特色的食管瘘患者的营养支持方案。将牛奶、鸡蛋等食物与胃蛋白酶、胰蛋白酶一起体外消化，配置肠内营养液分次灌入空肠造瘘管，以维持良好的营养状态，促进患者恢复。陈云英回忆到："那个年代没有肠内营养制剂的成品，肠内营养剂都是我们医护人员自己研制的。为了营造与人体温度相近的环境，促进体外消化，我们将装有营养液的玻璃瓶用棉被包裹保温，后来发展到使用恒温箱进行体外消化。这样的情况一直持续到 20 世纪 90 年代，肠内营养制剂开始运用于临床，我们才结束自己动手制作营养液的历程"。

1978 年，陈云英作为浙江省护理学会的特邀代表应邀参加在广州举办的全国胸外科护理年会，会上分享了低温体外循环全麻下二尖瓣置换术围手术期的护理和食管癌并发食管瘘营养支持护理的经验，为国内同行提供借鉴思路，得到同行的认可。《低温体外循环全麻下二尖瓣置换术围手术期的护理》一文，在浙江大学医学院成立 70 周年之际，荣获浙江省最佳自然科学论文的荣誉。

20 世纪八九十年代，生物瓣的研制取得了突破性进展；同期，浙大一院在浙江省率先开展冠脉搭桥手术，并取得成功。

1993 年 7 月，浙大一院开展了浙江省第一例心脏移植手术。1999 年 4 月，成功为终末期心脏病患者王兰（化名）进行了心脏移植，术中仅有 36 分钟的主动脉阻断时间，创心脏移植手术最快速度。2000 年 4 月，成功进行了浙江省首例心肺联合移植，创下当时国内心肺联合移植恢复最快和生存时间最长的新纪录。在医护人员的精心治疗护理下，患者术后恢复顺利，36 小时后脱离呼吸机，术后第五天开始在护士的协助下离床活动，正常进食，医护合作为患者制订阶段性康复训练计划，包括呼吸训练和运动训练，使用多功能踩车进行床边康复训练，教会患者心肺功能训练的方法，术后第六天患者脱离吸氧，可在病房内自由走动。

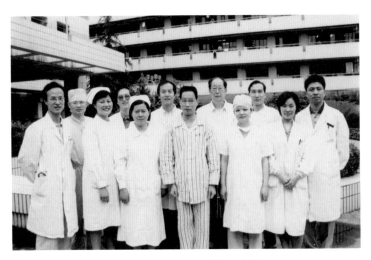

科室医护人员与心肺移植术后1月的患者章武（化名）合影

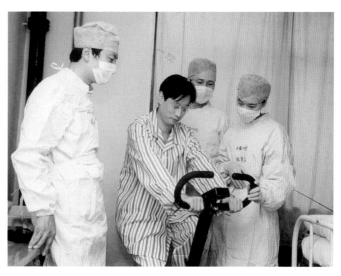

医护指导患者康复训练

接受心脏移植手术的患者要经历评估、等待、手术、术后监护、出院和随访6个时期，各个时期患者的心理状况有不同的特点。长期的免疫抑制治疗和不良反应的出现、药物作用带来的形象改变、家庭关系、社交以及工作的问题等，患者容易产生焦虑、抑郁等情绪。护士长蒋小英和高年资护士章小飞带领护理团队关注患者心理健康，使用抑郁自评量表评估工具筛选此类患者，针对原因进行心理疏导，倾听患者的烦恼，引导患者改变认知结构，鼓励其进行力所能及的工作，并经常与患者家属探讨患者心理变化及对策。此外，定期召开"心友会"，搭建患者交流平台，开展随访等，给予患者心理上的支持，帮助他们树立战胜疾病的信心。

浙大一院心脏瓣膜手术量一直居于浙江省第一。心脏瓣膜手术对医生技术水平要求高，也需要相当严苛缜密的护理。在长期的抗凝管理中，护士与患者接触时间最长、了解最深入，提供了最及时完整的咨询与教育，在确保抗凝治疗的连续性中发挥重要的作用。口服抗凝药华法林的半衰期长，达到血药浓度的时间需要 3 ~ 4 天，因此会加用半衰期短的低分子肝素，其间需要频繁进行患者的凝血功能的监测及药物剂量的调整。为保证用药安全，护士长蒋小英带着护士设计了

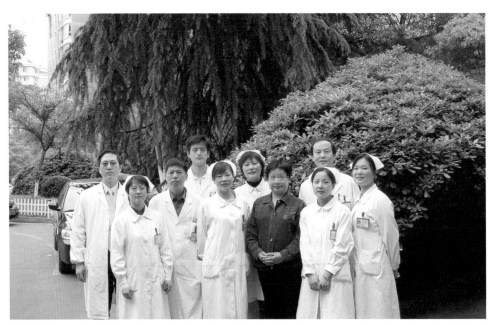

2007年4月27日，患者王兰（化名）心脏移植术后8周年与科室部分医护人员合影

抗凝医嘱单，每个患者单独一张，包含时间、国际标准化比值、医嘱、更改医嘱的医生签名、护士执行签名，患者抗凝治疗的一体化结果一目了然，帮助医生整体考量后谨慎用药，也可以保证护士及时执行，最大限度地减少了抗凝管理期间的安全隐患。

随着循证护理的不断发展，抗凝管理有了进一步的改进。冯洁惠护士长组织探讨"开展以护士为主导的多学科循证干预在口服华法林住院患者抗凝管理中的效果"，以基于证据的持续质量改进模式图为理论框架结合证据综合及临床实践制订循证方案，包括开展循证培训建立抗凝流程、应用 SBAR [situation(现状)、background(背景)、assessment(评估)、recommendation(建议)] 标准沟通模式改进团队沟通、落实阶段式多样化宣教、进行质量控制的循证干预措施，提高了口服华法林住院患者抗凝治疗的强度和稳定性。

高精的临床技术力量加上精益求精的护理团队推动着学科的稳步前进。2009年，倪一鸣教授摘得中国心脏外科临床领域最高奖"金刀奖"；2018 年，现任

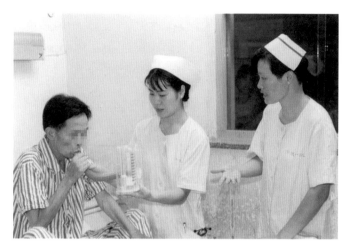

指导患者呼吸训练（右一为蒋小英，右二为叶慧娟）

心脏大血管外科主任马量教授也获此殊荣。浙大一院成为中国心外科领域极少有的"双金刀"单位。

2011 年，浙大一院心脏手术量突破千例，成为国家首批临床重点学科。心胸外科医护团队追求卓越、勇于创新，正如倪一鸣主任所说的"我在医院怀中，病患在我心中"。

随着医疗微创介入技术的发展，护理团队也不断锤炼技术。2020 年，浙大一院成功完成了全国首例经心尖经导管二尖瓣缘对缘联合腱索修复术。为规范围手术期护理，确保护理的同质化，陈霞护士长带领团队制定微创手术术前查检单、落实术前准备、术后针对患者病情及手术方式进行综合评估，通过选择合适的引流管和多模式疼痛管理减轻患者的疼痛；结合物理和药物的方法减轻术后咳嗽，降低了肺部并发症的发生风险；以快速康复指南为指导，在呼吸康复、运动康复、心理康复方面制定了康复护理方案。在等待期、重症期、稳定期及离院前康复期实施不同的康复方案，帮助患者高质量地度过整个康复过程。经过精心地康复护理，患者于术后第五天顺利出院。

暴发性心肌炎主要是由病毒感染诱发，可引起心肌组织严重水肿和功能障碍，起病隐匿，恶化迅速，极易发生心源性猝死。78 岁的李英（化名）辗转 3 家医院，装了心脏支架，发生过恶性心律失常，病情变化凶猛异常，最终在体外膜肺氧合（extracorporeal membrane oxygenation，ECMO）的保护下转至浙大一院，进行了心脏移植术。手术历经了9个小时，由浙大一院心脏大血管外科团队掌舵，联合重症医学科、麻醉科、体外循环治疗组、输血科、手术室等多个团队保驾护航。由于高龄、凝血功能差、感染严重，患者在监护室期间历经多座大山：脱离ECMO、呼吸机、CRRT床边超滤、气管切开……凭借顽强的意志在监护室与病魔战斗了40个日夜，终于在气管切开状态下携高流量呼吸湿化治疗仪转入普通病房。

护理团队得知李英要转回病房，但尚未完全脱机，立马进入"全员备战状态"。根据李英的病情，有着重症管理经验的冯洁惠护士长和责任组长潘英带领护士们提前制订了一套全面专业的ICU过渡期护理计划，全程采用精细化管理，一口痰液的性质改变、入睡时的呼吸音变化，都逃不过"侦察兵"的"火眼金睛"。在那个每天能看到日出的房间里，李英在一点点康复。脱离高流量吸氧，拔除尿管，微笑着在病床上对医护人员比胜利的手势；下床站立5分钟、10分钟，扶着医护人员的手轻跳"华尔兹"，在病区走廊散步1小时；从起初的简单发声，到如今神采飞扬地讲述她深入大漠探敦煌、漫步在被誉为"鄂西林海"的恩施、坐游轮观光日本的经历。如果保障生命是医学的使命，那么护理与康复便是促进健康道路上的护航员与助推器。

浙大一院心脏外科护理团队以心脏及多器官联合移植为核心，创建终末期心脏病一体化护理模式。凝聚心血管内科、心脏大血管外科、心脏重症监护、临床护理等国家临床重点专科的学科综合实力，围绕以患者为中心，以循环系统为核心，创建并实施心脏移植受者药物护理、器械护理、循环支持、围手术期监护、感染防控、排异护理、出院随访等一体化护理模式，为患者提供全流程护理管理。截至2022年6月，累计完成心脏移植131例，其中心肺联合移植6例、心肾联合移植4例，手术量位居全国第五。以整体评估为基础，护理团队在临床照护和出院随访中，通过五大核心"处方"——药物处方、运动处方、营养处方、心理处方（含睡眠管理）和戒烟限酒处方的综合模型干预危险因素，为心血管疾病患者在急性期、恢复期、维持期以及整个生命过程中提供的生理、心理和社会的全面和全程管理服务和关爱，提高了就医体验和满意度。

护理团队不断总结临床经验，采用循证的方法科学地护理患者，规范心血管外科加速康复护理技术、凝练重症移植护理技术、改进护理产品。近5年，护理团队先后在国内外期刊上共发表科研论文43篇，其中一级及核心期刊近20篇，主持及参与厅局级课题9项，课题经费达17万，获得实用新型专利6项，并成功获批中华护理学会京外心血管专科护士、浙江省心血管专科护士培训基地。护理科研成果紧密结合心血管临床照护、急危重救治、围术期加速康复、心脏康复等，为心血管患者带来福音。

发展中的普胸外科护理团队

2009年10月，浙大一院心胸外科正式分为心脏和普胸两个病区。普胸外科由张洁苹任护士长。在这十余年历程中，普胸外科护理学科紧随医疗发展的步伐，顺应专科发展的需求，在平凡的岗位上坚守初心，戮力前行。

浙大一院普胸外科走上专科化道路之后，便积极组织开展肺移植的动物实验，组建肺移植医护团队和ECMO团队。2011年8月，成功完成浙江省首例再次肺移植手术。2012年初，又完成2例高难度肺移植术，填补了浙江省内空白。护理团队在新技术带来的新护理问题面前迎难而上，从术后护理流程的制定、输液计划的动态实施、气道管理策略的落实，到保护性隔离、每一件物表的消毒、患者饮食中营养素的搭配等细节，进行反复研究，积累了丰富的肺移植护理经验。患者在术后无严重并发症，出院后生活质量良好，其中一位患者在术后3周年的家庭随访时，兴致勃勃地带医护人员去看他耕种的菜园，红润的脸颊洋溢着灿烂的笑容。2016年6月成立肺移植科，使普胸外科的精细化专科发展又向前迈出了一大步。

21世纪，微创时代到来，胸腔镜技术被认为是自体外循环问世以来胸外科领域又一重大的技术革新，胸腔镜也逐步成为胸外科手术中的必备设备之一。

2009 年，浙大一院首例全胸腔镜下肺癌根治术获得成功，随后又陆续成功开展了全胸腔镜下的全胸腺切除及纵隔脂肪清扫术、漏斗胸微创矫治术，以及全胸腔镜下食管癌根治术。2014 年 9 月，浙大一院引入达芬奇机器人系统，普胸外科成为首批开展机器人手术的科室之一，迄今机器人手术量已超 1300 台，科室从开始的年手术量 1000 例，攀升至近 10000 例。

在护士长张洁苹的带领下，普胸外科护理团队一直致力于 ERAS 理念的学习、实践与创新。为了深入研究普胸外科围术期血栓预防护理策略，护理团队以科研课题为依托，制定循证方案，建立普胸外科血栓管理流程，规范推行围术期血栓预防措施，结合疼痛管理、运动康复，使围术期肺栓塞发生例数明显减少、严重程度明显降低。优化引流策略，研发和使用专利产品无水胸腔引流器，开展小口径胸腔引流管引流、单孔胸腔镜肺手术、肺术后不留置胸腔引流管、肺围术期不留置导尿管等项目，从不同角度减轻患者痛苦，提高康复效能。同时，与营养科、康复科等进行多学科协作，逐步形成了以疼痛管理、健康教育、气道管理、血栓

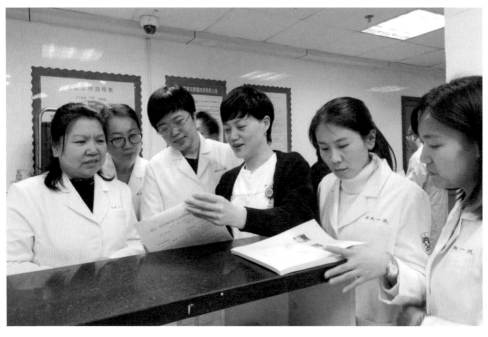

护士长张洁苹（右三）向国际肿瘤西子论坛学员介绍普胸外科ERAS流程

管理、营养管理、症状管理、运动康复、优化引流为主的流程化与个体化相结合的普胸外科 ERAS 体系，为患者提供连续、系统的护理服务，有效提高了手术患者对 ERAS 的依从性和康复质量。

2014 年，普胸外科成立普胸外科疼痛关爱病房，通过与手术室、麻醉科、疼痛科、复苏室的多学科协作，以切实降低患者术后疼痛程度为目标，通过采用持续质量改进手段，形成规范的、有普胸外科特色的疼痛护理管理流程，制定并实施多模式镇痛方案，引入适合普胸外科专科的肋间神经阻滞镇痛、椎旁阻滞镇痛方法，配合医疗团队实践无管化理念，减小和减少手术切口、缩小引流管口径等，使术后重度疼痛发生率降低至 0.9%，中度疼痛降低至 7.4%，显著低于国内同行文献报道，改善了患者的围手术期体验。护理团队还将实践成效向全国各地的护理同仁分享介绍，指导创建疼痛关爱病房。

在此基础上，护理团队不断总结经验、改革创新、提升护理品质。截至 2022 年 6 月，先后主持厅局级课题 2 项，在一级及核心期刊上发表论文 10 余篇，专利授权 13 项，参编《食管癌营养治疗》《肺段手术学》等学术专著。每年在浙江省各地市举办肺癌病友会，编写发放科普读物《"肺"话肺结节》，得到了患者和社会的一致认可。

同气连枝，花开可期。在孙久缇、汪福美、陆昭菊、陈云英、周丽萍、蒋小英、张洁苹、黄小玲、冯洁惠、陈霞、陈建芬、潘英、王辉、吕天英、周浩英等正副护士长带领下，心脏大血管外科和普胸外科深化"以患者为中心"的护理理念，技术上追求精益求精，服务上追求全心全意，紧跟医院高质量发展步伐，朝着"国际一流的健康照护"的愿景踔厉奋发。

不忘初心　心心相印

——心内科护理史

　　浙大一院心血管内科前身为 1954 年成立的心血管组，独立建科于 1991 年。在浙大一院建院初期的住院部，一楼是传内科病区，二楼是大外科病区，三楼是大内科病区，心血管组是其中的一个专业组。20 世纪 90 年代，各个专业组陆续建科，科室的医护人员也分到了各个专业团队，之后大家聊起三病区都亲切地称之为"老三病房"。

　　历经半个多世纪的风雨，心血管内科从大内科下的一个专业组，发展到如今的多院区、多病区，集医疗、教学、科研全面发展的国家临床重点专科，全国心血管专科护士京外临床实习基地，浙江省心血管专科护士基地，先后有杨秀珍、俞继英、陈彩花、孙莎莉、金建美、董芳红、冯洁惠、戴珍、林文娟、范宁担任正副护士长，几代护理人在学科发展史上画上浓墨重彩的一笔。

　　恰逢杨秀珍护士长百岁来临之际，厉有名教授和陈君柱教授带队，心内科俞继英、孙莎莉、金建美、董芳红、戴珍等护士长一行，看望了杨秀珍护士长。已是期颐之年的杨秀珍护士长看到曾经"老三病房"的战友们，露出了会心的笑容。七代心内科护理人同堂，相谈甚欢，纷纷回忆起当初的工作情景……

"老三病房"的回忆

厉有名教授回忆当年杨秀珍护士长时说："她就像大家长一样，在工作上一丝不苟严格要求，生活上又对大家无微不至的关心——哪个护士要结婚了，她惦记护士的婚房解决了没，哪个护士家里有人生病了，她总是提前想到为她们申请工会的补助，大家都喜欢亲切地叫她'大杨护士长'"。

1956年，杨秀珍担任大内科护士长，和她一起并肩作战的还有李芷青护士长。1978年，"老三病房"大内科共70多张床位，分为心血管组、内分泌组、消化组、血液组等几个大组。护理团队不分组别，不分病种，需同时管理整个病房的患者，护理任务很重。当时的心血管组主要收治风湿性心脏病、心力衰竭、心肌病、先天性心脏病、心肌梗死、系统性红斑狼疮性肾病导致的高血压等疾病的患者。

陈君柱主任回忆，病房内无心电监护，护理人员只能通过听诊器、心电图机等传统仪器进行人工监护，更没有如今先进的介入手术，患者一旦发生恶性心律

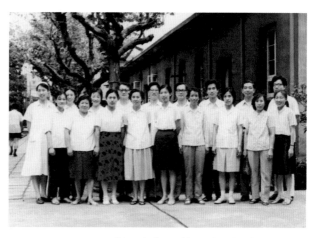

20世纪80年代，医护人员在"老三病房"前合影

失常，抢救也只能依靠心肺复苏和药物；也正是因为如此，医生和护士个个都"身怀绝技"。

王锡田教授回忆，那时候医生除了治病救人还要会护士的活，抽血、打针、输液样样都行；护士也精通医生的技能，胸腔穿刺也可以独立完成。

20世纪七八十年代，心血管内科疾病的治疗手段局限于药物，输液治疗很多，病床周转慢，每个患者平均住院时间为1个月。护士在治疗的同时，也承担着患者的生活照顾工作。曾经有一名反复住院的孤寡老人，"老三病房"的护士们轮流从家里带饭菜给他，关心他的生活起居。当时病房内开水是限量供应的，很多护士的手一到冬天就长满冻疮，就算再冷，她们也舍不得使用限量的热水灌个热水袋取暖，宁愿自己冻着，也要把珍贵的热水留着给这位孤寡老人，给他的寒冬带去温暖的关怀。

历史的车轮滚滚向前，心血管内科培养了许多优秀的护理工作者，俞继英就是其中的一员。1966年，俞继英护士长作为巡回护士参与了浙大一院第一例起搏器植入术。当时没有完善的值班制度，病房内的患者发生病情变化抢救需要支援时，由病房的工人找到医生和护士长的家中，喊他们来医院参与抢救。当时医护人员大多住在医院附近。无论什么时间被叫到医院，俞继英护士长从来没有一句怨言，在她的影响下，大家不计较得失，全心全意以患者为重。

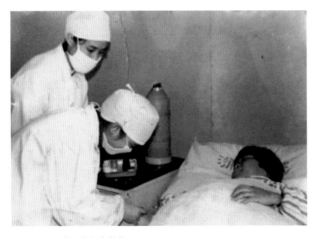

俞继英（后排）为患者做护理

医院还没有建立 ICU 的时候，"老三病房"会收治气管切开患者。如何护理气管切开患者是个很大的考验，俞继英护士长查阅书籍资料、请教专家，抓住护理要点，利用科务会、晨会的时间组织学习，让护士们能够沉着应对。

介入术的发展

20 世纪 80 年代，在陈君柱主任的带领下，心血管内科进行了浙江省首例心脏介入术。介入手术是心血管内科难啃的硬骨头，对团队协作能力要求高。

浙大一院心脏介入中心的护士陆早菊回忆道，"当时没有介入室，最早的介入手术是在放射科开展的。介入医护团队最开始从食堂拿来猪肉做实验，后来又在狗身上做手术，反复练习、配合。"

1985 年，顺利完成浙江省第一例冠状动脉造影术；1987 年，陆早菊护士参与的第一台射频消融术取得圆满成功；之后，医护协作陆续完成了冠心病支架植入术和永久起搏器单腔、双腔、三腔植入术，心内电生理检查、平板运动试验等多项技术的发展也为心血管组注入了新的活力；2000 年，在庆春院区 2 号楼 2 楼正式成立心导管室，心血管内科进入了新的时代。

随着心血管介入技术的不断发展，起搏器技术也被广泛应用于治疗心律失常。虽然有无数例成功放置起搏器的患者，但令护士长金建美印象最深刻的是一位 90 岁高龄要拔除起搏器的老爷爷。

1996 年，刘新（化名）因为心动过缓放置了心脏起搏。2022 年 3 月，反复发烧、心衰的刘爷爷查出体内起搏器的电极上有赘生物，考虑起搏器囊袋细菌性感染引起感染性心内膜炎，如果不及时拔除导管，将会引起败血症等全身感染。但是，起搏器电极置入体内 26 年，导丝与心脏、上下腔静脉粘连，拔除导管极易造成心脏破裂和心脏压塞，再加上刘爷爷 90 岁高龄且合并心衰，拔除起搏器的风险极大。

刘爷爷回忆说："当时整个中国只有北京、上海的医院可以做这样高难度的手术，我的身体又不允许长途跋涉。我辗转了多家医院，浙大一院是浙江省唯

——家可以给我做这个手术的医院"。心内科郑良荣主任带领医护团队为刘爷爷制订了周密的治疗计划，护理团队在术前就开始对其执行呼吸训练、吞咽训练等康复锻炼计划，跟进营养；考虑到手术的复杂性和危险性，按开胸手术的标准进行术前准备。刘爷爷年事已高，听力严重受损，沟通困难，为了安抚刘爷爷术前的紧张情绪，护理团队准备了写字板，亲自护送患者至手术室并陪同全程。取出起搏器的伤口囊袋深，术后创面大，渗液多的时候有二三十毫升，由造口护士、护士长、责任护士组成的伤口照护小组，每天换药，去除死皮，银离子敷料覆盖……

说到康复出院的刘爷爷，金建美护士长自豪又欣慰，"老爷爷身体虚弱又有伤口，我们必须做好每一个细节，对感染严防死守。护士们每次换药都要弯腰半个多小时，换完药经常直不起身。但看到刘爷爷的伤口恢复得越来越好，热也退了，身体慢慢康复，大家都说再辛苦也都值了！"

心血管慢病一体化管理

20世纪90年代初，浙大一院心血管内科作为第一批"整体护理"理念试点单位参加了香港伊丽莎白医院的交流学习。在孙莎莉护士长的带领下，逐渐完善和深化责任制整体护理理念。金建美护士长上任后，主张柔性管理，打造有温度、有思想的护理环境，带领护士开展心血管内科患者宣教活动，并在社区开展心血管疾病及急救知识普及活动。在冯洁惠科护士长和金建美、董芳红、戴珍、范宁护士长的带领下，实施心血管慢病的一体化管理，重点着力于冠心病心脏康复与二级预防、心血管微创手术/介入术的快速康复护理、以护士为主导的急性心力衰竭降阶梯管理模式构建和以护士为主导的多学科协作的起搏器标准化护理。

依托浙大一院房颤中心和大数据平台，心血管内科护理团队对门诊就诊患者进行房颤筛查，建立数据库，通过网络平台对房颤高危人群的可逆危险因素进行干预管理；病房定期开展患者宣教活动；房颤介入手术患者实施标准化围手术期护理管理，术后建立个体化房颤随访体系。通过对房颤患者实施闭环式管理，精准对焦不同阶段房颤患者救护需要，提高了患者救治的及时性、患者的依从性、

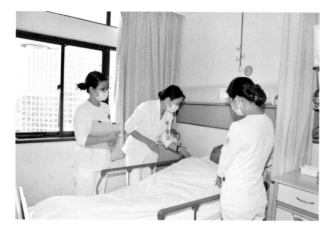

金建美护士长（左二）带领护士查房

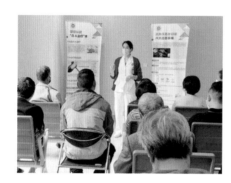
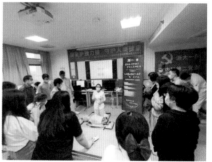

心血管内科患者宣教活动

病情的稳定性。心血管内科护理团队以多学科协作为基础，实施以护士主导的多学科协作起搏器标准化护理，对植入起搏器的患者，进行术前全方位评估，进行预康复指导、模拟训练，关注抗凝药物的使用，同时康复科、营养科、精神卫生科等适时介入，增强个体的功能储备；术后实时监测及评估心功能，及时联合伤口造口小组管理切口；出院后指导康复锻炼，实现随访率100%。此外，在起搏器伤口护理方面申请了名为"一种便于心脏起搏器植入术术后护理的泡沫敷料及一种加压背心及加压套装"的实用新型专利，发表多篇核心期刊论文，以创新推动护理实践的发展。

血脉相承　薪火相传

——血液科护理史

　　浙大一院血液病科是集医疗、教学、科研全面发展的国家临床重点专科，在中国医院排行榜和中国医院专科排行榜中排名全国第五位，稳居浙江省第一。从最初的 14 张床位到全国血液病专业引领者，历代血液病科专家郁知非、林修基、金洁等付出了无数的心血，也离不开历代护理人的无私奉献与付出。

　　1954 年，浙大一院内科主任的郁知非教授提出"力争我国血液病学研究赶超国际先进水平"的目标，成立大内科血液专业组，床位 14 张。1955 年，组建骨髓室。1960 年，成立血液病研究室。郁教授带领医护团队在极其艰苦的条件下夜以继日地工作，取得了突出的成绩，其中有关地中海贫血的研究成果荣获 1978 年全国科学大会奖（当时国家最高科技奖项）。

　　1984 年，血液专科病房正式成立，病区共有 8 个房间 34 张床位，10 名护士，陈亦南任护士长，范广玲任副护士长。

　　范广玲护士长回忆道："建科初期，医疗条件简陋，注射器、输液器需多次消毒灭菌重复使用，就连输液瓶的网兜也都是护士自制的。那时候病房里唯一的高端仪器就是一台红外线治疗仪。通常，血液病患者的静脉条件差，加之当时输液都是使用重复消毒的 7 号或 9 号铜针，输注的又都是化疗药，静脉炎发生率高达 80%，而静脉炎发生后除了冰敷、硫酸镁湿敷外，用得最多也是最有效的办法就是用唯一一台红外线治疗仪。那时候血液病患者输血只能输注全血，供血者在血库完成配型，再到血液病房，由护士从供血者体内抽出血液，每 50ml 血液加 10ml 枸橼酸钠抗凝剂，再直接推注到需要的输血患者体内。一般每位患者需要 200ml 或 400ml 血液，整个过程需要护士动作娴熟、操作迅速。因此，护士经常会忙得不可开交。受当时医疗条件的限制，病区设施环境与普通病区一样，但血液病患者化疗后骨髓抑制，免疫功能低下，极易发生感染、与出血等并发症，为此护士们总是极其细致地做好各项基础护理和健康教育。

林茂芳主任回忆起血液科开科那些年，感慨又自豪："万事开头难，大家都很努力，护士工作非常辛苦，但是她们都不怕苦不怕累，打针技术特别好，手指头上的细小静脉也能一针见血，我很佩服的。"

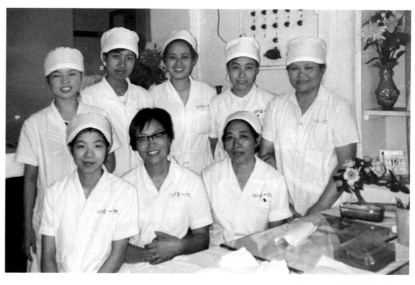

1985年血液科医护团队合影
后排左起：金美珍、金爱云、范广玲、艳玲卓（进修医生）、郑佩芬
前排左起：王晓庆、陈建玉、林秀惠

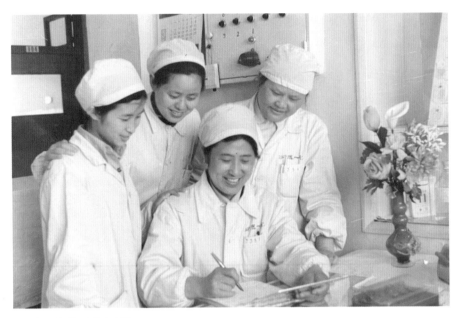

1985年血液科部分护士合影
前排：陈亦南
后排左起：张钟芳、范广玲、郑佩芬

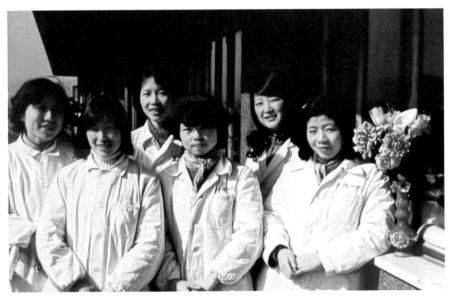

1985年血液科部分护士合影
后排左起：陈赤卫、郦瑜、进修护士
前排左起：钟芳、金美珍、王晓庆

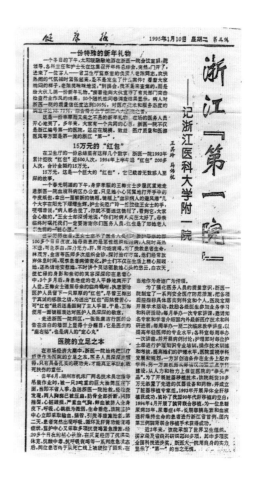

1995年1月10日杭州《健康报》

　　血液病患者的治疗过程都很漫长，护士们却始终保持着热情和耐心，尽自己所能地帮助他们。正因如此，当时血液科病房患者的满意度极高。在1995年1月10日杭州《健康报》上刊登了一篇讲述"15万元的'红包'"故事。故事讲述了一位身患恶性组织细胞病的老人，在生命的最后3个月，得到了血液科医生尽心尽力的救治，护士们温暖悉心的照护，在老人病逝后，患者的女儿遵照母亲生前遗愿，给医护人员送来了红包以表达真挚的感谢，范广玲婉拒后，家属又送来一面写着"血液患者的避风港"的一面镜子。

　　1995年，新加坡留学两年归来的郦瑜任血液科护士长。郦瑜护士长将在新加坡学习到的护理理念、护理方法等融入血液病房的护理工作，倡导护士要深入病房，走到患者身边，努力发现并积极解决问题。

郦瑜护士长发现血液病患者口腔溃疡的发生率很高，而疼痛、食欲下降、情绪低落都不利于患者康复。郦瑜护士长便开始着手研究，经过咽拭子培养发现大部分溃疡创面都是真菌感染，于是自创了把制霉菌素片加入碘甘油外涂溃疡的方法，使用该方法后患者的口腔溃疡很快被治愈，该治疗方法也因其临床效果显著延续至今，成了血液病患者的福音。除此之外，郦瑜护士长还积极寻求预防口腔溃疡的方法，提出加强口腔护理的概念，并要求患者进食后常规使用碱性漱口水含漱，大大降低了口腔溃疡的发生率。

血液病房是医院最早使用留置针的科室之一，刚开始使用的是直形留置针，穿刺的方法和钢针有些差异，郦瑜护士长组织护士们学习穿刺技巧，交流穿刺心得，快速提高置管水平。护士自身安全防护意识也在那时开始得到强化，配置化疗药物要求穿隔离衣、戴帽子，开窗通风，护士的自身安全也得到了保障。

20世纪90年代，浙大一院率先在浙江省实施责任制整体护理，积极进行临床护理模式改革。郦瑜将她从新加坡带回来的宣教资料、临床护理评估、评分表格应用于临床，并强调除了落实治疗护理外要重点关注患者的生活、心理需求，把功能制护理逐渐向责任制整体护理转变，为患者提供全程、优质、全面的护理服务，进一步提升了患者的满意度。

2000年，血液科与骨髓移植中心分科，金洁任血液科主任，孙彩虹任血液科护士长，开启了血液科快速发展的新纪元。

病区引进层流床和血细胞分离机，进行白细胞、血小板、红细胞的去除术和血浆置换术，快速开展了干细胞的采集术。这类技术的开展，时刻考验着护士的静脉穿刺技术能力，因为只有穿刺针达到16G的大小，血流通过穿刺针的流速才能达到"高速公路"的标准，才能保证细胞分离的顺利进行。孙彩虹护士长经常在给高难度患者进行穿刺时，为年轻护士们讲解血管特点，传授穿刺技术，分享经验。2004年，孙彩虹带领血液科护理团队率先开展床边深静脉植入术，为化疗药物的输注提供了便捷，减少了患者反复穿刺的痛苦，更降低了因化疗药物引起的静脉炎。通过不断的教学和锻炼，护士们的穿刺技术有了快速的提升。截至2021年底，血液科一共完成了1500余例细胞分离，这项技术能在临床广泛应用，与护士熟练的分离技术和高超的静脉穿刺技术是分不开的。

2015 年，血液科开展自体干细胞移植，在疾病和治疗的双重压力下，移植患者需在层流病房进行保护性隔离，往往会产生强烈的孤独感，甚至会出现焦虑、恐惧、绝望等心理问题。孙彩虹护士长带领团队率先开展亲属陪伴模式下自体干细胞移植护理，让移植患者在家人的陪伴与照顾下接受治疗，大大提高了患者的满意度。这项工作的开展，虽然增加了护士的工作量和院内感染的风险，但护理团队克服困难，加强患者与家属的宣教，落实消毒隔离措施，至今无一例发生感染等并发症。

2018 年 6 月 10 日，刚刚结束高考的少年陈华（化名）在打球时晕倒了。之后，被确诊为"急性淋巴细胞白血病，地中海贫血"。面对突如其来的疾病，他一时间无法接受，孙彩虹护士长主动给予宽慰和鼓励，护士们也对这位少年照顾有加。通过几个疗程的化疗，陈华的病情得到了控制，但护士们发现陈妈妈始终忧心忡忡，交谈后得知陈华父亲早逝，家境贫寒，高额的医疗费让这个本就不富裕的家庭雪上加霜。得知情况后，孙彩虹护士长和护理团队主动筹集善款，帮助他们渡过难关。之后，又与他一起关注高考成绩、填报志愿，一起庆祝 18 岁生日。在得知陈华取得了当地高考第一名的成绩后，血液科医护人员就像自己的孩子中了状元一样激动落泪。陈华的第一志愿是浙江大学，得知消息的浙江大学竺可桢

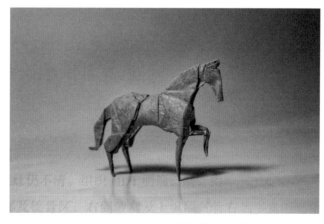

陈华送给孙彩虹护士长的折纸作品

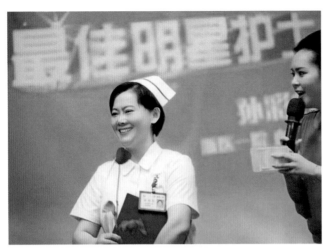

孙彩虹护士长荣获"浙江省最佳明星护士称号"

学院应颂敏副院长和他的同事们两次来医院看望陈华，鼓励他积极面对疾病，早日入学。住院的时候，陈华向血液科的护士们展示着自己的折纸作品，并指着其中一个作品："这只骏马要送给孙彩虹阿姨"。2019年的秋天，陈华顺利就读浙江大学工科试验班，开启追梦的新征程。

孙彩虹凭借扎实的业务能力、对护理事业的无私奉献，获得了病患及社会的一致好评，先后获"浙江省最佳明星护士""浙大好护士"等荣誉称号。

截至2022年6月底，血液科已拥有7个病区，295张床位（其中无菌仓13张）。近年来，血液病学科在金洁主任的带领下积极开展临床试验项目，不断改进血液病治疗方法，攻克了血液病治疗的多个难点。这些项目的开展离不开血液科临床试验专岗护士，是她们为患者精准用药、全面评估、全程随访，才保障了试验安全有序地进行。

血液科盛名在外，吸引了越来越多的患者，疾病种类与日俱增，治疗手段也日新月异，面对新的挑战，血液科护理团队在孙彩虹、金美珍、谢洪琼、杜锋蔚、罗旭霞、汪欣、袁菲、钟成丽、李丹阳护士长的引领下，会继续努力为患者提供最优质的护理服务，将血液科护理团队建设成为专业有精度、服务有温度、学科有高度的护理队伍。

拨开云雾　赏心悦目
——眼科护理史

岁月厚积成书，日月琢磨为笔。浙大一院眼科已书写了近70年的历史篇章，全体眼科护理人员秉着"严谨求实、仁爱笃行"的核心价值观，踏踏实实为患者服务，守护每一双明亮的眼睛。

树高千尺有根　江河万里有源

1952年，在著名眼科专家姜辛曼主任、吴燮灿副主任，任文雄护士长的带领下，浙大一院眼科成立了。在简陋的三层小瓦房中，设置了门诊、手术、病房三个区域。在狭小的病房空间里面，容纳下了78张床位，有时还会加床至100张。巨大的工作量，并没有吓跑眼科年轻的护士们，她们用真诚的笑容接待患者，让他们得到全面的照护。

20世纪五六十年代的眼科患者以老年人居多，当时白内障手术以囊外摘除为主，由于120°的大切口，术后患者需要头部制动，沙袋固定于颈部两侧，纱布绷带加压包扎术眼，整个

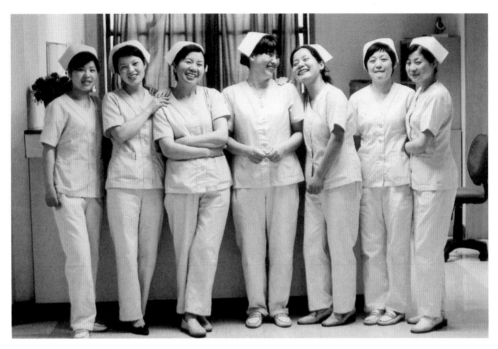

2003年眼科部分护士合影

过程需要护理人员精细护理，严密观察。在任文雄、汪雪云、雷传珠、俞欧莲等护士长的领导下，眼科护理人员在艰难的工作条件下，面对大批量的患者，始终做好对患者的人文关怀、床边护理和饮食护理等工作，并得到了浙江省眼科护理界的肯定，将浙一眼科作为教学医院，以眼科操作技能作为浙江省眼科操作规范标准。

1953年，浙大一院眼科开展了浙江省第一例角膜移植术。任文雄护士长带领护理团队迎难而上，从患者的收治、角膜的贮存、术中的配合、术前术后的护理、出院指导等进行全方位管理，确保患者得到第一时间有效的护理治疗。

新中国成立初期至80年代，浙大一院眼科完成了近万例视网膜脱离手术，占全省该类手术总量的40%～50%，而术后感染率仅为0.5%，这一成绩与眼科护理人员的精准化护理密不可分。

1952—1995年，浙大一院眼科经历了稳定发展的40余年，先后创建了白内障、青光眼、眼底病、屈光等亚专科；护理临床教学体系也得到了全方位的提升，吸引了全省乃至全国众多眼科护士前来进修学习。

1995 年 12 月，中外合资浙益眼科中心成立前期，医院选派陈晓君护士出国进修学习。1996 年 5 月，浙益眼科中心（现庆春院区 8 号楼）正式成立，陈晓君护士长将国外先进的患者教育、人文关怀以及日间手术管理模式引入浙益眼科中心，大大提高了眼科护理的工作效率，1996 年创下了单日 24 小时出入院手术 46 例的纪录。

1996 年，沈晔教授开展了亚洲首例有晶体眼后房型人工晶体（implantabie coll amerlens，ICL）植入术。新技术的开展给护理工作带来了极大的挑战。在胡琴娣、何柳、陈晓君护士长的带领下，眼科护理人借助有限的文献资料，积极探索，不断创新，完善了 ICL 植入术患者的围手术期管理：术前宣教、术中配合、术后眼压管理、用药指导、随访等。在医护的共同努力下，患者取得良好的手术效果。

2000 年，陈晓君护士长撰写的题目为《有晶体眼后房型人工晶体植入术的准备与配合》的论文发表在《中华护理杂志》上，为国内超高度近视矫正手术的护理开拓了新的方向。

2005 年，成立浙大一院城站院区眼科病房；2014 年眼科病房回迁至 1 号楼 10 楼；2019 年成立浙大一院眼科中心，眼科门诊、病房、手术室搬迁回庆春院区 8 号楼。

经历了一次次的变迁以及管理模式的升级，眼科护理团队在专科门诊管理、手术和病房管理上积累了丰富的经验，专科护理能力和学科发展有了长足的进步。

里程碑中的前进脚步

1996 年，眼科屈光组成立。1998 年，开展角膜板层刀 – 准分子激光（laser in situ keratomileusis，LASIK）手术；2014 年，开展角膜飞秒 – 准分子激光（femtosecond laser in situ keratomileusis，FS–LASIK）手术、开展全飞秒（small incision lenticule extraction，SMILE）手术。浙大一院眼科屈光组始终秉承"以患

者为中心"的理念，致力于为大家带来最优质的摘镜体验。浙大一院眼科飞秒激光手术广受近视朋友的欢迎，从半飞秒至全飞秒的转化，离不开强大的专家团和优秀的护理团队。

2005 年开始，裘冬飞等护士参与近视屈光手术配合工作，负责数据计算、机器调试、术前准备等一系列工作。目前，每年近视激光手术量超过 3000 台，护理团队配合成员有 4 名。屈光护理团队负责近视屈光手术的护理、配合等工作，构建信息平台，线上、线下 24 小时为患者答疑解惑。全飞秒激光仪器，设备大，对环境温湿度要求高，护士对待它们，犹如自己的"孩子"，给予了无微不至的养护。

2015 年起，浙大一院眼科陆续吸引了英国、加拿大、肯尼亚等外国友人前来就医，这让眼科护理团队强烈意识到英语对眼科业务发展有着重要的作用。陈晓君护士长组织护士们学习眼科专业英语、日常交流对话等等，建立英语学习群，提升了眼科护理团队成员的英语水平，在多次涉外工作中发挥着重要作用。

眼科护理人员多次在国家、省级学习班上授课、论文交流等，获得了一致的好评，吸引了浙江省内、省外眼科护士前往浙大一院眼科进修、学习，同时也培养了何秋频、周承敏两位浙江省眼科专科护士。

迎难而上　关怀备至

百岁老人刘虎（化名）爷爷，自小失聪、失语，右眼失明，左眼五级核重度白内障，视力只有光感，这种情况下，如何高质量完成围手术期护理，是摆在护理团队面前的难题。护理团队针对刘爷爷的特殊情况进行积极讨论，制订了各种护理计划，实施了个性化护理方案。责任护士通过与患者的肢体接触，并鼓励家属与其交流，缓解刘爷爷焦虑紧张的情绪；手术期间全程守护避免刘爷爷发生跌倒、坠床等安全事件；术后密切关注刘爷爷有无眼痛眼胀不适，给予饮食、活动、用药等宣教。术后第二天，刘爷爷的视力已经恢复到了 0.5。刘爷爷通过家属表达他对浙大一院眼科的感激之情，感谢他们的精心照顾，为自己打开了光明的通道，让自己再次感受世界美丽的色彩。

浙大一院眼科上治百岁老人，下治百天婴孩。

100 天的严小宝（化名）被诊断为先天性白内障、斜视、知觉性眼球震颤。婴儿刚出生后的数月内，是视觉快速发展的关键期，而光线是婴儿视觉发育的重要刺激。而严小宝的白内障像窗帘一样遮住瞳孔区，阻碍了光线进入眼睛，易导致弱视。当务之急是要尽快手术，促进视觉神经功能发育。但给 100 天的婴儿进行白内障摘除术，对麻醉、手术和护理都是很大的挑战。经过眼科、麻醉科、手术室等多学科讨论，严小宝最终在全麻下进行了双眼白内障摘除联合玻璃体切割术。术后，在浙大一院眼科护士们全方面的护理宣教和照护、娴熟的护理操作下，严小宝很快康复出院。

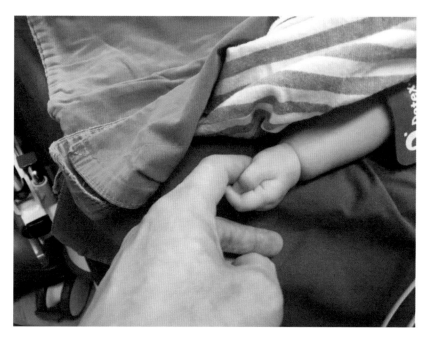

术中严小宝紧紧牵着护士的手

给人以星火者　心怀火炬

公益之路是一种信仰，也是一种力量。无论是雪域高原还是海岛南疆，都有浙大一院眼科护理团队奋斗过的痕迹。

何柳、裘冬飞、项玲玲等多名护士配合医生前往新疆、青海、贵州等省份开展白内障复明工作和眼底手术，并且积极在当地开展护理教学工作。

2020年2月，浙大一院眼科护士陈红主动报名支援武汉抗疫工作。

浙大一院眼科的蓝图是宏伟的，古往今来浙大一院眼科无数儿女都为之奋斗。20世纪50年代至今，先后有任文雄、汪雪云、雷传珠、俞欧莲、寿芬荣、胡琴娣、何柳、陈晓君、李静华、陈晓丹等担任正副护士长。在她们的带领下，浙大一院眼科护理人始终保持着精益求精的匠心、砥砺前行的耐心，认认真真做好"精准"工作，以实干笃行创造了浙大一院眼科的辉煌。

玫瑰之约　让爱延续

——造口伤口失禁专科护理史

人，如果失去了肛门，要怎样生活？

中国每年约新增十万这样的人，他们因各种原因行肠造口手术治疗，他们有一个特殊的名字——"造口人"。由于结直肠肿瘤等疾病的治疗需要，他们不得不通过手术改变排便通道，将粪便通过腹部的人工肛门排出，收集在特制的口袋中。这种特殊的排泄方式有可能伴随造口人的一生。

人工肛门排泄不受意识控制，造口袋需要随时随地佩戴，排泄物可能发生意外泄漏等状况，可能导致术后患者睡眠质量下降、工作学习能力下降、社交能力下降。而护理不当，还可能导致造口相关并发症的发生，也会严重影响患者的生活质量。因此，造口人容易出现焦虑、自卑、抑郁等心理问题，甚至是自杀情况。

造口就像开在腹壁的玫瑰，需要悉心呵护，才能美丽绽放。

在造口专科护理探索之路中，浙江省护理学会造口伤口失禁专委会主任委员钟紫凤一直致力于浙大一院乃至浙江省的造口专科护理发展，她敢为人先，带领护理团队探索先进的护理技术和改良护理产品，减轻了患者的身心痛苦。同时，积极培养专科护理人才，为推动浙江省造口伤口失禁专科护理事业的发展作出了重要贡献。

干在实处　走在前列

20 世纪 80 年代，浙大一院肛肠外科开展结直肠造口术。在当时，国内并没有专业的造口护理工具，为了给造口人提供更安全优质的护理服务，有效减少术后并发症，钟紫凤护士长带领科室成员就地取材，利用橡胶圈和塑料袋，手工制作造口护理用品指导患者收纳排泄物，并探索出了一系列评估和预防并发症的护理措施。这是浙江省最早的自制肠造口护理用品的经验。

与此同时，浙大一院泌尿外科逐步开展膀胱全切回肠造口手术。泌尿造口术后排泄尿液成为当时术后护理的一大棘手问题。章鉴玲护士长带领科室成员摸索、尝试各种临床用物，最后利用避孕套、腰带、塑料圈自制了简易的集尿袋，成了第一代泌尿造口护理用品。

1993 年，杭州造口联谊会成立，挂靠在浙大一院。造口联谊会主要成员包括浙江省各家医院的外科医生、护士、造口人以及造口探访志愿者等。造口联谊会致力于造口手术患者尽快适应手术带来的生活改变，使造口人有归属感，找到寻求帮助的途径。浙大一院是浙江省最早开展造口人科普教育的医院。

1996 年，浙大一院引进国外先进的造口护理产品作为造口人的常规护理用品，降低了造口周围皮肤并发症的发生风险。同时，联合其他医院共同申请将造口袋纳入医保，减轻造口人经济负担。

1998 年，肛肠外科护士长钟紫凤作为浙江省第一人参加了中国造口协会举办的第一期造口护理培训班。钟紫凤护士长学成后，带领肛肠外科护理团队开启了造口人全程护理管理方案的探索和实施：规范造口术前宣教、造口定位、造口术后护理指导、出院后造口随访等；同时，制作图文并茂的护理健康教育资料。浙大一院肛肠外科护理团队构建的全程护理管理方案成为浙江省造口人护理管理模板。

2001 年，在香港造口治疗师学会和香港大学专业进修学院的帮扶下，内地第一所造口治疗师学校在广州中山大学成立。浙大一院肛肠外科徐加鹤主任和钟紫风护士长积极与香港方面联系，举办交流活动，学习先进的护理知识。

2006 年，浙大一院选送副护士长吴金艳远赴广州中山大学进行了为期 3 个月的专业学习和实践，获得国际造口治疗师证书。学成归来后，吴金艳学以致用，将原有的单一肠造口护理逐渐拓展，增加了泌尿造口护理、慢性伤口和失禁护理等。同年，时任泌尿外科护士长王薇带领科室成员将泌尿造口的围手术期护理质量与造口人的家庭、心理、社会支持联系起来，逐步形成一套规范化的泌尿造口护理流程，并举办了第一届泌尿造口联谊会，为泌尿造口人讲解造口知识，提高其自护能力，获得了良好的社会效益。

2007 年，肛肠外科护理团队借鉴国外经验，在门诊楼 5 楼肛肠外科门诊和泌尿外科门诊同区域开设造口伤口专科护理门诊，是浙江省最早利用学科优势挂靠特色专科的护理门诊工作模式。由钟紫风和吴金艳两位护士长坐诊和会诊。开诊初期，门诊时间为每周二、周五，主要服务内容为预防和治疗造口及其相关并发症、造口患者的日常护理管理、慢性复杂性伤口治疗、失禁相关性皮炎处理等，为患者提供专业的造口护理方法和造口用品的使用指导；对患者进行心理辅导，帮助他们在生活、工作、运动、旅游等方面达到最佳状态。

2008 年 5 月，浙大一院造口伤口失禁护理小组成员积极参与救治汶川地震伤员。通过全面评估伤口、选择合适的敷料、认真细致的伤口护理，明显加快了伤员的伤口愈合。

2008 年起，浙大一院造口伤口失禁护理团队每年开办省级、国家级医学继续教育项目——造口及慢性复杂性伤口治疗新进展学习班。2009 年，浙大一院成为国际造口治疗师培训学校的实习基地，把国内外先进的专科护理理念和技术传递给各位护理同道，促进造口伤口失禁专科护理人才培养和学科的发展。

2013 年，浙江省护理学会造口伤口失禁专业委员会成立，钟紫风当选主任委员。2014 年，浙大一院获批成为浙江省造口伤口失禁专科护士培训基地，并承办了首届浙江省造口伤口失禁专科护士培训班。钟紫凤组织拟定培养方案、制定考核规范、完成教材编写、落实授课场地等，开启了浙江省造口伤口失禁专科护理事业蓬勃发展的脚步。潘喆、李卫珍、王飞霞等16名骨干护士获得国际治疗师或造口伤口失禁专科护士证书。

2016年2月，潘喆护士随浙大一院专家组到金华浦江救治失联受伤的3个孩子。潘喆对患儿的四肢冻伤情况进行了全面仔细的评估，并给予专业的护理措施，帮助患儿顺利恢复，避免了截肢。

2016年，浙大一院开设了全国首个"互联网+造口伤口失禁专科护理门诊"，拓展了专科护理的范畴，开辟了国内线上专科护理门诊的先河，从此患者不再受地域限制，通过互联网就可随时进行咨询，并得到专业的指导。同时，造口伤口失禁专科护士通过线上、线下多元化的患者随访管理和医护一体化的随访模式，及时解决了造口患者的生理和心理问题，获得了较高的社会效益。2016年起，造口伤口失禁专科护理团队成员认真贯彻落实"双下沉、两提升"的政策，全面推动医联体建设，前往偏远县级医院进行帮扶，为基层医院带去了先进的专科护理技术，帮扶基层医院开设造口伤口专科护理门诊，使基层百姓在家门口就能享受到省级优质的护理资源，提升了基层医护人员的技术水平以及基层群众的满意度，嘉惠四方。

2020年，王飞霞任伤口造口专科护士门诊部副护士长。伤口造口专科护士门诊部进行全院多院区专项护理服务工作，包括专科门诊、院内外专科护理会诊、参与多学科协作讨论、负责全院多院区伤口造口护理质量管理等。

协助抗疫　严谨求实

抗疫工作开展不久，一线工作人员因佩戴医用防护口罩、护目镜等导致面部器械相关压力性损伤。有专家依据《压力性损伤临床防治国际指南（2019版）》提出，在佩戴防护用具前使用敷料来预防颜面部压力性损伤的发生。医院感染管理部部长钟紫凤和造口伤口失禁专业管理小组组长王飞霞认为，医用防护口罩佩戴的密合度直接影响了对呼吸道的保护效果，粘贴敷料后再佩戴医用防护口罩，口罩和敷料缝隙周围可能存在空气泄漏风险，从而影响防护效果，医用防护口罩引起的颜面部压力性损伤，不能简单地借鉴指南的方法来预防，需要进行密合度测试。

王飞霞利用密合度测试仪，选用水胶体敷料、聚氨酯泡沫敷料、软聚硅酮泡沫敷料共 4 种 9 款敷料，进行密合度和舒适度测试。经反复试用，9 款敷料中有 5 款敷料通过测试。医院立即采购合适的敷料配送给一线医护人员使用，大家使用后纷纷表示效果很好，舒适度得到大幅提高。相关经验在第四届国际专科护士会议上进行了交流推广。

上行下效　护者仁心

目前，伤口造口专科护士门诊部年就诊量约 25000 例次。对出院后的造口患者进行门诊随访、互联网医院随访，年随访量约 10000 例次。

造口伤口失禁专科护理团队勇于创新护理方案和改良护理工具：首创"72 小时治愈造口皮炎法"用于造口周围潮湿相关性皮肤损伤的护理；经脐部阑尾造口行顺行结肠灌洗技术解决了顽固性便秘患者的问题；"简易结肠造口灌洗器"减轻了家境贫困结肠造口患者的经济负担；"泌尿造口集尿袋腿套"为泌尿造口患者社交提供了方便；"插管造口立体式造口袋护理方案"减少了插管造口处感染的风险；设计的"襻式造口支撑装置"克服了目前国内最常用两种支撑棒的缺陷，明显减少了支撑棒在位期间并发症的发生。

2019 年，浙大一院开展国际先进的小肠移植手术，造口伤口失禁专科护理团队拟定并实施了"小肠移植患者造口全程管理方案"，促进了患者术后早日康复，回归社会。小肠移植患者中有较多儿童，为成人设计的一些造口护理用具并不适用于儿童患者，专科护士就自己动手制作或改造造口护理用具。患儿活动时，造口袋易脱落，专科护士王飞霞就测量好患儿的腹围尺寸，亲手缝制造口腰带固定造口袋；小儿哭闹时，腹内压增高，移植肠段经造口容易脱垂，移植肠段有发生水肿嵌顿的风险，专科护士将最柔软的凸面造口底盘反扣于造口上，并用腹带固定，有效预防脱垂的发生。儿童小肠移植造口得到了良好的护理，避免了并发症的发生。

勠力同心　融合创新

截至 2022 年 6 月，伤口造口专科护士门诊部目前共有 6 名成员，其中 2 名国际造口治疗师，4 名浙江省造口伤口失禁专科护士。

2020 年伤口造口专科护士门诊部成立一年多以来，成功申请浙江省卫健委课题 3 项、省级继续教育项目 1 项，授权实用新型专利 5 项，在一级及核心期刊发表护理论文 6 篇；积极参与各项比赛，获得国际专科护士大会论文一等奖、浙江省护理学会举办的案例大赛最佳案例、中华护理学会十佳案例等。

浙大一院造口伤口失禁专科经历了从无到有，从只专研造口护理到造口、慢性伤口、失禁护理 3 个亚专科共同发展，从挂靠优势学科到独立成科服务全院的过程。

伤口造口专科护士门诊部将秉承护理前辈的良好传统，开创浙大一院造口伤口失禁专科护理新篇章。

勇挑重担　勇攀高峰
——重症医学科护理史

时光匆匆　岁月悠悠

从最初 3 张床位的重病室，到 7 张床位的独立监护室，再到如今分布于四大院区，综合和专科监护相结合，拥有 176 张床位的大科室，浙大一院重症医学科已成立近 40 载。这一路，风雨同舟，四季更迭，涌现了一批又一批年轻有活力的重症护理人。

浙大一院重症医学科是浙江省成立最早、规模最大、综合实力最强的学科之一。2010 年，重症医学科成为国家首批临床重点专科；2018 年，重症医学科获批国家发改委和国家卫健委"疑难病症诊治能力提升工程"；2019 年，重症医学科被列为国家区域医疗中心重点培育专科。疑难病收治人数全国领先，是浙江省收治人数最多的一家医院，也是浙江省疑难重症患者救治的集中地。

重症医学科是危重患者的最后一道防线，为医院开展重大疑难手术保驾护航，是保障全院患者医疗安全的生命守护神。而作为护理人中的"特种兵"，重症医学科的护士不仅仅要拥有扎实的理论基础、熟练的操作技术，对于复杂的疑难护理问题必须果断处理到位。随着重症医学科的不断发展和壮大，重症护理人也在不断成长。

星星之火　可以燎原

护理事业创始人南丁格尔在撰文中提到的专门为术后患者设置的"小房间"，便是现代监护室的雏形。

20 世纪 80 年代末，改革开放初见成效，经济发展进入快车道，中外交流日益密切，也推动了国内医学的发展，重症医学科开始进入医护人员的视线中。

1983 年，我国重症医学科领域正处于起步阶段，而浙江省的重症医疗专业仍处于一片空白。浙大一院受到国外重症医疗先进理念的影响，做出创立重症医学科的重大决定。历经两年，于 1985 年在现在的 8 号楼旁边正式成立了一个独立的、综合性质的监护室——心胸外科监护室。由蒋小英、周丽萍任护士长，成立了浙江省最早的重症医学科护理团队。心胸外科监护室创立之初，得到世界健康基金会（Health Opportunity for People Everywhere，HOPE）的支持，为浙大一院重症医学和重症护理的发展奠定了坚实的基础。1988 年，浙大一院选派贺春晓医生、张智英护士赴美国麻省总医院进行 3 个月的进修培训。

心胸外科监护室创建初期，没有专业的 ICU 医生，管理规范、操作标准均没有形成体系，大多数的工作都需要依赖护士。护士们需要管理危重患者，还要熟悉各种复杂仪器的操作，压力可想而知。当时的心电监护仪功能单一，很多监测与评估仍需要护士人工完成，而呼吸机是大家从来没有接触过的，护士们对呼吸机的管理与维护可以说是一无所知。

两年后，心胸外科监护室搬至现在的 3 号楼，扩建成拥有 7 张床的监护室，也正式更名为"重症医学科"，增加了蒋小英、汪晓虹、孙彩虹、包明芳、费凤珍等 14 名护士，除了方强主任和贺春晓两位医生长期驻扎，其余都是各个科室来轮转的医生，真可谓"铁打的营盘流水的兵"。

蒋小英护士长回忆起那时候的护理工作感慨万千，"因为还没有专业化的重症医学科医生团队，大部分时间都是护士独当一面。很多时候，医生在手术台上，无法第一时间到达现场，需要护士进行早期评估和预处理"。

随着重症医学的发展，重症护理也逐渐专科化、精细化。随着床边监护仪、呼吸机、微量注射泵等先进设备的引进，重症监护也更高效、更精准，也让护理人员有更多的时间去监护患者，关注患者的病情变化。在那个年代，没有学习班，没有其他医院的经验可供借鉴，更没有网络，甚至连系统的学习机会都没有，一点一滴的护理经验都是在实践中获得。当时世界健康基金会派了专业的护士，在重症监护室进行为期半年的定点临床指导教学，让当时的重症监护在起步初期就有了较为先进的护理理念。

重症医学科成立之初，并不被广大医护人员认可，那时外科有外科的意见，内科有内科的想法。在各种新想法、旧思路不断地碰撞下，重症医学科不断发展。在蒋小英、周丽萍、李平、孙丽敏、沈长征、沈美亚、杨亦玲护士长的带领下，重症医学科走过了最为艰难的十年。正是因为这十年的艰难摸索和不断累积，重症医学科的各项工作才逐渐走上正轨，一步一步做到全省领先，进而推动全国重症医学科与国际衔接！

长风破浪会有时

经过十年最为艰难的千淘万漉，重症医学科各项制度流程逐渐规范，成为培养浙江省危重症人才的重要基地，承担着浙江省各种危重症患者的诊治工作，是浙江省乃至全国公认的危重病诊治中心。

徐林珍护士长感慨道："近十年的护士长工作，令我印象最深的就是组织业务学习，想尽办法提升护士们的专业能力。手头没有专业的监护书籍，就趁着休息日一家一家书店的找；遇到买不起的专业书，就泡在书店里摘抄知识点，然后再组织大家学习。那时候，有些护士的基础知识都比较薄弱，更不要说非常专业的重症护理知识。"

徐林珍护士长带着所有护士结合临床实际，梳理关键护理问题，整理成册，戏称其为"葵花宝典"，甚至有护士打趣说"一典在手，万病不愁"。徐林珍护士长扎实的理论功底，孜孜不倦的求学精神，严谨求实的工作作风，深深影响着一代又一代重症医学科的护士们，以至于每一个人的口袋里都会有一本写满笔记的"葵花宝典"。

养兵千日　用兵一时

徐林珍护士长分享了一个小故事。2008 年 10 月 26 日几个同事下班后一起去聚餐，突然听到隔壁桌有人呼救。几人冲了过去，快速评估后果断实施了胸外按压、人工呼吸，经过 20 多分钟高质量的心肺复苏后，患者顺利转至附近的医院。原来那是一位扩张型心肌病患者，那天突发心搏呼吸骤停。入院 3 天后，患者顺利拔管，没有发生任何并发症，顺利出院。十年后，患者盛情邀请了当时的几位护士参加自己女儿婚礼，以表感激。回忆起那次的经历，徐林珍护士长说："当时的从容不迫、临危不惧，倚仗的都是这么多年在监护室练就的一身本领。"

20 世纪 90 年代，浙大一院开展了器官移植项目。1993 年，完成首例肝移植；1997 年，完成心脏移植；1998 年，完成活体肝移植；1999 年，完成心肺联合移植；2011 年，完成浙江省首例高难度再次肺移植；同年 8 月，完成浙江省首例由一家单位独立完成的心肾联合移植……

新开展的高难度手术、各种高精尖的医疗设备、未知的术后并发症，对术后监护也提出了更高的要求。

一个监护室护士从新手培养到高手，少说也要三四年的时间。每天晨间交班的"灵魂拷问"，每个月的业务学习，每个季度的技能考核，还有每天"真枪实弹"的临床工作，都敦促着监护室护士的成长。

"三分医疗，七分护理"。很多时候发现病情变化靠的就是重症护理人的火

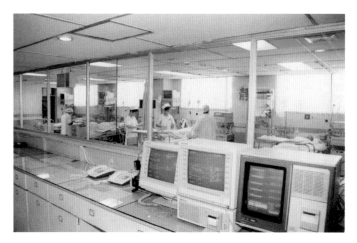

1997年的重症医学科

眼金睛，重症护理人需要眼观六路，耳听八方，在复杂的情况中抽丝剥茧，为医生的决策提供强有力的依据。作为承担着医院教学任务的科室之一，重症医学科秉承着"思想育人、技术育人、实践育人"的教学理念，为医院各个岗位培养了一批又一批的护理人才。同时，重症医学科接收了数千名来自全国各地的护理进修人员，被同行誉为重症医学科中的"黄埔军校"。

扶摇直上九万里

患者的病情瞬息万变，这需要护士极强的评估和专业应对能力。

2010年起，全国重症医学科飞速发展并趋于规范；2010年，浙大一院重症医学科被评为全国重点学科建设单位，这给重症护理的发展带来了新的机遇和新的挑战。

通过借鉴国内外先进的理念、学习相关指南、结合浙大一院的实践情况，卫建华、黄昉芳、陈霞护士长带领重症护理团队以临床需求为导向，进行了一系列探索。针对危重患者，就人工气道无法用语言沟通的情况设计了非语言沟通方式，深受患者好评；针对监护室转运频次高、护理记录有漏洞的问题，专门设计了危重患者外出转运查检记录单，既关注了重点护理环节，提高了工作效率，又降低了不良事件的发生率，在全院范围内推广并沿用至今；开展"监护室日记"的记录形式来填补患者的记忆缺失，促进患者疾病恢复，安抚患者家属焦虑的心情；为促进危重患者早期活动设计的床上多功能锻炼椅，大大降低了监护室获得性衰弱、谵妄、监护室后综合征的发生率……

重症护理团队非常重视危重患者的早期康复。

41岁的新冠重症肺炎患者张山（化名）插着口插管，坐在由重症护理团队自行设计的床上功能椅上，脚踩床边脚踏车，手里捏着握力器在做康复训练，他的身上还带着ECMO。如此危重的患者竟能这般"折腾"，每一位来到重症医学科进修的护士都感到惊讶，可是这在浙一监护室却是常态。为更好地促进患者早期康复，浙一重症护理团队在国内率先推行监护室机械通气患者的早期活动，践行重症患者早期康复理念，没有合适的康复设备就自己设计，积极探索机械通气患者的早期活动，制定了从患者评估、实施方案、过程监护等细则，形成了监护室独特的"运动文化"。

2015年，为了更好地落实同质化护理，规范ICU新护士培训，高春华、冯洁惠护士长组织优秀的师资力量编写了"ICU新护士培训手册"，形成了一套具有"浙一特色"的新护士规范化培训流程。随着仪器和设备迭代、指南和专家共识的不断更新，"ICU新护士培训手册"内容也在保持同步更新，现已更新到第四版。

2010年，浙大一院重症医学科成为浙江省首批成人ICU专科护士培训基地，卫建华护士长及护理团队组织制定培养计划、考核规范、完成教材编写，已培训来自全国的ICU专科护士183名，为重症护理专科护士的培养贡献了极大的力量，把"浙一经验"惠及全国，大大提升了重症医学科的专科护理质量。培训基地获浙江省护理学会2019年"优秀专科护士培训基地"荣誉称号。同时为浙大一院培养了一批技术过硬的专科护士：冯洁惠、黄昉芳、张剑春、翁峰霞、俞超、王辉、万培玲、何玲英等。2019年，卫建华护士长任浙江省护理学会重症监护专委会副主任委员。2020年，高春华护士长带领团队成功申报中华护理学会京外呼吸护理专科护士培训基地，扩大了浙大一院呼吸护理区域影响力，到目前已经招收来自全国各地 11 家医院，12 名呼吸护理专科护士。2021 年，高春华护士长带领团队牵头成功申报浙江省呼吸护理专科护士培训基地，已培训专科护士 30 名。高春华护士长在 2021 年当选为浙江省护理学会呼吸护理专业委员会副主任委员，进一步发挥和引领重症医学科呼吸及危重症护理专科优势。

重症医学科护理团队积极开展重症亚专科护理，形成重症护理专科特色。2020 年，浙大一院重症医学科成为浙江省 ICU 护士 ECMO 专项培训基地，吸引全国近 100 家医院同行来院交流学习。

除了日常工作，重症医学科护士在历次的突发公共卫生事件中承担着重要任务。

2003 年，"非典"席卷全国，重症护理团队徐林珍护士长第一时间申请带队，陈寒春、丁晓红两位护士作为先锋部队冲在战斗的最前线，投身在一线危重患者的救治中。重症救治能力决定着一家医院能否在突发公共卫生事件救治这个"考题"里拿下关键分。

2013 年，H7N9 暴发，护士长卫建华、高春华带领科室护士学习新引进的ECMO 技术，在短时间内迅速梳理流程、掌握技术、总结经验供同行学习，为成功挽救更多危重患者的生命积累了宝贵的经验，为浙大一院取得救治 H7N9 最低全球死亡率的成绩贡献出重症护理力量！

同年，台风"海燕"侵袭菲律宾，护士长卫建华、俞超身先士卒，第一时间加入国家应急医疗队，援驰菲律宾。

2015 年，埃博拉侵袭非洲，高春华护士长成为援非国家医疗队的一员，在国际救治场上留下浙一重症护理人的身影。

2008 年汶川大地震、2011 年温州动车追尾事故、2014 年昆山工厂爆炸事故、2014 年浙江磐安婚礼礼堂坍塌事故、2016 年杭州 G20 期间的医疗保障、2020 年温岭槽罐车爆炸事故等公共卫生事件和重大传染病防控中，浙大一院重症医学科护理团队都贡献了重要力量。

2019 年，新冠疫情暴发。重症医学科护理团队先后派出青年党员护士马青娜、孙春蓉、滕耀华、孙佳、张帅援驰武汉，在武汉的抗疫战场上展示了浙一青年护理人的风采。其间，滕耀华以抗疫为主题，写下一首壮志豪情的《征役书》，内容震撼人心，在网络上广泛传播，获得数百万点击量。浙大一院作为浙江省重症、危重症新冠肺炎患者集中救治定点单位，从接到通知到启动之江院区隔离监护室收治第一例患者，仅用了短短 4 天时间。在高春华、帅琴燕护士长的带领下，百余名重症护理人先后进入隔离重症监护室完成大批量的设备配置、进驻人员的培训，以及院感防控流程的修订。

重症护理团队凭借多年的管理经验和突发事件的应对能力，制定了一系列应急流程和规章制度，为浙大一院创下"确诊患者零死亡，疑似患者零漏诊，医护人员零感染"的成绩作出了巨大贡献。再一次用实践证明，浙大一院重症医学科护理团队是一支拉之能战、技术过硬的精兵劲旅！

2022 年，在上海疫情最焦灼的时候，翁峰霞、金佳家护士长带领赵丹丹、孙佳、周飞飞、翁雯雯、何杨梦圆、郭漳彬、杨展荣紧急驰援。入沪第二天实地走访，火速接管上海浦东新区公利医院和上海第六人民医院临港院区的重症监护病房，共 32 张床位。在援沪的 54 天里，浙一重症护理团队因地制宜完善重症抢救流程、重症患者管理流程，累计收治危重型与重型患者 90 人，其中有 4 例 ECMO 患者。救治患者危重症好转率达 90% 以上，得到了国家重症督导组的充分肯定。

乘势而上千帆竞

发展路上充满艰难险阻的浙大一院重症医学科，迎来了黄金时代。

2007 年 6 月，成立城站院区监护室；2008 年 3 月，成立外科监护室；2020 年 4 月，之江院区监护室开科；2020 年，余杭院区监护室开科。

近十年来，重症医学科护理团队共主持厅局级课题 30 余项，主参科技厅课题 2 项；发表 SCI 论文 5 篇，一级期刊论文 30 篇，核心期刊论文 60 余篇；授权新型实用专利 10 余项；主编及参编专著 9 部；持续质量改进项目，1 项获浙江省持续质量改进银奖，1 项获浙江省医院品管大赛银奖，1 项获第四届亚洲质量功能展开与创新案例大赛一等奖。2013 年，卫建华、俞超护士长参加援菲律宾中国政府应急医疗队，并荣获浙江省政府集体一等功。卫建华护士长还曾获中华护理学会杰出护理工作者、浙江省优秀护士等荣誉称号。高春华护士长曾获浙大好护士、感动浙江团队人物，中华护理学会杰出护理工作者等荣誉称号。潘向滢护士长曾获浙江省优秀护士、浙大好护士等荣誉称号。陈臣侃曾获浙江省抗击新冠肺炎先进个人荣誉称号。

在卫建华、高春华、帅琴燕、潘向滢、黄昉芳、俞超、翁峰霞、金佳家正副护士长的带领下，重症医学科团队将继续书写属于重症护理人的"浙一担当"！

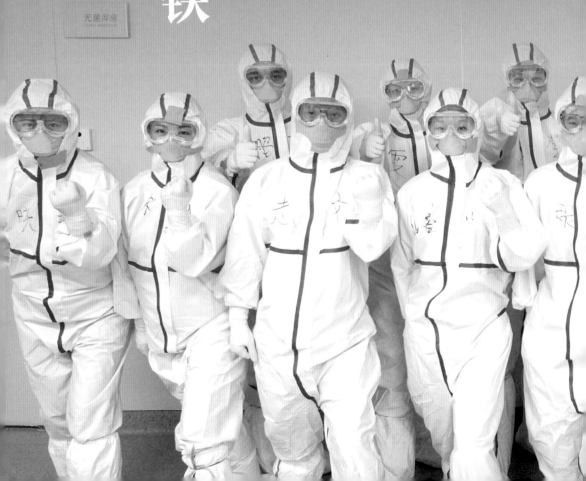

第三部分 雄关漫道真如铁

曾经，在战火硝烟中，南丁格尔手持风灯，照亮了伤员们的生命之路；如今，更多的南丁格尔，他们一呼百应、迎难而上，挽救危难中的人民，肩挑时代的重任。

那一年，地动山摇，千钧一发，他们众志成城，白衣撑起废墟里生命的希望。

那一年，台风来袭，满目疮痍，他们雪中送炭，人道主义的救援温暖劫后余生的菲律宾灾民。

那一年，谈"埃"色变，西非沦陷，他们万里奔波，跨越国界，舍身救护，不负生命相托。

那一年，G20峰会，世界瞩目，他们勇担重责，以精湛的技术为盛会保驾护航。

这些年，他们跨越山海、深入基层，他们心系百姓，以帮扶之力，书写共同富裕的传奇。

这些年，疫情肆虐，来势汹汹，他们白衣执甲，用身体筑起保卫人民健康的铜墙铁壁。

苟利国家生死以，岂因祸福趋避之。没有人能百毒不侵，他们用热血融化恐惧；没有人是生来的勇者，冲锋陷阵是医者的使命。在时代的大潮中，在急难险重的紧要关头，浙大一院护理人始终与国家民族同呼吸，与世界人民共命运。在危难中挺身，于险境中穿行，从无声处突围，与时间赛跑，历经磨难，初心不改，用坚忍、勇敢、智慧向国家和人民交出满意的答卷。

西风烈烈，马嘶雁鸣，起伏的山脉看似不可逾越，但我们心中有嘹亮的号角，眼中有坚定的方向。为人类健康，勇往直前，这一座座雄关，漫道真如铁。

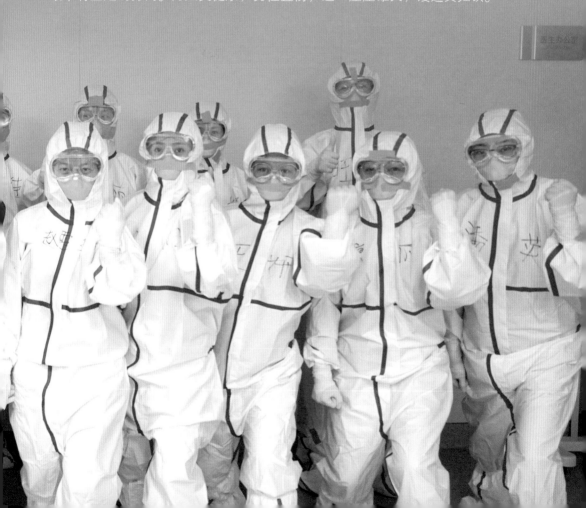

抗击非典　众志成城

　　2002年11月，广东省出现了不明原因的非典型性肺炎病例，仅仅数月，这个被命名为非典型肺炎（severe acute respiratory syndromes，SARS）的传染病在国内乃至全球迅速蔓延，成为21世纪第一种新出现的严重威胁人类健康的传染病。猝不及防的灾难，让我们付出了惨重的代价，但同时也检验了中华民族的力量，而医护人员无疑是这股力量中的核心组成部分。

　　2003年4月19日，杭州市首次确诊了3例输入型SARS病例，立即收入定点医院——杭州市第六人民医院。4月24日，其中两位"非典"患者呼吸严重困难，经专家团会诊后，决定气管插管进行有创机械通气支持呼吸，需要业务能力强的监护病房护士参与指导护理。浙大一院先后派出陈寒春、丁晓红、俞伶、费小芳、徐征三批护理技术骨干前往市六医院支援。

　　2003年4月24日18点25分，陈寒春和丁晓红在接到医院通知时，刚结束一天的临床工作，来不及跟家人解释和道别，简单收拾了行装，便赶到了市六医院报到，在认真听取病情交班后，随即穿上厚重的防护装备进入病房进行紧张的救治工作，此时距离她们接到支援通知还不到 1 个小时。

在隔离病房，每天工作时间是 4 个小时，加上穿脱隔离装备、消毒等步骤，差不多 5 个小时上班时间，看起来工作时间不长，但是工作强度和压力却不小，从基础的口腔护理、皮肤护理、会阴护理到翻身拍背、打针输液、吸痰等，每项护理工作都要亲力亲为。因为防控需要无法使用空调，隔离区内只有一个风扇，贴身的洗手服常常是湿了又干，干了又湿。

除了工作强度大外，心理负担也不小。当时已陆续有医护人员被感染甚至牺牲的报道，面对未知的病毒，陈寒春和丁晓红虽心有恐惧，但是并没有因此而退缩。气管插管的患者需要及时吸痰保持呼吸道通畅，但对于传染性极强的 SARS 来说，吸痰是项复杂又危险的操作，吸痰时患者一个咳嗽动作，飞沫就会外喷，作为直

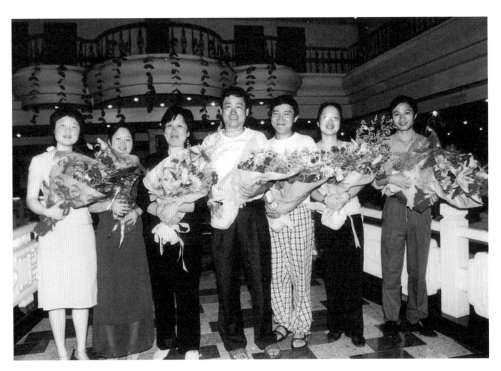

浙大一院第一批进入市六隔离病房的医护人员
从左至右依次为陈寒春、丁晓红、周建英、方强、浦其斌、王捷、陈水芳

接操作者的护士就容易受到气溶胶污染。陈寒春和丁晓红总在患者需要吸痰的第一时间就迅速操作，不会有片刻的迟疑。两位患者在发生病情变化时需要桡动脉置管进行有创血压监测，但是在隔离眼罩的阻挡下，视线模糊不清，无法进行操作，最后她们俩毫不犹豫地取下了眼罩，才顺利完成了穿刺，保证了生命体征监测的有效实施。事后，有同事问她们有无后怕？她们回答，"当时没想那么多，只想着快点把患者抢救过来。" 此外，隔离患者身边没有亲人的陪护，面对疾病和治疗独自承受着身心的双重压力，常常会烦躁不安，陈寒春和丁晓红总是细致耐心地安抚患者，鼓励他们积极配合治疗。

2003 年 5 月 11 日，浙大一院派出了俞伶和费小芳作为第二批支援护士参加市六医院非典隔离病房的抗疫工作，俞伶任"非典"确诊病房护士长。作为浙大一院监护室的骨干力量，俞伶和费小芳除了主动承担病情危重患者的护理任务外，还经常帮助和指导战友。当时呼吸机是使用氧气钢瓶供氧的，使用中要频繁更换氧气瓶，而在更换的过程中要脱开呼吸机，使用呼吸皮囊加压给氧操作，在操作过程中除了患者可能发生病情变化外，医护人员也存在被气溶胶污染的风险。俞伶和费小芳反复演练，改进流程，以最快的速度及最低的风险完成这项高风险的操作。虽然大家已是尽了最大的努力，但三位患者中李大姐因病情严重未能成功救治，参于抗疫的医护们都感到非常的遗憾。

2003 年 6 月中旬，徐征作为第三批抗疫护士出征。她是急诊室的骨干护士，写了 3 次请战书，当时护理部邵爱仙主任找她谈话，因她孩子还小，被问是否需再考虑一下时，徐征坚定地表态仍想参加。她被任命为第三批非典确诊病房护士长。因为李大姐的去世，李二姐悲伤抑郁，时常沉默，而李弟担心出院后的社会舆论以及大剂量激素治疗的副作用，情绪也不稳定。徐征和护理团队常常给姐弟俩做心理疏导，鼓励他们积极面对和珍惜劫后的新生活，在护士们的开导下姐弟俩也逐渐变得乐观。经过大家的努力，姐弟俩终于可以出院了，当时卫生厅还为他们组织了欢送会，欢送姐弟俩出院，也欢送所有抗疫的医护人员，感谢大家圆满完成任务。

在与"非典"患者零距离接触的日子里，院领导也极为关心抗疫医护的工作和生活，院长郑树森、护理部主任邵爱仙、总务科长陈剑秋、监护室护士长徐林珍等都特意赶到市六医院来看望，带来了全院职工对她们的挂念。最令人感动的还是5·12护士节的晚上，杭城的老百姓自发驱车赶到市六医院，让原本人迹罕至的马路排起了长龙，他们开着汽车双跳灯，大家唱着歌，祝福英雄，祝她们节日快乐，祝她们健康平安。

"祝护士节快乐！祝白衣天使们天天开心！"

"向白衣天使致敬！你们是最可爱、可亲、可敬的人！"

"你们辛苦了！谢谢白衣天使！"

一句句祝福，一声声感恩，此起彼伏，令人动容。

除了支援工作外，浙大一院根据当前的严峻形势，也积极部署了一系列的应对措施，将9号楼2、3、4病区改造为隔离病房，收治疑似和确诊患者。俞雪珍护士长接到命令后，率先进行改造工作。首先将原有病房腾空，再根据要求改造

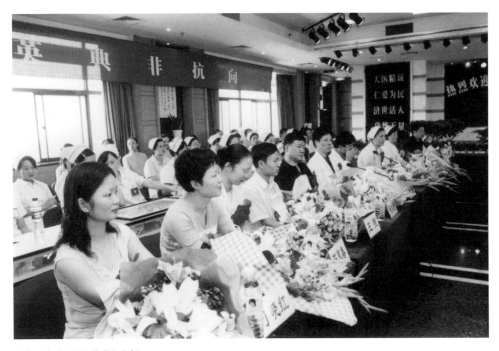

浙大一院对支援医护进行表彰

成隔离病房。俞雪珍回忆这段经历时感慨地说道，"当时她和其他护理姐妹们被隔离在医院整整一个月，以医院为家。印象最深的是当时的消毒方式大多为浸泡和喷雾消毒，每个人的眼睛都被熏得红红的，眼部那种难受现在都记忆犹新，但是大家都没有任何抱怨。"5月份，形势依然严峻，王晓燕护士长接到命令，3楼需紧急腾空和改造，收治患者。改造的前一晚收到医院命令，王晓燕带着护士们准备了一夜，第二天早上6点，护士们带着患者先从病房撤出，搬至10号楼过渡，再将所有病房改造成符合呼吸道隔离要求的隔离病区，物理隔断、物品重新布局、防护物品的准备、人员配置及培训，时间紧任务重，下午16：00左右病房就开始收治患者，同时继续进行改造工作的收尾，改造工作完全完成时已是第二天零点，护理人员已是筋疲力尽，但仍然打起精神开始第二天的工作。

········ 副篇 ········

恪尽职守　无愧于心
——俞伶非典抗疫手记

2003年，"非典"疫情肆虐，作为一名ICU骨干护士，一名老党员，我有义务和责任投入战斗，所以疫情开始时就毫不犹豫地上书请战，等待医院和卫生厅的随时派遣。

5月10日晚上8点，我接到徐林珍护士长的电话，作为浙大一院第二批抗疫人员去市六医院支援隔离病房的抗疫工作。5月11日下午，浙大一院党委书记潘国强等人亲自送我们去杭州市第六人民医院参会，市六医院高炎院长宣布我任第二批SARS病房的护士长。在这个非常时期，我感到了双肩上的压力，这是对我们医院的信任，是对我的考验，我必须尽力去完成任务。会议上各医院选派的医务人员就支援工作提出了各种疑问，我都逐一耐心解答。

5月12日，与第一批战友详细交接班。戴着48层纱布、外加一层

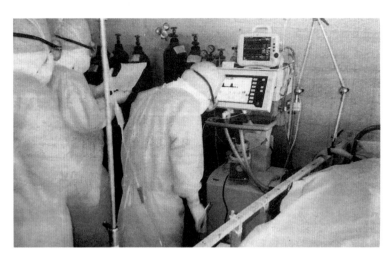

隔离病房工作场景，右一为俞伶

活性炭的口罩，我晃着缺氧的脑袋，强迫自己镇静，透过已蒙上一层水珠的眼罩，审视着每一种仪器、每一个数据，翻阅危重患者之前的记录流程单，排查存在的隐患，思考患者的护理方案。我们的队伍是由来自不同医院不同专业的护士组成，有些护士没有护理过呼吸机支持的患者，有些护士没有接触过人工鼻，专业能力参差不齐，我结合患者的护理需求制定了一份个性化的护理常规，手把手教呼吸机、密闭式管路吸痰、留取动脉血标本等操作。我和护理团队积极查找、梳理存在的安全隐患，和同在抗疫一线的方强、周建英、浦其斌主任等探讨诊疗护理措施，针对性地制定了相关注意事项。在缺氧情况下讲解时间长，我时常感到阵阵恶心、头痛欲裂，但看到护理质量得到了很大的提升时，似乎也没有那么难受了。

卫生厅和医院领导对我们非常地关心，当时卫生厅马伟杭主任和医院领导多次到隔离点附近来慰问我们。虽然不能近距离接触，但我们仍感受到领导们满满的关怀和鼓励，深受感动和鼓舞。

工作的每一天，我们医护一起总结、查找问题、讨论解决办法。记得当时我和呼吸内科马文江主任一起给患者做肺穿刺，取病理标本，那时保护设备简单，要取带高浓度病毒的组织，内心还是紧张的，所幸与马主任配合默契，干净利落地留取了珍贵的标本。那时物资短缺，我们很少提要求，尽量在现有的储备物资中变通。

在大家的不懈努力下，3床李弟停用无创辅助通气支持，2床李二姐脱离了呼吸机开始床上运动和呼吸锻炼……经过一个多月的抗战，我们结束支援工作。在隔离病房的这段时间，团队里也发生各种大大小小的事情，王护士获知爸爸得癌症伤心欲绝，李护士发生针刺伤胆战心惊……

我们相互宽慰，相互扶持走过这段艰苦又弥足珍贵的历程。

白衣抗震　以爱之名

2008 年 5 月 12 日 14 时 28 分，四川省汶川县发生 8 级地震，顷刻间无数的房屋坍塌，数以万计的人员需要救援，大量伤员急需救治。

大地震发生之后，在党中央、国务院的号召下，在浙江省卫健委统一部署下，浙大一院第一时间成立抗震救灾医疗队，以 14 名医护人员为主要救援的第一力量迅速组建赴灾区转运伤员。在护理部主任徐林珍的倡导下，院内各科室护士积极响应，踊跃报名参加，组建爱心病房。

抵达汶川后，转运团队一刻不停，马上进入工作状态，检伤分类、病情评估、紧急处置等，完成了 93 名患者从四川德阳灾区至杭州的转运工作。

干将云集，护理转运团队

转运团队中不仅有处之泰然的"老将"，也有从容自若的"新

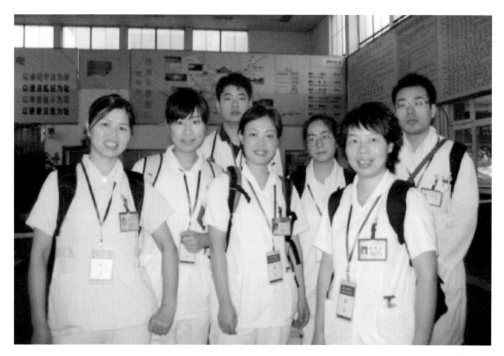

抗震救灾医疗队成员
从左至右依次是：前排（周玉萍、王海苹、陈小群、赵雪红）后排（李彤、郑霞、周冬辰）

兵"。当时赵雪红担任浙大一院急诊科护士长，她主动请缨，并担任转运医疗队的领队。"参加转运工作，是一种本能反应，职责所在，与'英雄主义'无关。"这是赵雪红对待参与公共卫生事件救援的态度。

汶川地震发生之时，综合内科护士长周玉萍主动报名并参与转运工作。回忆当年的转运工作，令她印象最深刻的是转运途中伤员突发急性尿潴留，不适感袭来，难以忍受。周玉萍立即在火车上为患者行留置导尿术，迅速缓解了患者的症状。"这些回忆和经历都是勇敢的礼物。"周玉萍感慨道。

"好的，随时可以出发！"作为一名拥有急诊科 13 年工作经验的护士，陈小群两次前往汶川转运伤员，每次出发前都无比坦然，她说："这只是干了一件很普通的事情，做了就做了"。她回忆道，有一名创伤患者疼痛难忍，她特别关注，一方面通过打止痛针缓解了患者生理上的不适感，另一方面努力和他交流，从职业到爱好，通过交谈不断分散其注意力，以缓解其心理上的不安。

第一次面对公共卫生事件，临危受命。作为第一批前往转运的护士，沈秀兰虽心有不安，但仍义无反顾前往。一名手臂断裂的阿姨给王海苹护士留下了深刻的印象，因为刚刚遭遇天灾，满脸愁容，作为家中唯一的幸存者，她的焦虑和不安充分表现在了她强烈的倾诉欲上。王海苹认真倾听她一遍又一遍地复述自己的遭遇，不断引导患者使这些变成过去。

乘风破浪，爱意扬帆启"杭"

到达汶川时，如何保障伤员在转运途中的安全成了一大难题，这对所有人都是一个重大的挑战。赵雪红利用多年积累的分诊经验，快速有效地评估患者转运风险，特别注意基本伤情判断及气道、呼吸和循环的检查，制订严密的转运计划，充分确保了患者的安全。

转运过程中有一名 88 岁高位截瘫患者，意识不清、生命体征不稳定、无咳嗽反射，考虑到火车长途转运途中受抢救设备不足的限制，转运风险大于获益，赵雪红当即决定将其留在原驻点抢救。同时在初检的基础上进行复检，进一步了解伤情和转送优先顺序，根据评估情况对伤员进行分类标识和分级管理。

由于此次转运路途遥远，转运伤员人数众多，赵雪红带领转运团队对转运各环节进行了周密的计划和详细安排，在最短时间内判断伤情，掌握好转运的适应证，同时转运途中严密监护，及时给予有效的治疗护理措施，关注伤员的身心健康。浙大一院前后共转运两批创伤患者，在长达 30 多小时的转运过程中，所有伤病员均安全转运至目的地，无 1 例发生严重并发症。

沿途治愈悲伤的，是有温度的护理

2 岁半的小吉贤是第一批转运的伤员中年龄最小的一个。他的父母在这场灾难中，一位失踪，一位离世，随行的只有年迈的外婆。漫长而枯燥的绿皮火车里，如何安置小吉贤成了一大难题。沈秀兰如同对待自己的孩子一样耐心温柔地安抚，

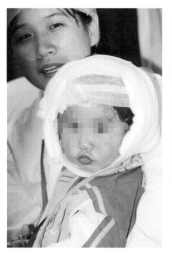
沈秀兰与小吉贤

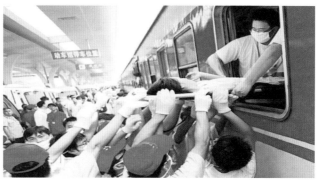
伤员转运

一分一秒也未离开。

5月26日傍晚，下车后的小吉贤躺在沈秀兰怀里，脸上露出了可爱的嘟嘴表情。沈秀兰悄悄将自己的联系方式塞给小吉贤的外婆，告诉她有任何需要都可以随时打电话，把"母亲"对孩子的那份牵绊通过纸条一起传递了出去。抵杭后，小吉贤被送去浙江省人民医院救治，沈秀兰带着自己的儿子去看望小吉贤，看到他洋溢的笑容，她也倍感安慰："希望他能一直健康快乐地长大。"

"爱心专列"，一路温暖抵杭。

"小心点，往上抬！"志愿者小心将担架举过头顶，往车窗里送去；车窗内，医生护士伸手，小心翼翼接过伤员。看似简单的动作，经过了转运护理团队成员的反复培训，避免了搬运途中对患者造成再次伤害。

虽然转运伤员人数众多，但是转运团队始终把患者安全放在第一位，并未有丝毫松懈。团队成员充分利用当地的医疗条件和资源，对伤员进行详细的检查和前期处理，同时还对患者可能发生的并发症制定了处置预案，以便采取相应的措施。上车后，她们在初检和复检的基础上，对伤员实施分类，分类标记怎么做？赵雪红灵机一动，决定在不干胶纸上写上姓名、伤情及转运团队成员的联系电话、家属的联系电话，张贴于伤员胸前，同时也给家属在胸前张贴一张，上面注明伤员姓名、目的地医院及患者的联系方式以免走失。对于无法行走的伤员，提前在卧铺旁边标注所需的转运工具，以避免转运工具使用不当造成二次伤害。为了伤员在列车上的安全能得到保障，震后恐慌的内心能得到安抚，转运团队 24 小时待命，时刻关注危重患者的病情变化，途中用携带的便捷监护设备对患者进行全程监测。面对突如其来的灾难，伤员在慌忙中逃生，倒塌的房屋，亲人离世的噩耗，地震带来的不安和恐惧，随时都会摧毁他们的意志。转运途中医护人员主动提供有关信息，时常与伤员和家属沟通交流，诱导其倾诉，适时鼓励他们自信自强，表达关心，缓解情绪。回杭列车，没有停歇，一路向东。

用爱疗愈，远道而来的家人

5 月 26 日，第一批伤员抵杭。浙大一院提前做好了充分的安排迎接远道而来的伤员，在徐林珍的统筹规划下，转运伤员的人员、路线以及床位事先都安排妥当。除此之外，爱心病房也在人力资源、仪器设备、物资准备及后勤供应等各方面都得到了充分保障。病房里护理人员亲手折的千纸鹤，传达着信念与祝福；床边配备的移动电话，尽可能让伤员的离愁有所寄托。15 号病床的阿姨和丈夫被送到浙大一院，得到了精心的照顾，脸上终于露出了久违的笑意。"真的很感谢浙江人民，很感谢浙大一院的医护人员"。

徐林珍带领科护士长、骨干护士在当时还未启用的新大楼 6 号楼准备好了 2 层病房。骨科病房护士长姜香云预留出一半的病床，组建抗震救灾病房，接收在地震中受伤的患者。5 月 26 日起，骨科病房先后接收了 30 名灾后伤员，护理团队启动应急预案，72 小时连轴转，针对不同的患者给出不同的护理方案，一方面积极促进患者恢复健康，一方面协同精神卫生科对患者进行心理干预。对巴蜀兄弟的浓厚情谊，是用爱疗伤，慢慢抚平他们内心的伤口。浙大一院先后共接受 48 名伤员，最后均康复出院。

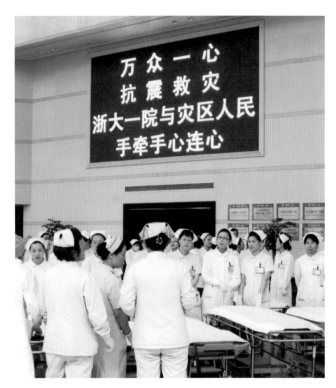

浙大一院医务人员准备迎接伤员

　　浙大一院护理团队，面对突如其来的灾难，反应迅速；面对未知的恐惧、语言的障碍、繁重的工作，沉着冷静。护理团队始终用心护理，真诚慰藉，用义无反顾的勇气和担当为患者带来新的希望。

赴阿布约　医道无界
——记浙大一院应急医疗队援菲之旅

　　随着送行车队的缓缓启动，挂在营地门口的手写"THANK YOU , CHINA"的横幅慢慢消失在我们的视野里，瞬间回国的喜悦被离别的依依不舍所取代。再见，阿布约！再见了，我们曾经为之战斗的土地！ 15 天特殊又难忘的经历如电影画面般一幕幕再次涌现……

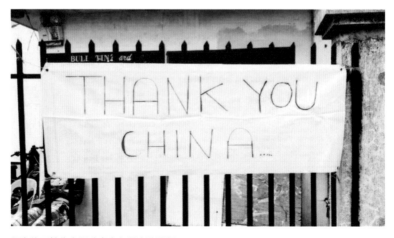

阿布约百姓为中国政府应急医疗队践行

2013 年 11 月 8 日，"千岛之国"菲律宾遭受了近 20 年来最强台风"海燕"的袭击，中部岛屿灾情尤为严重。全世界都在关注着这场天灾。伤亡和失踪人数每天都在增加，通讯、电力、交通几近瘫痪。作为联合国常任理事国的中国，义不容辞地在第一时间筹备救援物资和善款发往灾区，并立即组建应急医疗队。浙江省内数家医院组建了一支由 50 名队员组成的中国政府应急医疗队，浙大一院派出 14 名医务人员，其中护士 7 名，主动请缨承担了此次赴菲医疗救援任务。

艰难征途

医疗队前往菲律宾的过程历经周折。先后经历了准备出发、暂缓待命、紧急动员立即前往。为最大限度地确保救援的质量，应急医疗队携带了大量紧急医疗救援和疾病防控的药品、物资，以及 B 超机、心电图等医疗救治设备，重达 12 吨。运抵机场后，受客观条件限制，经过与航空公司协商，最多只能运走 9 吨物资。如何取舍？医疗队只能将很多打包物资重新拆开，分拣。为了留下更多的空间装医疗物资，医疗队舍弃了部分饮用水。

2013 年 11 月 22 日凌晨，医疗队所乘的包机降落在菲律宾宿务机场。不巧的是，当天菲律宾宿务机场天降大雨，转运的货船是开放式的，仅有的五块雨布根本无法盖住所有的物资。最终所有的帆布盖住了药品和医疗器械，而队员们的携行装备和褥子全部被淋湿了。

晚上 8 点，医疗队携物资坐船开赴台风重灾区拜拜（Baybay），经过一个晚上的行驶，终于到达 Baybay。与想象中不同，BayBay 竟然房屋完好，设施齐全，丝毫没有受灾迹象。领导征求大家的意见并当机立断，要求安排车队连夜深入重灾区，于是在我们陆续乘车到达灾区阿布约，又是一个伸手不见五指的黑夜。正值雨季，大雨说来就来，顾不得舟车劳顿的队员们要抢在暴风雨来临之前，搬运物资、安营扎寨。四周田野里的飞蛾和蚊子也以它们独特的方式热烈欢迎着我们。

连续 3 个晚上熬到凌晨，体力透支已到了极限，最希望能洗个热水澡冲去满

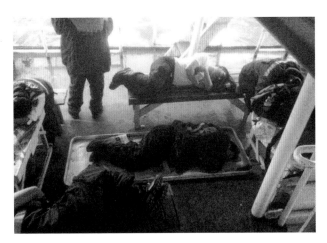

队员们睡在货船上的那一晚

身疲惫，然后再美美地睡上一觉。谁知阿布约因台风早已断电、断水、断通信、断网络半月余，营区附近也没有一股活水。附近南非救援队抢修的小水厂也只在白天才会发电泵水，到深夜早就用完了。这一晚是我们几个采取了有史以来最节水的洗澡方式——用湿纸巾擦拭着满身的黏腻。因最近的厕所离营地也有100米，女生们睡前集体出发解决大小便，此后即便再口渴，也不敢多喝一口水。也许是疲劳过度，在那么闷热的集体帐篷里，就算耳边蚊子嗡嗡，半夜雷声隆隆，暴雨倾盆，也丝毫不影响大家的睡眠质量，都倒头就睡，一觉到天亮，一早醒来才发现床头被半夜从窗户飘进的雨水淋湿了，地上也积起了水洼。

抵达阿布约后，医疗队迅速搭建起一个自己的野战医院，为当地灾民开展包括因灾受伤、常见病诊治以及疾病防控等各方面的救援服务。

医疗工作

这个抢出来的"中国速度"让附近身型彪悍、装备齐全的南非救援队员们纷纷竖起大拇指称赞。11月24日，在空气清新的晨曦中医疗队迎来了第一天的室外开诊，当地百姓早已排成长龙等候着。在短暂的适应后，我们便掌握了就诊步骤，把一切处理得井然有序。菲律宾的百姓友好而热情，非常尊重医务人员，在这里我们又一次体会到了自己的职业价值所在。无论孩子还是大人，只要你们目光接触，他们定然会朝你绽放最灿烂的笑容，懂英语的还会主动和你说"Hello！"。得到帮助的患者和家属在离开之前准会说上一句"Thank you!"这让在异国他乡的我们感动满满，甚是暖心，生活上就算再艰辛都不在话下。26日，我们的生活条件得到了很大改善，入住了一所被台风掀了屋顶的有两层楼的学校。医疗队也正式搬入经南非救援队修葺的卫生院，进一步开展医疗工作。阿布约四周村镇闻讯前来就诊的患者人数仍然有增无减，每日的门诊量都在增加，为此也吸引了一群可爱的承担翻译的志愿者。医疗工作进行得越来越顺利，开展的医疗项目也越来越齐全，诸如超声、血液检查、心电图、清创、手术、孕检等都一一展开。10天的医疗服务让我们更深度了解到，灾情比想象中厉害、环境比想象中恶劣、困难比想象中严峻、缺医少药比想象中更严重……队员们的身体也不同程度出现了日光性皮炎、湿疹、中暑、失眠、便秘、腹泻等问题。但这丝毫不影响大家乐观向上的心态和热情饱满的状态，一群白衣天使就是在菲律宾清澈的蓝天白云下，

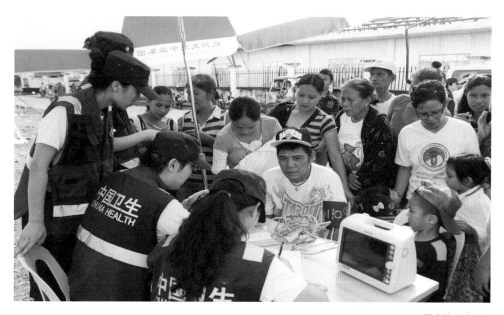

医疗队义诊现场

发扬着高尚的人道主义精神，只为需要的人们带去及时的救助。

后勤保障

那段短暂的岁月里我们几个女生都有过后勤工作的经历。不仅在卫生院里能看见一帮女生熟练的安排着各个医疗就诊环节，而在我们的后方重地——厨房，也能掠过她们忙碌的倩影。因后勤保障的工作须由我们自己来解决，到阿布约后我们成立了炊事班。浙江省人民医院的设备科队员凌磊和浙江省疾病预防控制中心的凌峰被委以重任，成为炊事班的班长和副班长，负责采购、烹饪以及管理后方发电机的运行。而我们两家医院则每天派遣4名护士作为帮厨，负责洗菜、洗碗等。后勤组的工作丝毫不比临床轻松，早起后就得忙忙碌碌一整天。我们几个人要在7点半以前准备好50人的早餐。还要尽可能变着花样更换早餐种类。早餐准备完毕后，又得开始分工合作。一位烧开水，用大锅泡上满满一锅茶水，一位开始收拾厨房用具和清理灶台；另外的两位则开始准备中餐。待队员们纷纷起床、洗漱、进入简短的早餐时间，伴随着叮叮当当的饭盒敲打声后，院子里又恢复一片宁静。女生们开始清理餐桌、打扫餐厅、洗碗、洗菜……中餐和晚餐后勤组需要准备包括志愿者在内的60余人的餐食，所以菜量非常大。条件所限，仅有的两个水龙头都在厕所，我们洗菜、洗碗都得蹲在地上，时间久了，常常腿麻、脚酸。在中国应急医疗队里没有"端着"只有"放下"，哪里有需要，你会做什么，你就去哪里，这也就有了"择菜厅长""捡垃圾司长""电工处长""教授早餐""博士清洁工"的美名。

尽管援菲期间生活困苦，却给我们带来了众多难忘的欢乐和安慰。中国应急医疗队不畏艰苦，不遗余力地拯救生命。我们顺利而圆满地执行了一场史无前例的远投医疗外交。当地的百姓向我们表达他们的谢意中讲到："当我们倒下的时候，你们来了，扶着我们站起来，我们的心里永远不会忘记你们的善举。"短短半月，内心承载的是满满的感动、感谢和感激。此次援菲，让我们深感欣慰的不

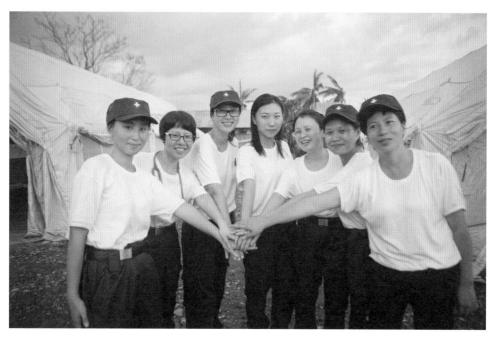

医疗队浙大一院护理成员（左起依次为王萍、陈晗倩、盛迪、张卫宁、俞超、罗洁、卫建华）

仅是职业价值观得到了充分体现，更重要的是我们收获了战友间的患难之情。援菲，我们无怨无悔，让我们拥有了如此弥足珍贵的人生经历。

因援菲医疗队的突出表现，被授予浙江省人民政府颁发的集体一等功。

战埃博拉　大爱无疆

——回望赴西非利比里亚抗击埃博拉历程

2015 年 1 月 4 日，星期天，傍晚，开车送女儿回校路上接到一个电话。

"我是总后的常涛，通知你 1 月 6 日出发到成都集结参加医疗队，赴西非利比里亚抗击埃博拉"。

"为什么不通知医院？"

"我们会同步通知到浙江省卫计委。"

"不是到塞拉利昂吗？"

"现在改去利比里亚了。"

"好的，没问题。"

电话挂了，女儿哭了。女儿问，"妈妈为什么又是你？"不记得一路上具体对她说了些什么，大致意思是有关我是一名护士，这是我应尽的责任之类的，反正是挺空洞的，当时对她毫无说服力，因为那年女儿读高三，面临高考。女儿头也不回哭着走进了学校，看着她的背影，心里有一份深深的愧疚。回到家，跟丈夫说了接到通知的事，同为医护人员的他在疾控中心工作，比我更了解埃博拉的危险和可怕，但他表示："你自己想好，无论你做什么样的决定，我都支持"。

利比里亚是西非一个沿海国家，面积约 11 万平方公里，人口约 461 万，首都蒙罗维亚，被评为"全球最贫穷国家"之一。

2014 年，埃博拉这个可怕的病毒销声匿迹多年后又卷土重来，在西非大地上肆虐。埃博拉病是当今世界上最致命的病毒性疾病，病死率高达 50% ～ 90%，被人们称为"生命的黑板擦"。

"去了，真能回来吗？"其实，所有人心里都没底。

零感染？平安回来？

在那遥远的地方，真能保全自己不被埃博拉病毒感染？

真的能保全自己的生命不被那万恶无比的埃博拉病毒吞灭？

所有都是未知。埃博拉病毒之所以疯狂得肆无忌惮，就是因为它给予人类的皆是未知。尽管我在别人面前保持着镇静，表现出一副"壮士一去不回头"的豪迈，但内心还是非常忐忑，说不害怕连自己都不信。

浙江省 10 位援非人员分别由浙大一院的黄建荣、徐小微、汤灵玲 3 位医生，赵雪红、高春华、卞丽芳 3 位护士，浙江省人民医院的 1 位医生、3 位护士组成。1 月 5 日到疾控中心打了各种疫苗，准备了一些出行物资。1 月 6 日，医院和卫计委分别为我们召开了送行会，飞抵成都。我们首次穿上了军装，编入"中国人民解放军第二批援利医疗队"，这是由解放军总院、成都军区总院、成都军区昆明总院、重庆 324 医院、云南开远 59 医院、上海长征医院、上海长海医院、唐都医院、301 医院等 19 家单位共 154 人组成的大部队，来自地方医院的只有浙江的我们 10 人。

集训 2 周后，包机从成都出发，经停法国机场加油、补给食物等，所有人不能下飞机，1.5 小时后继续飞向目的地，经过了近 20000 千米的飞行，历经 25 小时后飞机终于降落在了利比里亚的首都蒙罗维亚机场。跑道上坑坑洼洼，航站楼是一排低矮、破旧的平房，如果不是亲眼所见，很难相信这就是一个国家的首都机场。

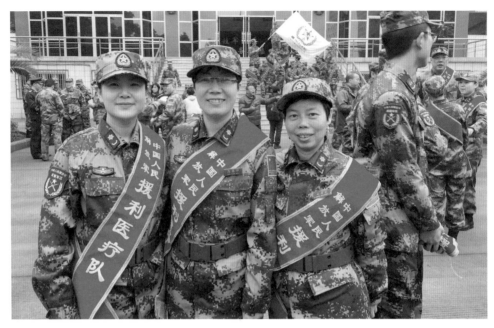

浙大一院援非抗击埃博拉"三朵金花"（从左至右依次为卞丽芳、高春华、赵雪红）

　　从机场出来，维和部队的车队沿着利比里亚全国唯一的一条沥青公路把我们护送到下榻地——SKD 体育馆。公路两边是大片的红土，不时能看到茂盛的灌木丛和疯长的野草乱哄哄地抱成一团。有一些破烂、低矮的房子稀稀拉拉地从窗外闪过，与其说那是房子还不如说是用木棍、铁皮搭建的棚子来得更确切一些，比电影"战狼"里的铁皮房还要简易，偶尔有一幢像样的房子就像鹤立鸡群般伫立在那里，异常夺目。一路上还能看到一些衣衫褴褛的人三三两两在路边卖着饮料和日用品，到处可见各种垃圾，直接铺在地上晾晒的衣服……

　　SKD 体育馆是 1986 年由中国援建的，我们的营地就驻扎于此。因年久失修，看上去有些荒凉，加上埃博拉病毒的肆虐，这片土地就更显得萧瑟。体育场中间的那片杂草丛中有几只白鹭总是在那悠闲地踱步，跑道上的蜥蜴根本不顾及我们这些远道而来的客人时不时地朝我们窜来，还有那些不知名的小飞虫总喜欢在我们耳边嗡嗡作响……体育场的看台下便是我们的寝室，4 ～ 10 个人一间，几张窄窄的行军床靠墙放着，房间内仅有一张用包装箱钉制的"小桌子"，让人有一种废墟之感。这个国家没有自来水厂、没有发电厂，我们日常用的是深井水和医疗队的发电机发的电，所以每天会按时熄灯，"水比油贵"的日子也不再是传说。SKD 体育馆内只有一口深井，医疗队 154 人的饮用水和洗漱用水就都依赖这一口深井，经过过滤后的水只供厨房，洗澡时动作稍慢就会遭遇到刚涂好沐浴露就停水的尴尬。

之前的我无论如何都不会想到，有一天我会到遥远的西非。我对西非的了解，只是从电影、小说中得到的一些零零碎碎的信息，总的感觉就是荒蛮、贫穷、疾病、战乱，还有一点点血钻的神秘。对我来说，西非确实太过陌生了，却因为埃博拉突然间我置身其中。这经度与纬度的跨度使整个人犹如经历了一场时空穿越，从现代文明的社会穿越至古老而原始的部落。尽管做足了心理准备，但这些原本在电视中的场景真实地展现在自己面前时，还是被前所未有地震撼了。

SKD 体育馆对面就是利比里亚中国埃博拉诊疗中心（Ebola Treatment Unit，ETU），ETU 是奉中央军委命令用 1 个月的时间建设完成的战地医院，相隔几百米就是德国的埃博拉筛查医院。医疗队成立了临时党支部，所有重要事项均需通过党支部委员会讨论决定，我作为党支部委员，代表地方医院积极为医疗队建言献策，在制度和流程制定上发挥了重要作用。医疗队分成前方指挥组、接诊区、疑似患者留观病区、治疗病区、医技保障组、感染防控督导组、卫生防疫组、后勤保障组等 8 个组。此次执行任务，给我们反复强调的就是"纪律"二字，医疗队完全军事化管理，一切行动听指挥，作为军人对命令必须无条件服从。我们不能随便离开病区和生活区，以免出现治安事件。每天晚上 9 点集体点名，人、财、物统一管理、统一调度。不管是知名专家，还是普通医护人员，一切均按工作需要进行岗位调整。队员们不仅要会诊治、护理，还要洗雨靴、配制消毒水、帮厨、做保洁、搬运物资、站岗执勤等。救援期间，我们浙江的 10 位队友积极为温州慈善总会牵线搭桥，将温州晚报募集的善款妥善送到埃博拉疫情幸存者和遗孤手中，用善款建造了一座"希望小屋"，使 23 个孩子有了遮风避雨的住所，促成了首次中国民间对利比里亚抗击埃博拉疫情的经济援助。

我们还积极组织埃博拉防控知识培训，监督指导护士、护工做好个人防护，

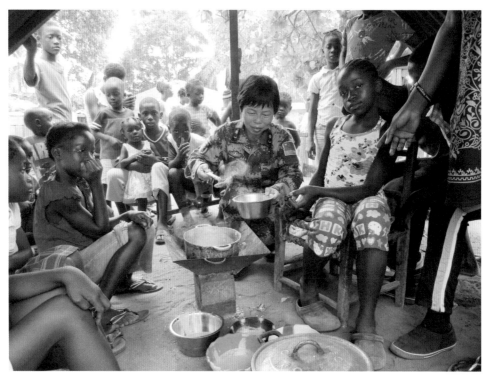

赵雪红在利比里亚埃博拉遗孤院为孩子分发食物

规范患者处置和清洁消毒的流程。卞丽芳为当地老师们详细讲解了参照 WHO 标准的正确洗手方法以及原理,我承担了现场演示的任务,并认真纠正老师们的动作。穿插的有奖提问环节将培训推向了一个个小高潮,而最后高春华、卞丽芳等带来的现场洗手舞则把这次培训的气氛推到了最高潮。我们相信,老师们一定会将正确传染病防控知识传授给更多的学生,把传染病防控理念传播给更多的利比里亚人民。我们先后培训利比里亚医务人员、学校教职员工、当地民众 300 余人次,为当地培养了一支带不走的"防控宣教队",对利比里亚来讲,意义深远。

　　因为感染埃博拉病毒的风险之高,家属探视被严格限制。能行走的患者来到外走廊的窗口,与家人隔着数米之外的铁丝网相互远远地隔空喊话。这是绝大部分患者与家人进行互传信息的方式,因为当地很少有人拥有手机。在救治过程中,病房里来了位 12 岁的小男孩,名字叫 Kalu,因发热、头疼、呕吐,以"疑似埃博拉"

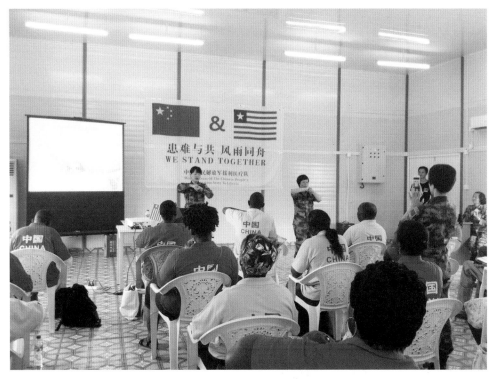

赵雪红（右）、卞丽芳（左）为库帕儿童基础学校教师演示七步洗手法

收入留观区。进入病房看见他的刹那，我清晰地感觉到我的心彻底柔软了。空空的病房中，一个看起来比实际年龄要小很多的小孩蜷缩在床的一角，四肢像芦柴棒一般，显然是存在严重营养不良，眼眶凹陷，惊恐而无助的双眼瞪得大大的，一眨不眨地看着我们，似乎他认为如果他眨一眨眼睛可怕的事情就会发生在他身上一样。他拒绝回答除名字以外的任何问题，我们很难知道发生在他身上的故事，只有从社工处了解到他来自一个埃博拉病患密集的村庄。

我很想在我走出他的病房前给他一个母亲般的拥抱，给他孤独的心灵提供一点慰藉，可是我未能做到，我必须遵守感控规定，因为怕万一发生呕吐物喷溅，于是我只能尽我所能给他一些安慰，希望通过拍拍他的肩膀和握握他的手来传达我们对他的关爱，让他缓解恐惧。

在高温环境里穿戴个人防护装备（personal protective equipment，PPE）意味

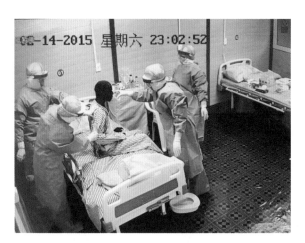

护士给烦躁的埃博拉患者服药

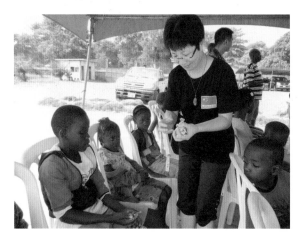

高春华为埃博拉遗孤分发中国带去的糖果

着我们待在病房里的时间会受到限制。在病房时间太长会增加感染风险，督导组即会发出警告，让你退出病房。不能继续给患者提供更多的关怀和护理，会让人感到很无奈和沮丧。当我转身离开病房时，我知道他将继续孤零零地留在一个对他来说完全陌生的环境，空荡荡的病房里没有家人的陪伴，一个孩子不得不独自面对极度的孤独和巨大的恐惧，我不敢想象，也不敢回头看他。

我决定增加进入病房的次数，于是打电话给高春华，让她送一些国内带来的"年货"（大白兔奶糖、巧克力、饼干等食物），汤灵玲用纸叠了一艘小船并用英文写上"Good luck for you！"，不知是谁还送来一只玩具熊猫，我们三人为Kalu再次进入病房。当我们来到他面前，握着他的手，送上礼物时，他终于腼腆地笑了。

那一年，在那遥远的国度，我们以一种纯粹的状态践行着医学和护理的神圣。

赵雪红

.... 副篇 ....

一封来自利比里亚的家信
（该书信被编入中小学生爱国主义教材）

儿子，妈妈过几天就要去利比里亚啦。这几天频繁地接受各种培训和思想教育，感受颇多。

这几天妈妈真的从心底里爱我们的国家。平时在喊我们要爱国家，爱集体的时候真的没有太多感受。在我即将踏出国门的时候，妈妈的感受真的越来越强烈！我们这次要去的利比里亚是西非一个非常小的国家，面积只有我们浙江省那么大小，因为政府的夺权，这个国家前几年结束了多年的内战，百废待兴，人民生活穷苦。因为国家穷，培养不了很多的医生，缺乏防护用物和知识，再加上黑人朋友崇尚自由的生活习惯，埃博拉病毒很快在当地流行，死亡人数剧增。所以，祖国的强大繁荣才可以让我们生活幸福安康！

国家的强大需要每一个国人的奉献。这次的援利抗埃是国家领导，习近平主席下的指示，要彰显中国有责任有担当的大国形象。当然，最危险的地方一定有我们最可爱的人：解放军叔叔的身影。第一批的人员2个月的援助时间已经到了，这次是去轮换他们，妈妈参加浙江省医疗队，编入解放军的队伍。因为中国强大了，也要发扬互助互利的精神，帮助困难的利比里亚。人与人之间如此，国家与国家之间也一样。再说说解放军叔叔，因为爸爸以前是军人，所以妈妈感受更深。一句话，此次任务艰巨，责任重大，同时也是使命光荣。妈妈之前其实也觉得心里有点害怕，毕竟可怕的病魔可以夺走人的生命，明知山有虎，我们为什么还要往虎山行？几天学习下来，妈妈觉得没那么可怕了，只要正确地做好防护，科学地应对，一定可以安全回家的。妈妈觉得能够参与其中，与解放军叔叔并肩奔赴利比里亚这个没有硝烟的战场，深感无比的自豪。人总要有点精神的，儿子，以后万一碰到点困难或危险，你勇敢与坚定的选择，妈妈一定也会支持你，引你为豪！害怕人人都有的，但有些事总要有人去做。儿子不要去问为什么不是别人，一定要是我的妈妈。其实别人也在问相同的问题。妈妈去了，别的妈妈就可以不用去了，没什么好纠结的，我亲爱的儿子，以你妈妈为豪吧！

白衣天使真是好样的。你与爸爸经常会说你们医院、医生、护士哪里哪里不好，妈妈其实心里挺难受。既然选择了这个职业，妈妈真的很想把它做好。至于为什么现在这么多人痛恨医生护士，妈妈也好无奈！但是妈妈觉得，无论是传染病的流行比如你出生那年的"非典"，这几年的禽流感还是现在的埃博拉，还有工作中无数的抢救与治疗，不管多危险，我们从没有考虑太多，加班加点，顾不上吃饭睡觉，都是出于心中对这份工作的热爱。儿子，你现在可能还不能理解，等你长大了，一定也会理解妈妈的！

任何时候团结合作都是工作制胜的法宝。这几天妈妈来到成都，150多人组成的医疗队，有医生、护士、药师、检验师，更有司机、厨师、通讯员、翻译、防疫员。我们编成指挥组、留观组、治疗组、防疫组、保障组。大家互相帮助，交叉管理，每个人均是此次任务的重要一员，少了谁都不行，谁被感染了就是全队没有完成好此次任务。儿子，个人的能干不是真正的能干，发挥成员们各自的优势，这个团队就可以发挥"1+1＞2"的能力。妈妈在这里已经感受到了团结就是力量这句话的含义。

儿子，临近期末考了，妈妈离开这么长时间，最放心不下的就是你，不过从这学期开始，你的独立与自我管理能力真的进步了很多，妈妈打心眼里高兴：儿子长大啦！明年就要小升初啦，一定要努力哦！写了那么多，最后还是祝儿子天天快乐！妈妈永远爱你！也会每天每天想你！

高春华

抗禽流感　赢新佳绩
——9号楼禽流感战疫纪实

　　SARS过后，我国加大了对传染病防控体系的建设，浙大一院9号楼也因此而改建，1楼、2楼设置感染科门诊，3楼、4楼设置感染科病房，5楼是浙江省首家标准建设并投入使用的负压病房，用于收治高传染性并以空气传播为主的疾病，也同时成为浙江省新突发传染病救治中心。

　　2013年4月初，杭州出现第一例不明原因呼吸道感染患者（之后，该患者被确诊为浙江首例H7N9禽流感患者），被收治于浙大一院感染科9号楼负压病房。浙大一院院长郑树森院士迅速组建领导小组，成立由李兰娟院士领衔的救治专家团队。护理部主任冯志仙指派管理经验丰富、临床能力卓越的急诊科赵雪红护士长进驻9号楼坐镇指挥，徐燕、徐敏护士长与10余位团队成员接到指令进入负压病房，监护室护士长卫建华、高春华协助徐燕负责临床管理，徐敏负责物资管理。疫情暴发后，患者人数越来越多，浙大一院作为浙江省救治中心，承担了全省危重症患者的救治工作。随即，全院遴选有重症监护经验的护士组建救治梯队，根据患者人数及病情，逐批进入 9 号楼，按 ICU 小组排班模式，做好患者护理工作，共有 160 余位护士陆续加入到这场"战斗"中。

前期比较突出的困难是护理人员来自不同的科室，对现有环境不熟悉、护士间合作不默契、工作习惯不一致、防护意识欠缺。针对这些问题，赵雪红带领护理团队迅速修订了符合当时客观情况的各班工作职责、工作流程、应急预案，梳理了针对禽流感的传染病相关知识点，组织对预备梯队成员提前进行培训、考核，必须合格后再上岗。护理采用 8 小时工作制，每班一位护理组长，负责护理质量的现场把控和指导。每一个制度、每一处细节都落实到位。这为之后的疫情保卫战打下了良好的基础。

回忆起首例浙江 H7N9 禽流感患者，徐燕依然记忆犹新："2013 年 4 月 2 日 13 时许，68 岁的患者杨大伯被送到 9 号楼负压病房。当时，他高热、呼吸急促、心率快、血压低。"医生、护士、呼吸治疗师迅速集结，各司其职。专家组评估病情，下达采取抗病毒、抗休克、纠正低氧血症、防治多器官功能衰竭（multiple organ dysfunction syndrome，MODS）和继发感染、维持水电解质平衡等综合措施的医嘱；责任护士立即予以心电监护、氧饱和度监测、动脉置管持续有创动脉血压监测、按医嘱执行治疗；呼吸治疗师负责调整呼吸机参数。4 月 3 日，该患者被确诊为浙江省第一例人感染 H7N9 禽流感病例。徐燕又说："杨大伯心肺功能很差，只要稍一变动体位，心率就会骤升，血氧饱和度下降，痰液又非常多，经常响起呼吸机报警声。严重的感染、心功能不全、容量失衡随时都会把杨大伯拖向死亡的深渊。因为考虑到病毒的传染性，吸痰时会加用面屏，使用密闭式吸痰管。当时的密闭式吸痰管偏粗硬，每次吸痰都是一次技术和时间的考验，需要稳、轻、快。团队制订了周密的个性化的护理计划，并根据各种指标变化，采取切实有效的护理干预措施。"

经过整整 37 天的全力救治和悉心护理，杨大伯终于成功脱机。出院的那一天，因为曾经气管插管的原因，他的声音略带沙哑，"我虽然看不到你们的面容，但

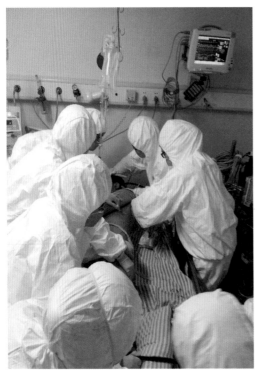
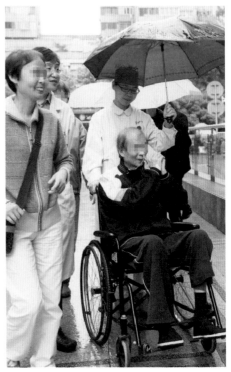

医务人员妥善安置禽流感患者　　　　　　　杭州首例禽流感患者出院

我能分辨出你们的声音，在我最痛苦的时候，是你们一直陪在我身边……是浙大一院给了我重生的机会，我们不是亲人，胜似亲人呐！"

又一个新的早晨，9 号楼负压病房 5 床，正围站着禽流感救治组的医生、呼吸治疗师、护理团队成员。患者是体重高达 120kg，年仅 33 岁的刘先生。患者机械通气纯氧模式下，氧合指数持续下降，专家组决定实施 ECMO 治疗，为患者心肺功能的恢复创造了一个宝贵的时间。一接到医嘱，护理组立马分工合作：一组准备用物；二组安置患者体位，协助配合医生。护士监测血气、凝血功能等指标，将患者酸碱平衡、氧和二氧化碳分压、血红蛋白和血小板、凝血功能等数值稳定在合适水平；密切观察各个穿刺点的出血情况、瞳孔情况，气道分泌物以及小便情况；接班前用手电筒照射 ECMO 运行的管路，观察有无血凝块，管路固定情况，管路有无弯折情况。第二天，专家组果断应用"四抗二平衡"策略，运用李氏人工肝清除"细胞因子风暴"，人工肝治疗团队每日熟练地操作 - 评估 - 装机 - 预冲 - 上机 - 参数调节 - 下机 - 记录流程，责任护士密切观察和早期识别并发症。除疾病护理之外，重视特殊感染防控，实行最细致严格的消毒隔离措施。每日接班前要用消毒湿巾擦拭各个仪器，严格执行手卫生，实施标准防护。经过 30 余天的精心救护，患者相继成功拔除人工肝管、超滤管、ECMO 置管，最后在患者生日那天成功拔除气管插管。

当时 5 楼示教室里面整整一面墙上都是护理团队为每一位患者制作的病历信息表，每天早晚各有一次例行的多学科团队协作查房。救治组专家讨论后，为每一位患者调整个性化治疗方案。护士长、护理组长会参与病例讨论，列出每一位患者的护理要点，讨论结束后即床边护理查房，把指导建议清晰地传达给每一位责任护士。每天徐燕护士长都会穿戴好 N95 口罩、防护服、鞋套、眼罩、双层医用手套等防护装备进入隔离病房，她的身影穿梭在病区的各个角落，病情、化验指标，呼吸机、ECMO 等各个装置的安全性能、参数，她都了如指掌，就像一个上满弦的时钟，忘我地工作着，哪里有需要，哪里有危险，哪里就有她的身影。"负压病房是临时成立的，100 多位护士都是从各个科室临时调配过来的，患者病情危重，护理压力大，我必须要确保患者和护士的安全。"为了全力抗击 H7N9 禽流感疫情，她以医院为家，科学合理地安排一线工作，亲自检查医务人员各项培训效果、病房消毒质量等指标。

就这样，护理团队从最初临时召集的应急队伍发展为团结协作强、梯队合理、业务精湛的"硬核"护理救治团队。战"疫"期间，护理团队配合医疗团队创新性应用李氏人工肝技术、ECMO，为器官衰竭患者赢得了宝贵的抢救时间。疫情最高峰时，病区同一天有 7 位患者同时使用人工肝、ECMO、呼吸机，这样的救治场景在国内罕见。在大家的努力下，浙大一院收治的患者病死率远远低于全国平均水平，向全省乃至全国展示了浙大一院在重大公共卫生事件中的护理力量。

　　无论是SARS、禽流感，还是新冠肺炎疫情，在重大突发公共卫生事件面前，他们总是迎难而上，恪守己责，砥砺前行。

尖兵领雁　护航G20

2016 年 9 月，二十国集团领导人杭州高峰会议（Group of 20 Hangzhou Summit Meeting，G20 杭州峰会）在杭州成功举办。浙大一院作为 G20 杭州峰会定点保障医院之一，负责对峰会参会代表、媒体记者、工作人员等人员的医疗保障工作，承担发生传染性疾病、化学中毒等突发公共卫生事件的医疗救治工作。

医疗保障是保障峰会成功举行的重要一环。自 2015 年 12 月起，浙大一院护理部根据浙江省卫计委及医院关于 G20 峰会的工作部署启动工作。在护理部主任陈黎明的带领下，由章梅云副主任开展 G20 峰会就诊护理人力资源的组织分配，邵乐文副主任负责院内日常护理安全与质量保障。

护理部成立了由 15 名护士长组成的专项工作小组，定期召开了以 G20 峰会专项工作为主题会议，本着"想到最坏，做到最好"的思路，重点开展了突发公共事件、急救技能、服务规范、英语口语等岗位练兵和多形式的专项培训，以确保 G20 峰会医疗保障万无一失。

护理部 G20 日常及应急工作部署

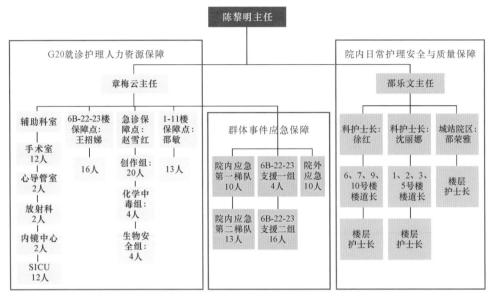

G20日常及应急工作部署

护理
教育

G20护士系列培训

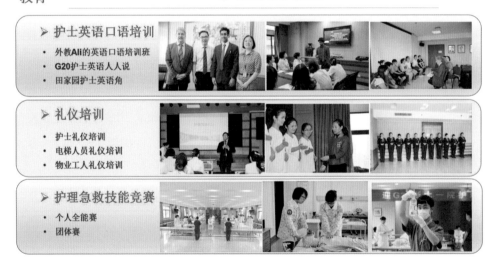

➢ 护士英语口语培训
- 外教Ali的英语口语培训班
- G20护士英语人人说
- 田家园护士英语角

➢ 礼仪培训
- 护士礼仪培训
- 电梯人员礼仪培训
- 物业工人礼仪培训

➢ 护理急救技能竞赛
- 个人全能赛
- 团体赛

G20护士系列培训

力学笃行　蓄势待发

为提高护士整体素质，打造国际化医院护士形象，为 G20 峰会做好准备，护理教育中心多次邀请专家为全院护士进行护士礼仪的系列培训，除对站姿、微笑、指引等方面进行培训外，还对 G20 峰会各国基本礼仪进行了重点指导。礼仪培训后，护理部组建了 G20 护理礼仪队，遴选出 20 位体貌端正、气质佳、英语口语能力强的护士作为 G20 礼仪服务队员。她们在保障工作中展现了浙大一院护理人员彬彬有礼、大方得体的美好形象。

自 2015 年 11 月 16 日开始，国际交流办和护理教育中心组织了英语口语培训，邀请了外籍教师为临床护士培训护理专业英语口语，每周两次。经过几十期的

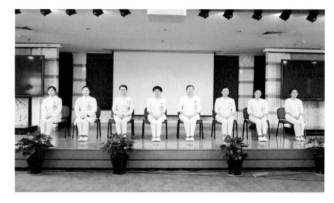

礼仪培训

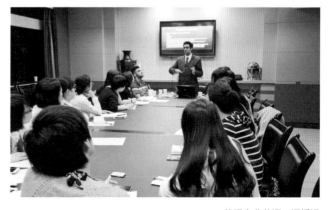

护理专业英语口语授课

培训，浙大一院护士护理专业英语口语的整体水平明显提高，从中选拔出的 G20 医疗保障护士和志愿者均能用流利的英语与外宾进行沟通。

此外，为方便全院不同英语层次的护士都能主动参加英语的学习，护理教育中心和宣传中心联合制作了英语口语专题栏目——"G20 护士英语人人说"，讲授 G20 峰会背景知识、国际礼仪培训、国际英语、应急安全及自护教育等，每周 2 次在微信公众平台"浙大一院"和"浙大一院护理教育中心"上发布。外籍教师轻松、幽默的授课风格增加了英语学习的趣味性，吸引了越来越多的护士利

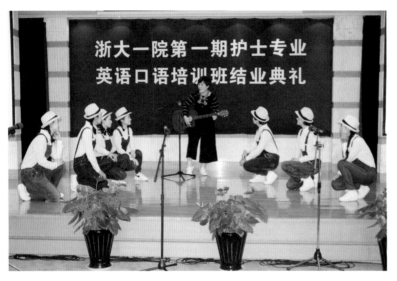

专业英语口语培训班学员英语秀

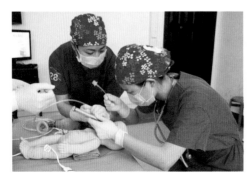

迎G20浙大一院护理急救技能竞赛

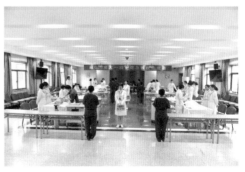

用业余时间主动学习英语。工作之余，每周一次的"田家园护士英语角"活动，氛围活跃，一时间"英语角"掀起了全院护士学习英语口语的热潮。

大型赛事的急救工作是医疗保障的关键。护理部为提高护士临床思维能力和综合抢救技能，组织全院各科室进行护士急救案例应急演练培训，将各专科特点结合娴熟的急救技能和温馨的人文关爱通过临床案例展现出来，并举行了"迎G20峰会浙大一院护理急救技能竞赛"，通过竞赛的方式选拔出优秀护士组建保障团队。

至臻至善　择优选拔

G20峰会是国际性会议，社会影响力大，医疗保障队员在选拔任用上绝不能含糊。为选拔出优秀的保障护士，护理部经过多次严格选拔，最终遴选出政治素质过硬、业务技术精湛、外语水平出色、综合素质优秀的骨干护士396名，其中院外驻点保障护士25人，备用保障护士20人，护理精英队30人，护理应急小组53人，院内保障护士团队277人。

未雨绸缪　统筹全局

"各部门请注意：接到G20医疗保障任务，一名胸痛患者将于10分钟后抵达我院，立即启动G20应急预案。"随着指挥中心一声令下，急诊科、心内科、检验科等相关部门立即响应，各岗位人员迅速进入备战状态。

这是由医务部、护理部、干部保健中心等部门联合进行了多次的G20医疗保障应急模拟演练。演练后各部门负责人共同分析存在的问题，持续改进，优化具体方案。在创意上下功夫，在细节上出亮点，即使是院内一条看似寻常的就诊线路，也力求做到最便捷，最畅通，用时最少。护理团队始终坚持标准最高、速度最快、作风最实、效果最佳的要求，严格按照时间节点，密切配合各项工作保质、有序推进。

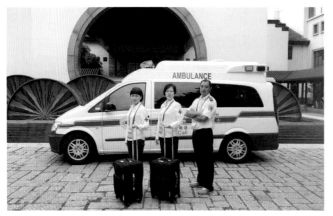

救护车保障现场

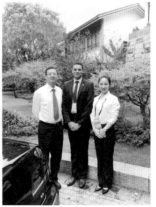

埃及代表团宾馆保障

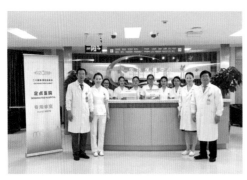

院内G20保障门诊

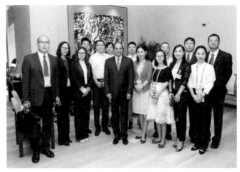

护士沈佩儿等保障人员与埃及总统阿卜杜勒·法塔赫·塞西的合影

　　根据医院整体部署，除了保障日常工作的正常开展，各科实施网格化管理。科室设立负责人和联络员，责任到人，排查设施设备、各类人员、信息网络等各种安全隐患，发现问题及时上报相关职能部门进行整改；由19位护士长组成的护理巡查小组，实行区域包干，每日环境检查，发现问题及时与相关楼层负责人联系，及时整改；各科落实6S管理，就医环境进一步提升。

　　峰会期间，396名护理人员分别在主会场、分会场、救护车、院内急诊、院内保障门诊、院内保障病房等场地提供24小时保障服务。院前急救指挥调中心由十余名能流利使用英语沟通的护士长组成，她们指挥、协调各部门各科室人员的及时调配，保证第一时间各部门的无缝对接。

护理各保障团队与各部门同心协力，出色地完成了 G20 峰会医疗保障任务。峰会后，美国团队代表给浙大一院送来了两枚总统徽章，俄罗斯团队代表也送来了礼物，他们一致评价浙大一院在医疗保障过程中展现出国际一流医院的水准。南非总统医疗官在回国前专程回访感谢，希望能引进浙大一院的优势医疗技术到南非生根发芽。

章梅云回忆起那段日子，万分感慨。G20 峰会属于国际型高规格会议，其医疗保障任务对每一位护士的技术和应急能力来说都是一次重大考验，同时还需具有大局观和人文意识……让她甚感欣慰的是浙大一院有一支无私奉献和高专业素养的护理团队，面对重要任务时，不畏困难，全力以赴。

.... 副篇 ....

G20的西湖回忆

G20 峰会已经完美落幕，作为峰会核心医疗保障人员中的一员，很是自豪。

1 月 26 日，杭州市 120 急救中心组织全体参与峰会医疗保障的人员进行了第一次急救培训。培训的专家有好几位来自北京，其中有曾经参加 2008 年北京奥运会开幕式医疗保障的总指挥。组委会组织第一次培训距离我做完手术刚好半个月。一天的培训结束时，伤口开始隐隐作痛，虽然疲惫，但却被更大使命感和责任感包围着，也许这就是所谓的"痛并快乐着"吧。随后，我们陆续接受了礼仪培训、英语培训、美国心脏协会（American heart association, AHA）的基础生命支持（basic life support, BLS）培训等。

经历了各种培训之后，就进入了模拟实战演练阶段。我们核心成员组经历的演练是最多的，参与保障演练 8 次，其中有 5 次是在凌晨交通管制后进行的，结束时东方已露出鱼肚白，清冷的风吹过安静的道路，西湖和杭城如睡美人一般宁静祥和。

　　记得那次在西湖游船上演练脑血管意外的急救，需要通过应急小船将患者转运至岸边的救护车上。那天，我角色转换扮演患者，躺在担架上被稳稳地抬起。过船的时候因为平躺视线受限，双手不由自主地去抓担架的扶手，小船上放担架的位置很小且固定，落架时不小心手指被夹。我们也因此发现了又一个安全隐患，提醒抬者放下担架时，必须确认患者双手放在胸前，避免手指受伤。实践出真知，通过不断的推演和实地演练，我们完善了救护流程，将每一个细节做到极致，以确保患者安全。

　　保障的第一天，既紧张又兴奋。保障的第一站是晚宴现场，能带

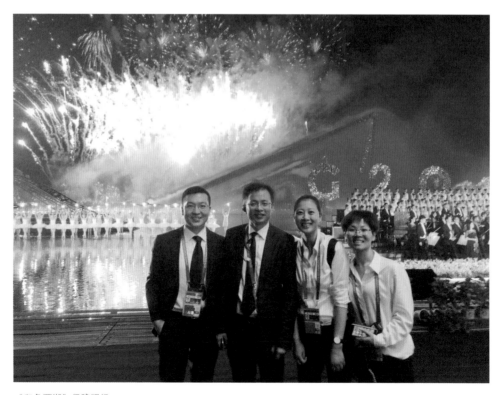

"印象西湖"保障现场

入的东西不多，经过精简，我们最终带着"小型 ICU"包括血压计、耳温枪、血糖仪、心电图机、自动体外除颤仪（automated external defibrillator，AED）气管插管箱及其各种抢救药物进入了晚宴医疗保障点，并圆满完成了保障任务。继而转战游船，以往电视里才能看到的各国元首的面孔如此真切地出现在眼前，当普京总统向我们点头示意微笑时，就像做梦一样。我们在"印象西湖"文艺演出时继续坚守岗位直到任务完成。绚烂的烟花绽放在美丽西湖的上空，标志着 G20 峰会取得圆满成功，我们也圆满完成了使命。

凡事预则立，不预则废。G20 峰会医疗保障任务的圆满完成也验证了这一点。参与 G20 峰会的保障工作，是医院强大的医疗实力的见证，是浙一护理人的光荣勋章。我相信，那些风雨里的奔跑和坚守，那些汗水里的磨练和备战，将成为我们一生珍贵的回忆。

徐小宏

2016 年 9 月 20 日

直面新冠　勇担重责
——浙大一院护理团队抗击新冠肺炎疫情实录

　　2020 年新年伊始，新冠肺炎疫情席卷全球，给全人类的健康造成了巨大的冲击。浙大一院作为浙江省收治危重症新冠肺炎患者的定点医院，承担着全省危重症患者的集中救治任务。面对复杂、严峻的疫情态势，浙大一院护理团队迎难而上、勇担重责，坚守在疫情防控的最前线。截至 2020 年 4 月，累计投入 411 名护士参与临床一线抗疫工作，其中包括驰援武汉及意大利的 5 批共计 115 名护士。浙一护理人在疫情防控的战场上洒下了血汗，为浙大一院"确诊患者零死亡，疑似患者零漏诊，医护人员零感染"的奇迹作出了巨大贡献，为打赢疫情防控阻击战交上了一份优秀答卷。

科学部署，以"浙一护理速度"演绎生死时速

　　新冠肺炎疫情暴发之初，在院长助理、护理部主任王华芬的带领下，护理部第一时间响应，充分发挥纵向指挥、横向协

调的运作职能,合理配置救治及护理人力资源,高效推进院内发热门诊、隔离病房、ICU等集中救治工作及危重症转诊收治工作;成立培训考核、管理督导、心理援助、后勤保障、报道宣传5个防控专项工作小组,统筹保障防控工作可持续运行。

突发疫情应对,人力资源管理至关重要。护理部副主任邵乐文以新冠肺炎疫情实际需求为导向,组建护理人力资源梯队,调整护理人力资源管理组织架构,形成护理人力资源的闭环管理。根据全院各病区护患比,结合护士意愿,遴选工作能力强、身体素质较好、家庭支持的病房护士、监护室护士和其他特殊护理岗位护士,组建应急护理人力资源梯队,做到其人善用,用则成效。护理部前后派出刘烨、潘向滢、羊炜霞、鲁建丽等共5批合计114名护理人参与驰援武汉,王晓燕赴意大利指导抗疫工作,赵雪红、高春华、徐燕、徐敏、俞伶、郑建红、盛迪等共计387名护理人员坚守院内抗疫一线。

护理部迅速组建护士心理援助小组,由精神卫生科护士长黄金文负责,心理援助小组成员第一时间进入隔离病房,为一线护理人员提供专业的心理疏导。他们通过专业量表评估患者及护士心理现况,并根据现况提供线上线下全方位多角度心理援助措施,最大限度地改善患者及护士的心理状况。

护理部组建后勤保障小组,由护理部副主任章梅云任组长,组员24小时在线,随时为一线人员提供后勤保障,无论是小到一根针线,还是大到跑步机,只要一线有需要,随时提供支援,解除了一线护理人员的后顾之忧,为他们做好根本的保障。

组建新冠肺炎护理报道宣传小组,挖掘一线护理故事,宣传正确的防疫知识,传播正能量,王华芬亲自任组长。通过浙一护理微信公众平台、院内网等途径弘扬抗疫正能量以及护理人员典型事迹。共发表文章80余篇,累计阅读量超过百万人次,多篇作品被《人民日报》《浙江新闻》《丁香园》《钱江晚报》《都市快报》《中国蓝新闻》等多家媒体转载,其中2篇被中华护理学会《最美抗疫》一书收录。护理团队将疫情期间发生的护理故事整理成《战疫护理札记:这一路星星闪耀》一书,内容涉及发热门诊、疑似病房、确诊病房、重症监护、出征援鄂等故事，涵盖护理管理、危重症护理、院感防控、心理护理、护士心声、患者故事等，用文字方式记录特殊时期的特殊事件及特殊人物，力求完整、真实、全面和深刻，从而展示出浙一护理的文化内涵、质量标准、专科特点、管理成效。这本书的出版是献给所有抗疫一线的护理人员的礼物，也能够唤起社会公众对护理事业的重要认知，为社会带来更加清晰及深刻的思考。

精心照护，用"浙一护理实力"创造救治奇迹

作为浙江省重症危重症患者收治的定点医院，2020年浙大一院累计收治疑似及确诊患者292例，其中确诊患者105例，80%以上为重症和危重症患者，抢救的危重患者中；机械通气17例；ECMO治疗12例（280人次），单日最高运行11例；俯卧位通气治疗11例（51人次）；CRRT治疗12例（325日次）；支气管镜、胃镜、肠镜、留置鼻空肠营养管等操作超百次；1例患者进行数字减影血管造影（digital subtraction angiography，DSA）冠脉支架置入术、1例患者进行结肠癌根治术，2例患者接受肺移植手术。一串串数据的背后，蕴藏着护理团队付出的艰辛努力，为浙大一院创下"确诊患者零死亡，疑似患者零漏诊，医护人员零感染"的三大奇迹作出了巨大贡献。

新冠疫情期间，护理团队强技术、重细节、促合作。例如ECMO辅助下的患者转运，赵雪红副主任带领的护理团队成员关注每一个细节，人员各司其职，测间距、控角度、排站位、模拟演练、问题推演、现场指挥。就这样一个被同行认为不可能做到的事情，浙一护理人完成了43次，且无不良事件发生，制定了浙大一院ECMO患者转运规范。重症护理团队在国内率先推行ICU机械通气患者的早期活动，并在新冠隔离重症监护室，积极推广ECMO辅助下患者下床坐轮椅踩自行车康复锻炼，极大地提高了重症患者撤机的成功率。

与此同时，和全国各大医院一样，自2020年1月23日起，浙大一院派出的53名护理人员先后驰援了武汉市第四医院、武汉大学人民医院东院区重症医学科，整建制接管武汉协和医院肿瘤中心重症病区，在所负责病区清零关舱后，又

接管了武汉协和医院西院重症病区并圆满完成任务。

因为抗击疫情的突出贡献，浙大一院重症救治医疗队被国家卫健委、人力资源社会保障部、国家中医药管理局三部委联合授予"全国卫生健康系统新冠肺炎疫情防控工作先进集体"和"浙江省新冠肺炎防控表现突出先进集体"荣誉称号。

科研创新，让"浙一护理品质"指引社会担当

通过组建科研创新小组，全面推进科研创新工作。成立了门诊筛查组、普通型患者护理组、危重患者护理组、气道管理组、人工肝、ECMO、CRRT护理组、循证组等专项科研改进小组。护理团队参与主持的两项课题在浙江省科技厅立项，分别为浙江省科技厅项目重点研发计划子任务（2020C03123-07）《突发传染病重大公共卫生事件护理队伍应急能力提升研究》以及浙江省科技厅项目重点研发计划（2020C03123）子课题六《新型冠状病毒感染肺炎危重症患者临床护理研究》，相关成果为重症、危重症新冠肺炎患者气道护理，人工肝护理等提供借鉴。护理团队研究项目"新冠病毒肺炎集中救治应急救护管理模式构建与成效"获2020年"护理管理创新奖"抗击新冠肺炎特别奖，"新冠肺炎护理体系的构建与临床应用"荣获"浙江省科学技术进步奖三等奖"。

护理团队自主研发"线上"快速预检分诊系统，《新型冠状病毒肺炎疫情期间线上快速预检分诊系统的构建及应用》在中华护理杂志发表，并被 BMJ（《英国医学杂志》）医疗质量与安全作为卓越案例推荐。

另外，《荧光标记法在新型冠状病毒肺炎疫情防控期间内镜中心物表质量管理中的应用策略》《新型冠状病毒肺炎疫情期间伤/造口专科护理开展工作的策略与方法》《基于新型冠状病毒肺炎特点的护理人员个人防护技能培训及实践体会》《新型冠状病毒肺炎期间介入手术患者整体护理策略》《外科病房应对新型冠状病毒肺炎疫情的管理实践》《对围产期新冠肺炎患者开展DBT为基础的心理治疗：案例报告》等多篇论文由各大护理专业核心杂志社刊出。

浙大一院护理团队营造了积极向上、奋勇争先、开拓进取的科研氛围，真正

做到了用科研描述浙一护理品质,把论文写到患者床边。

风雨同舟,将"浙一护理经验"输出国内国际同行

2020 年 3 月 20 日,浙大一院携手马云公益基金会、阿里巴巴基金会向全球在线发布《新型冠状病毒肺炎临床救治手册:浙大一院临床实践经验》。这本手册是凝聚着临床多学科团队的核心专家成员及管理学者的心血和教训的"浙一经验",目的是为全球同行提供高效的临床决策支持,让他们少走弯路,也为国内各医院的院感、护理、门诊等重要部门提供有效的工作借鉴。王华芬、赵雪红护理团队参编的护理经验包括高流量吸氧患者护理、机械通气患者护理、ECMO 日常管理及监护、人工肝护理、CRRT 护理及一般护理。手册一经发布,已有中文、英文、意大利语、西班牙语、法语、日语等多语言版本,并分享到了 228 个国家和地区,全球 250 多万医护人员传阅。该手册也由浙大一院驰援意大利护理专家带入伦巴第大区。该手册以科学性、专业性、实用性及可读性在全世界医护人员中获得广泛好评。浙一护理经验从浙一走向全国走向世界,成为行业指南和典范。

浙大一院护理团队倡导发挥新媒体宣传路径,融合形式,普适性推广科研成果,所有研究创新知识均通过专业平台向外传播。除各类专业学术杂志以外,拍摄视频记录急诊及发热门诊工作场景,体现工作流程及严谨防护规范;制作居家隔离措施小视频投放社区,提供专业指导;疑似患者的护理及危重症护理规范网络授课由浙江医学教育科技发展中心平台播放;抗疫期间集中救护护理应急管理策略网络授课由中国医学装备学会远程医疗及信息技术分会、中日医院专科医联体护理联盟向外推广等。各新媒体宣传总点击量超 50 万人次,以全时、全域、全媒体、全速、全互动方式在护理行业内达到良好辐射效果,为全国及全球抗疫提供经验。

与子同袍，让"浙一护理速度"守护一方平安

新冠肺炎疫情防控工作是一场持久战，更是对医院硬装备和软实力的一种考验。浙大一院作为国家传染病医学中心，浙江省医疗卫生单位的领头羊，护理队伍是抗疫一线主要组成人员之一，发挥了巨大的战斗力，展现了非凡的担当和勇气。

2021 年 5 月，护理部选派高春华、金佳家两位资深护理专家，赴舟山、温州等地开展疫情防控指导工作，她们用丰富的重症监护经验和新冠肺炎专业护理技能，毫无保留指导地方医院的同仁。

2021 年 11 月，浙江大学突发疫情，护理部连夜组建核酸采样队伍，奔赴紫金港、西溪校区，与师生们一起共经风雨、共克时艰。此后，护理部先后派出 1000 余人次护士支援绍兴上虞、宁波北仑，杭州滨江区、余杭区、上城区，嘉兴、上海、金华义乌、海南等地。平凡而伟大的浙一护理人，在这场没有硝烟的战斗中，用实际行动谱写了一曲曲抗疫之歌。

自 2022 年 3 月 28 日以来，浙大一院派出多批护理人员参与援沪工作。许骁玮副主任、杨丽萍护士长先后带领 2 支核酸采样队，护理人员共计 326 名，历时 30 天，足迹遍及上海浦东、杨浦、闵行三区等数百个居委街道，合计采样标本近二百七十万份，以零感染战绩顺利返杭。4 月 2 日，俞伟萍、张丽娜、余苑、林芳、项雪佳 5 名血液透析专科骨干护士出征上海，与来自浙江各地的 56 家医院 84 名血透护士一起接管同济大学附属东方医院、复旦大学附属中山医院、浦东医院三家医院的血透中心。俞伟萍副护士长因经验丰富临危受命，任浙江省援沪血液透析医疗队护理领队以及第一大组组长。

2022 年 4 月 1 日，浙江省卫健委任命赵雪红为"浙江省援沪方舱医院医疗队护理部主任"，她随医疗队总部行政管理团队先前抵达上海，进行方舱医院的前期筹备、对接以及整个方舱的护理管理工作。4 月 3 日，浙江援沪方舱医院医疗队二队出征上海，奔赴临港方舱医院，该队中有浙一护理人 36 人，陈寒春护士长、王海苹副护士长负责二队分管的方舱及亚定点医院的护理管理工作。

2022 年 4 月 18 日，包括科护士长沈秀兰、副护士长翁峰霞、金佳家在内共

10 人重症护理团队出征上海，此次出征的全省 100 名重症护理人员由浙大一院重症护理管理团队统筹管理，团队成员奋战在上海浦东新区公利医院、上海市第六医院临港院区两个重症监护室，期间国家督察组专家先后五次分别对两家医院ICU 进行实地督查，就患者救治和俯卧位的有效实施给予了高度评价。

　　后疫情时代，面对多点多发的疫情形势，浙大一院护理团队尽责履职，始终坚守在抗疫最前线，落实常态化疫情防控工作。无论是门诊流调点的夜以继日还是病房的"三道门管理"；无论是院内的常态化疫情防控还是跨越千里的救援奔赴。浙一护理人作为院外支援的先锋队、重症救治的主力军、院内防线的坚守者，在疫情防控阻击战中所展现出来的严谨态度、精湛技术、诚挚爱心和智慧勇气，无不在生动地诠释浙一护理人的社会责任感和使命担当。浙一护理的逆行者们，用生命和汗水与时间赛跑，同病毒抗争，以实际行动完美诠释了南丁格尔人道、博爱、奉献的大爱精神！

精准帮扶　跨越山海
——书写在祖国大地上的帮扶答卷

浙大一院护理学科作为浙江省护理行业的领头雁，在持续推进优质医疗资源下沉的过程中，勇于担当，甘于奉献。

近10年来，护理帮扶的足迹遍布青海、新疆阿克苏、安徽绩溪县，浙江省景宁县、安吉县、义乌市、海宁市等省内外的数十家基层医院。护理部副主任赵雪红、陈黎明，护士长袁静、韩毛毛等优秀护理管理者代表，扎根基层，用她们专业的临床技能、丰富的管理经验，带领基层医院的护理管理打开新局面，走向新征程。

留在西北边疆的脚印

故事一：

一次青海行，一生青海情。2014年11月，肾脏病中心科护士长袁静应邀赴青海省人民医院指导血液透析护理工作。初到青海省人民医院，袁静明白只有制度流程顺畅了，接下来的工作才能事半功倍。她首先根据专业要求对病区进行一系列布局改造，梳理血透室的流程与制度，并展开一系列的教育培训工作。内容包括血液透析室的感染防控、护理质量管理、患者血管通路的管理策略以及健康宣教管理。

　　每天进行临床护理查房是必不可少的。袁静带领当地护理团队对患者的干体重、血管通路、营养状况进行评估，并给予患者个体化护理管理方案，督促落实。为规范化护理操作，袁静提供在浙大一院拍摄的血液透析上下机操作视频，并详细讲解，手把手指导护士们处理血液透析过程中各种可能出现的应急情况。"犹记得当时一名患者透析到两个半小时的时候，突然出现血液流量吸出不畅，当时护士的处理是立即回血下机，我评估后发现该患者是因脱水过多干体重设定不合理发生低血压导致内瘘血管痉挛，故立即给予输入生理盐水 200ml ＋ 50% 葡萄糖 40ml，并进行内瘘血管按摩，这样既保住了患者内瘘血管的通畅，也完成了患者 4 小时的透析治疗。"袁静回忆说。这一事件拓展了当地医院血透护士处理临床问题的思路。

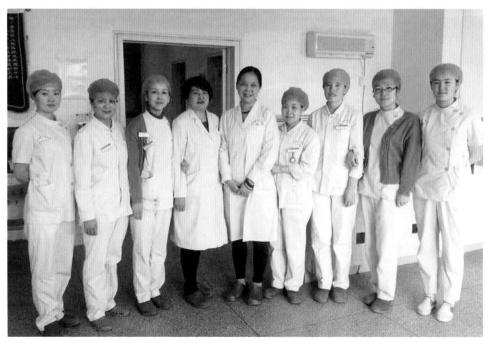

袁静（左起第五位）与青海省人民医院指导血液透析护理团队合影

一个好的团队，护士长的领导力至关重要。在护士长管理能力提升方面袁静老师也是倾囊相授，通过一起座谈，了解护士的需求，解决护士的困难，合理安排人力资源等一系列具体措施，协助当时刚上任不久的血透室护士长解决实际问题，提升团队的凝聚力。

"现在这个团队非常棒，在 2016 年我们也为她们培养了 1 名血液透析专科护士，结业时成绩非常优秀。"袁静说。

故事二：

对口援疆是国家战略，医疗援疆是对口援疆的重要内容。

2019 年 6 月，护理团队的帮扶脚步来到了距离杭州 4600 公里，一个以苹果闻名于世的好地方——新疆阿克苏。"新疆是我无比向往的地方，而援疆也是我心中的一个梦，因此当王莺护士长电话问我是否能去新疆生产建设兵团第一师医院手术室帮扶时，我便毫不犹豫地答应了。"手术室护理大组长孟海燕说。

接到这项任务后，孟海燕深知肩负着责任和使命，时刻牢记着医院的叮咛和嘱托，怀揣着领导的信任、同事的鼓励与家人的理解和支持，踏上了为期 3 个月的援疆征程。

还记得那天恰逢浙大一院胸外科的援疆医生吴益和副主任有一台胸腔镜下肺癌根治手术，这台原定于 10 点开始的手术居然到了 12 点 30 分还没有正式开始。孟海燕细细观察后发现，巡回护士对手术体位的安置，没有熟练掌握，拖延了手术时间。不仅如此，她还发现这台手术的器械居然需要腔镜器械 20 多件，普通器械 100 多件，导致了清点不规范、清点时间过长，严重影响手术进程。经过几天的缜密观察，孟海燕也发现不仅是胸腔镜手术，其他手术器械包也是一样，往往一台手术下来，需要使用多包手术器械，最多的一次胃癌根治手术，居然需要清点到 200 多件器械，而实际使用量只有几十件。孟海燕为了改善此现象，在当地手术室护士长周琳的配合下，整理全部器械，完善专科手术器械清单，并整理成册。她们将设备管理纳入日常管理的一部分，落实设备责任人，制定设备管理日检表。

　　孟海燕陆续发现这里的制度、操作手册以及护理常规都在不同程度上存在欠缺，质量指标的监测更是没有落到实处。护士长、质控组长没有很好地对于质量检查进行原始数据的收集、分析、整改、落实。孟海燕在一周后就"提高首台准点划皮率"进行院级汇报，将收集到的数据首台准点划皮率从 11:00、11:30、12:00 的各个百分比进行汇报，并进行流程优化、整改。3 个月以后"11:30 首台划皮率"从原来的 30% 左右提高到 75% 以上，"12:00 首台划皮率"从原来的 50% 左右提高到 80% 以上，大大提高了工作效率，减少了护士拖班时间。不仅如此，孟海燕还积极落实其他质控指标的监测，如压力性损伤的发生率、预防性抗生素使用规范率、手术标记执行正确率、手术物品清点正确率等，一一做好质控检查表、原始数据收集表、质量分析表，并成立质控小组，明确分工，进行整改。在与手术室同事们的共同努力下，制度逐渐规范，流程越来越清晰便捷，护理质量得到有效提升，患者安全得到有力保障。

　　"3 个月的时间很短，仿佛在眨眼间就结束了。3 个月的时间又很长，让我成长了很多，学到了很多。在这里，我亲眼见证了新疆的辽阔美丽，见证了新疆

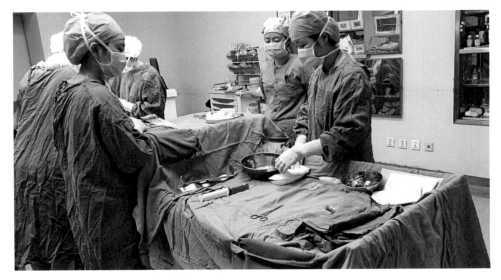

孟海燕（右一）在新疆阿克苏医院手术室指导工作

的富饶幸福，见证了少数民族兄弟的团结友爱，见证了无数援疆干部在这里挥洒的青春和汗水，这段经历必将伴随我的一生。"孟海燕动情地说。

留在赣皖邻省的身影

绩溪分院的第一例心脏冠脉支架置入手术

当黑白影像清晰显示患者的三支冠状动脉血管后，浙大一院心内科尚云鹏主任微微皱起了眉头，手术难度比预计得更大！患者 80 岁高龄，心功能三级，缺血性心肌病，中量心包积液伴胸腔积液。现冠脉造影结果显示严重三支病变，前降支严重钙化扭曲，手术风险极大，患者耐受力差。浙大一院心脏介入中心护理团队迅速开始行动，穿上铅衣，着手准备器械和药物。坚定的眼神，熟练的操作，没有畏惧……随着冠脉支架的释放打开，球囊的成功撤离，黑白影像显示出病变血管的血流顺畅，医护人员的喜悦之情迅速在眉间展开。

这是浙江大学医学院附属第一医院绩溪分院（绩溪县人民医院）首台心脏冠脉支架置入手术现场的一幕。2021 年 10 月 22 日，浙大一院心脏介入医护团队紧密配合，顺利完成绩溪县域内首例心脏支架置入术，开启了绩溪县人民医院心脏介入手术的先河。紧接着，医疗团队又为绩溪另一冠心病患者置入一枚冠脉支架，手术过程顺利，77 岁高龄患者术后即能下床活动。

2021 年 8 月，浙大一院牵手绩溪县人民医院，挂牌成立浙大一院绩溪分院，持续输送专业医疗人才和技术，为实现共同富裕打好民生基础。浙大一院院领导高度重视帮扶工作，院长助理、护理部主任王华芬亲自赴绩溪分院考察调研，带领护理团队下沉帮扶，指导绩溪县人民医院的护理工作。在绩溪分院心脏介入中心筹备过程中，王华芬密切关注筹备工作，为分院护理人员来总院进修心血管介入护理技术搭建平台，帮助绩溪县人民医院介入中心的可持续发展储备人力资源。绩溪县常住人口 13 万余人，全县范围内无一家具备开展心脏介入手术条件的医院，有介入指征的危重患者需送往 60 公里以外的黄山市进行治疗，影响治疗时机、增加转运风险。为保证绩溪分院心脏介入手术的顺利进行，浙大一院护理团队做了充分的准备：在导管室机房完工前，林文娟护士长带领护理团队深入了解筹建工作，对导管室格局布置、手术流程、手术配合等给予专业的指导，在手术中紧密配合医生，高效、高质地完成了各项工作，为手术的成功保驾护航。

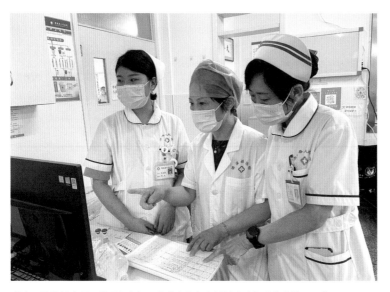

浙大一院院长助理、护理部主任王华芬（中）在绩溪分院指导临床护理工作

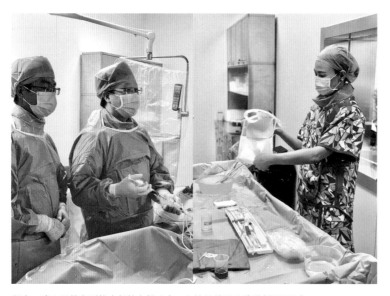

浙大一院心导管室副护士长林文娟（右一）协助绩溪分院首例PCI手术

留在浙江各地的汗水

2012 年，浙江省委、省政府作出"双下沉、两提升"工作部署，以"医学人才下沉、城市医院下沉"为突破口，以"提升县域医疗卫生服务能力、提升群众满意率"为目标，科学配置医疗资源，提升医疗服务体系整体效率，加快形成分级诊疗格局。2021 年，浙江省为构建共同富裕健康管理新格局，继"双下沉，两提升"之后，启动了"山海"提升工程，促进地区间优质医疗资源的共享，有利于快速补齐医疗服务能力短板，大力推动浙江健康事业跨越式高质量发展。

根据浙江省卫健委以及医院的总体部署，浙大一院护理部多次派出业务精湛、管理能力强的护士长和护理骨干赴三门县人民医院、义乌市中心医院、景宁县人民医院、安吉县人民医院、海宁市人民医院等进行帮扶，制定了长期的帮扶机制，与受援单位建立了长期指导与协作关系。受援医院也分批派护理骨干来浙大一院进修，帮扶工作取得了显著成效。

赵雪红：健全科教研一体化，实现多个创新"零"的突破

2017 年 11 月，浙大一院派出急危重症科科护士长的赵雪红赴浙大一院医联体帮扶医院——义乌市中心医院，担任院长助理、护理部主任，致力于提升义乌市中心医院护理服务质量和学科水平。

初到义乌，赵雪红做的第一步就是建章立制。根据 JCI 和等级医院评审相关标准，基于义乌市中心医院实际情况，全面梳理、修订全院护理制度；制定护理工作流程及各类应急预案；构建了病房、急诊、ICU、手术室、门诊、内镜中心、血液净化、消毒供应中心的护理质量标准；组建 6S 管理、预防深静脉血栓、导管管理、预防跌倒、预防压力性损伤、护理文书、静脉输液治疗、糖尿病管理、疼痛管理、药物管理等专项质控小组，建立网格化护理质量管理体系。与此同时，赵雪红对标浙大一院，引进了先进的护理管理软件，加强质量检查过程管理，利用信息化提升护理质量管理的系统性、规范性和科学性，颠覆性地扭转了陈旧的护理管理模式，与浙江省护理质控标准接轨；制定护理质量敏感性指标，实行目标管理，解决了以前医院护理管理无目标的状况，并将管理目标细化到科室，责任到人。

　　为进一步加强义乌市中心医院护理学科建设，赵雪红带领医院护理团队首次申报义乌市级重点学科，并以高分获胜，这也是护理学首次进入到义乌市重点学科领域，具有里程碑式的意义。不仅如此，赵雪红还重视学术科研与创新，获义乌市级课题立项 7 项，金华市护理学会立项 3 项，省厅级立项 1 项，取得了市级和省厅级课题零的突破！她还积极鼓励并指导护士创新发明，已申报实用新型护理专利 39 个。对护士长如何规范运用管理手段根本原因分析、品管圈等进行针对性培训，全院开展品管圈，对整个过程进行跟进，分阶段培训、实地指导，并组织了品管圈比赛，鼓励各部门护理人员运用科学方法进行护理质量持续改进，不断提高护理质量，保障患者安全。强化多学科协作，赵雪红首次将多学科协作护理查房引入义乌市中心医院，为医院护理人员构建一种全新的多学科协作模式，解决临床护理难题，提高护理质量。推进护理学术交流，在赵雪红的积极推动下，

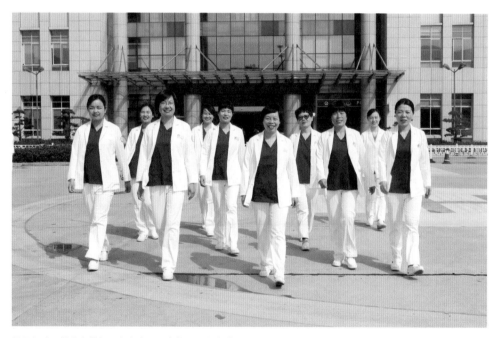

赵雪红（一排中）带领义乌市中心医院护理不断向前

成功申报并举办了义乌市级继续教育项目 4 项，实现了护理继续教育项目零的突破。

而后的几年，浙大一院护理部又先后派出护士长王燕、殷晓红，护理发展咨询委员会委员王薇接过接力棒，她们继续带领义乌市中心医院护理团队不断进取，奋勇向前，为浙中地区护理品质贡献浙一护理力量。

陈黎明：多措并举，推动优质医疗资源落基层

2019 年 9 月，护理部副主任陈黎明下沉至浙大一院民族分院（景宁畲族自治县人民医院），担任医院副院长，分管护理工作。

在下乡走访调研时，陈黎明体会到远程会诊为村民们带来了就医便捷。细心的她也发现，物联网在基层群众中的应用，仍有潜力。数字技术如何为健康管理赋能？"乡镇健康云"为慢病数字化管理带来了新的尝试。陈黎明作为主要参与者，积极推动健康云管理平台在乡村落地，在澄照乡、郑坑乡民族村开设"乡镇健康云"慢病数字化管理试点，为群众提供精准服务、全程服务、联动服务，把服务送到百姓心坎上，解决百姓健康管理"最后一公里"。

"乡镇健康云"借力物联网，可实现自助血糖、血压、尿酸、心率、体温、体重测量等于一体，数据实时同步到景宁畲族自治县人民医院及医共体分院。此外，配套的睡眠枕可全程监测心率、血压、深浅睡眠状态，当心率、血压等指标到达危险值时，平台将自动发出警报，乡镇卫生院和医院的医生可通过医共体联动，及时实施干预，在最短的时间保障患者的生命安全。

"乡镇群众对这种慢病管理模式的喜欢，超乎了我的预期。"陈黎明说。

只有充实服务内涵，提供优质服务，才能真正提升百姓的获得感。陈黎明发现，以往专家门诊分布在各个科室，地点分散，患者找起来较为困难。她把专家门诊集中在同一层同一区域，集中医疗资源，简化看病流程，方便患者就医的同时，也方便专家会诊，缩短患者就医等待时间。

陈黎明坚信，要带领一群人树立主动服务意识，靠说教不行。平时一有空，她便到门诊参与志愿者活动，用"接地气"的方式，到患者中去，深度了解群众

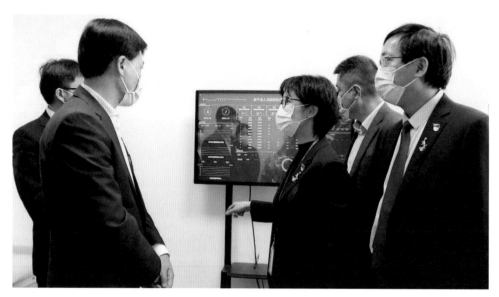

陈黎明向浙大一院党委书记梁廷波介绍健康云平台运行情况

的真正需求的同时，以实际行动作表率，把浙一的服务品质真正植入到民族分院。

　　两年多来，陈黎明持续推动民族分院与浙大一院实施同质化管理，实施浙大一院的管理理念、管理制度、完善的流程规范，医院的运行效率明显提升。一个个改革措施的实施，一项项体制机制的创新，在民族分院释放出提速发展的新动能。民族分院取得2019年度"双下沉、两提升"考核成绩优秀，考核分全省前列、全市第一的好成绩。

　　针对分管的护理工作，结合民族分院实际情况，陈黎明对护理管理制度、流程预案、操作标准进行了修订与完善，使护理工作有章可循，有据可依，提高护理工作的同质化。

　　护士整体素质的提升，是护理品质的关键。陈黎明主抓护理部"晒比创"，奏响"干中学、学中干"的主旋律，提升护士理论基础、操作技能。开展护理技能大比拼，形成"比中学、学中进"的良好氛围。

　　两年多来，她积极探索医疗护理服务新模式，"浙大一院互联网＋联合门诊""中国联通丽水分公司未来医院实践基地""浙江工业大学产教融合基地""省级高研班"……一个个项目在景宁落地，为民族分院的发展注入了新活力。

"截至目前，我给自己定的阶段帮扶的目标基本完成，下一年，将继续着眼优质医疗品质，推动景宁畲族自治县人民医院和浙大一院深度合作，让更多项目落地，让优质医疗真正惠及群众。"在陈黎明看来，当前在充满机遇的环境下，民族分院大有可为。

韩毛毛：精准帮扶，助推海医护理可持续发展

2020年浙大一院全面托管海宁市人民医院（浙大一院海宁院区），2021年海宁院区在浙江省卫健委权威发布的三乙医院医疗服务综合能力排名中首次进入前十。"双下沉"的浙一专家团队被授予海宁市"2020年度品质生活特别贡献团队"荣誉称号。在这一团队中有一位护理专家韩毛毛，她的精准帮扶，大力推进了海宁院区护理事业的发展。

等级医院评审是对医院整体实力、内涵建设、学科发展、人才队伍水平的一次"大考"，对推进医院科学化、精细化管理和高质量发展具有重要意义。

2020年2月，韩毛毛加入海宁市人民医院护理团队，助力海医护理事业发展成为了她的心头大事，而如何更好地推进三乙复评又是心头大事中的头等大事。她认为让雁群飞得高、飞得远，领头雁是至关重要的，于是她与总院护理部沟通协调后，先后安排护理人员赴总院轮训。40余名护士长分批学成归来，她又马不停蹄地组织召开护士长总院轮训学习报告会，督促护士长把所见所闻、所思所悟融入临床护理管理工作中。

迎评期间，韩毛毛带领护理部对等级医院评审条目一再梳理及优化，制度流程再造，质量改进再行闭环管理。她深知单凭一己之力难以为继，必须借力总院护理团队的优势。在她的邀请下，总院院长助理王华芬、护理部邵乐文、黄丽华、赵雪红、许骁玮、章梅云副主任等11名护理管理专家先后多次莅临海宁院区进行模拟检查和现场指导。在专家的建议下护理部立即制定了迎检查检表，进行分工，明确了督查的时间节点。韩毛毛带领护理部人员每日下病房进行督查，晚上召开督查组反馈会，将督查中发现的问题进行汇总，并在会后立即反馈到各护理单元，"今日事今日毕"的工作风格大大提高了工作效率。在她的支持下，护理质量与安全管理委员会充分发挥职能，多部门联动合作，在迎评期间共解决问题40余项。三级查房、应急演练、制度流程修改与培训、资料准备等工作有条不紊地开展，迎评动员大会的召开更加激励了海医护理人为三乙奋斗的决心。

6月22日—6月26日，海宁市人民医院（浙大一院海宁院区）顺利完成浙江省第四周期三级乙等综合医院评审工作。评审反馈会上，护理评审专家给出了中肯的评价："护理团队非常努力，护理质量、安全、品质改进做了大量卓有成效的工作。"

为了让海宁院区更好地接轨总院，韩毛毛每天穿梭在各病区进行实地调研，参加病房护理交班，进行现场点评，听取护士长的想法和困惑。对于病区6S管理的推进，她说："推行6S管理能优化我们的工作环境，提升患者的就医环境，提高工作效率，最终提升整体护理满意度。所以6S管理必须做，还要做好！"在她的努力下，全院推广使用PDA有效进行患者识别；建立二级库、入院准备

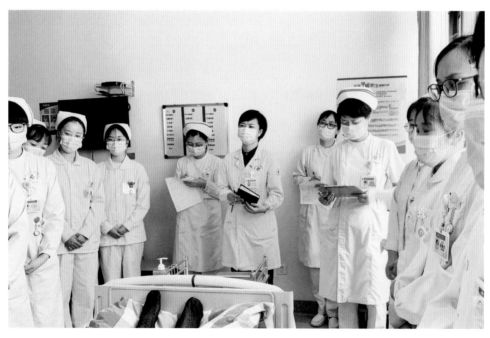

韩毛毛在海宁分院进行护理查房

中心、住院患者陪护人脸识别系统，更好地进行人、物管理；引入护理质控管理移动应用系统，助力护理质量提升；筹建患者随访系统，利用信息优势，全程、全员进行出院患者管理。

韩毛毛下沉海宁院区全面分管护理工作这两年，带领海宁院区护理团队夯实基础、蓄积力量，做到了两个提升：大力提升了护理服务理念和技能，让海宁的群众不仅是少跑一次，更是让群众不走远路，在身边就能得到优质的护理服务；大力提升护理管理能力，跟随患者脚步，再造流程制度，院内护理资源优势最大化，群众获得感不断攀升。她曾对全院护士寄语："海宁院区是浙大一院首家冠以'院区'的县级市医院，新的机遇，新的平台，赋予了新的内涵和希望，我将与你们携手，推动海宁院区护理事业高质量可持续发展。"

除此之外，还有一大批浙一护理人在浙江省各个医院留下了忙碌的身影。2019 年 3 月—6 月，泌尿外科郑建红护士长前往安吉县人民医院护理部进行工作指导；2019 年 10 月—11 月，血液净化中心应金萍、王春燕护士长前往安吉县人民医院血液净化中心进行工作指导；与此同时，邵乐文、章梅云、许骁玮、黄丽华、卢芳燕、冯洁惠、高露青等多名护理部副主任、护士长前往江西、福建，浙江三门、景宁、缙云、常山等地精准帮扶。护理团队紧跟浙江省卫健委以及医院的整体部署，积极响应，从护理部主任、科护士长、护士长到护理骨干，将帮扶工作走深、走远、走实，为帮扶医院留下一支带不走的护理队伍。

多年的精准帮扶，是浙一护理实施"双下沉"以及"山海"提升工程的生动落地与实践。接下来，浙一护理团队将继续跨越山海，实现护理帮扶精准下沉，紧跟全国护理事业"十四五"发展的步伐，提升人民群众就医体验感，不断擘画新的时代蓝图，探索护理持续发展新模式，为医院的发展贡献自己的力量。

海纳百川，有容乃大。志合者，不以山海为远。念好一部"山海经"，共谱一首"协作曲"，浙一护理人正在共同富裕的道路上奋力奔跑，不负光阴。

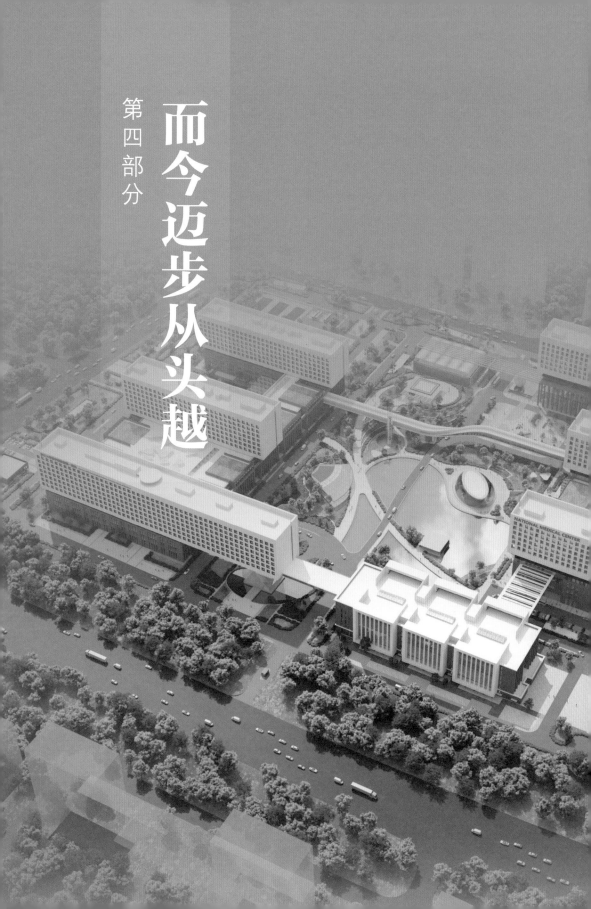

第四部分

而今迈步从头越

七十五年征程波澜壮阔，七十五年初心历久弥坚。

时间是最好的艺术家，雕刻出浙一人最美的模样。

在七十五年风雨历程中，浙大一院取得了诸多令人瞩目的成绩，特别是近年来更是成绩斐然。

我们实现了"十四五"开门红，我们在三大医院权威排行榜上不断进步，综合实力稳居全国公立医院前列。优异的成绩来之不易，是全院10000名员工一起拼出来、闯出来的，其中有4000余名护理人员。是我们每一位浙一人共同的坚守，书写了浙一的辉煌篇章！

凡是过往，皆为序章，浙一护理人面临更多机遇和挑战。立足"两个百年"的历史交汇点，浙一护理处在战略制胜、创新图强的关键阶段。浙一护理必当以更高的站位和标准谋发展，继续秉承"严谨求实，仁爱笃行"的核心价值观，努力提升临床、科研、教学水平，使"三驾马车"齐头并进，带领浙一护理人走向更加广阔的未来。

▌而今迈步从头越

2020 年护士节，习近平总书记作出重要指示，强调要关心爱护广大护士，将加强护士队伍建设作为卫生健康事业发展重要的基础工作来抓。

护理学科面临着百年变局带来的格局变迁、理念更新、服务拓展等多重挑战，这些挑战促使着护理行业发生改变，形成新的战略行动。

近年来，浙大一院坚持党委领导下的院长负责制，不断推进高质量发展，成绩斐然：在公立医院绩效考核中排名全国第五、浙江第一；以浙大一院为依托设置国家传染病医学中心；获批全国公立医院高质量发展试点单位；获批首批国家医学中心"辅导类"创建单位。进行战略思考和顶层设计，紧跟医院发展，牢牢把握新发展阶段、贯彻新发展理念、构建新发展格局，走好而今迈步从头越的每一步，是浙大一院护理部的工作任务及时代使命。

现代护理学，经历了从以疾病为中心、以患者为中心向以健康为中心的演化，成为现代科学体系中一门综合自然科学、社会科学知识的、独立地为人类健康服务的应用科学。护理的任务已超出原有的对患者的护理，而扩展到从健康到疾病的全过程的护理，从个体到群体的护理。护理的工作场所从医院扩展到社会和家庭，扩展到所有有人的地方。护士成为向社会提供卫生保健的最主要力量。

战略管理大师迈克尔·波特提出，战略的本质是抉择、权衡和各适其位。

战略管理的首要任务是通过调研、反思和展望来产生根本性的决策和行动，并着眼于未来，以战略来塑造护理特征、引领护理行为并激发护理发展动力。浙大一院院长助理、护理部主任王华芬认为，目前浙一护理在战略管理面临的主要问题是缺乏以使命为导向的深层思考和谋划，采取务实战略的勇气不够，开新局拓新路的动力不足。我们需要构建清晰的战略愿景，形成鲜明的战略导向，强化有力的战略执行，打造坚实的战略保障，才能快速向世界一流目标迈进。因此，浙大一院护理部确立了"严谨求实，仁爱笃行"的核心价值观；以融合临床、教学、科研，践行最佳护理实践，激发潜能，点燃希望，以为人类健康和幸福作出贡献为使命。实现为国内外人民提供国际一流健康照护的愿景。

患者安全　生命第一

促进健康、预防疾病和减轻痛苦是护理的本质。患者安全，生命第一，是一切医疗行为的最初使命和最终目标。临床护理质量是护理工作的根本，在高质量发展期，如何继续夯实基础、提升专科、拓展服务内涵，从实、从严、从精做好临床护理，是浙大一院护理管理中的重中之重。

现场管理是临床护理管理的基本方法和实践检验的唯一方式。落实现场管理，要求各级管理人员深入临床一线，有现场、有事实、有问题、有改进，才能确保患者安全。护理部倡导把护士还给患者，把护士长还给护士，要求护士长关注细节管理，关心患者毫厘变化，洞悉护士细微动作。做深、做细、做精临床护理，提升专科护理技能。在预防深静脉血栓、预防压力性损伤、预防跌倒坠床、预防院感等护理相关管理上，形成以专项管理为主的质量控制体系。重视患者体验，调查了解患者满意度，并将患者满意度作为护理人员绩效考核的重要指标，以创造医院良好口碑，提升核心竞争能力。延伸护理内涵，在心理护理、营养、康复、用药、健康宣教及院外随访等方面积极探索，运用互联网信息处理手段及其他智能工具，提供更方便、全面、快速的护理服务，真正做到全程护理管理，确保患者安全、提升患者就医体验。

继续推进三级管理，明确各级职责。督察制度化、常态化是确保质量达标的一项重要举措，也是护理部发现问题的首要方法。护理部副主任分院区管理护理质量，并由资深护理学科带头人进行分片区、分专科管理，各病区或部门护士长管理护理单元。督察后对各信息进行分类总结，运用管理方法进行质量改进。对重点环节、重点岗位、重点人员、重点时段的督查更是严谨细致，不放过任何蛛丝马迹，任何有可能导致安全问题的细节都要推敲后进行整改，从而不断提升临床质量，确保患者安全。大力推进不良事件上报奖励，优化上报流程，专人对接，闭环管理，深度挖掘潜在的不安全因素。

浙一护理人始终以人为本，脚踏实地，仁爱笃行，点燃生命希望。

锐意进取　敢为人先

对于护理学科建设来说，抓创新、求突破就是抓发展、谋未来。

浙大一院党委书记梁廷波在2021年度护理学科推进大会上提出了三点建议和要求：

一是紧跟医院"一流大学医学院的一流附属医院"的发展定位，深化科研创新改革，进一步落实护理学科建设配套方案，推动跨科协作，加强学科优化，提升核心竞争力。

二是培育高起点、高定位、高效能的护理科研团队。围绕一流临床和护理学科的建设需求，完善人才梯队建设，凝聚一流人才队伍。一定要打破常规思路，超常规加强高层次人才引进，在培育人才、留住人才上下大功夫，加快打造科创平台，激发创新动能。

三是强化科研创新，落实转化途径。充分发挥护理科研团队的创造力和主观能动性。

先进的理念，清晰的思路，强大的执行力，严格的督导，才能成就优异的成绩。浙大一院护理团队领头雁王华芬狠抓落实，坚持以问题为导向，聚焦护理长期以来的痛点和难点，以实践触发理论，形成科研来源于临床并服务于临床的有机转换；加速变革思维理念和方法机制，在学科发展和创新方式两方面推进战略迭代，走出自己的可持续发展之路；避免走向封闭和自我循环，打破被动的壁垒，以积极主动姿态进行主体建构；通过"人才＋平台"的方式实现学科升级；加强引领性研究，主动策划参与国家、医院、行业的重大科学计划；加强队伍顶层设计，调整教育结构、人才培养结构；不断优化完善结构，促进资源流动。

从跟跑，走向并跑、领跑。探索有组织的创新；赋予重大团队负责人更多的资源和自主权，进一步释放动能活力；学科与区域之间的合作从协议合作转变成深度实质性合作。建立科研管理长效机制，激励护理科技创新。为促进标志性科研成果孵化，设立浙大一院护理科研项目青年孵化基金。多角度多方式地加大科研奖励，辅导推进护理科研工作，邀请权威专家专题授课，全程跟进科研项目，形成科研管理闭环。积极推进医院护理团体标准的编制，为国家标准的制订提供基础。推进护理质量审查指标的构建，聚焦专科护理，成立审查指标小组，通过循证方式构建指标。

浙一护理人一直勤于调研，敢于创新，通力协作，力求寻找最优模式和最佳实践。

以人为本　严谨善教

国势之强由于人，人材之成出于学。"教育是国之大计、党之大计。"在全国教育大会上，习近平总书记发表重要讲话，从党和国家事业发展全局出发，高度评价教育对于国家富强、民族振兴、社会进步、人民幸福的极端重要性。

护理教育是护理学科进步的重要基石。护理教育决定着护理人的今天，也决定着护理人的未来。通过护理教育不断培养人才，通过护理教育来传授已知、更新旧知、开掘新知、探索未知。护理教育是医院护理部发展水平和发展潜力的重要标志。明确培养教育目标，不仅是要培养一般意义上的优秀人才，更要造就有理想、有担当的时代新人。紧抓三基教育、专科培训、管理和科研能力教育，进行突发公共事件、灾害性急救任务时的急救培训，铸建卓越的护理团队。完成护理教育的价值导向、技术路线、考核评价标准上分类施策并实现导向迭代升级。

实施院科联动培训，助力新护士迅速成长，全面落实新护士岗前培训。在院科级联动培训方案中，院级培训侧重基本知识、基本技能，学科片区与科级培训侧重专科知识、专科技能；细化护士分层培训，提高护士岗位胜任力；梳理骨干人员队伍，举办骨干护理师资培训班，邀请知名专家进行护理科研、教学实践、质量管理、护理文化等全方面的学术讲座。

选派护士长、骨干护士参加国家级及省级培训项目，选派护理管理者和护理骨干赴国内外顶级医院护理进修学习；遴选骨干护士参与护理院校授课。加强护理管理人员核心能力培训，正护士长进行护理部轮训；每季度开展一次护士长多学科联合查房。落实应急梯队、特殊资质人员培训；遴选优秀人员参加专科护士培训。

浙一护理人紧紧围绕使命愿景，凝聚人、培养人、成就人。

战略迭代　守正创新

学科发展的核心是人才队伍，需要按照"使命引领"的战略导向重塑人才队伍，打造具有勇于担当、竞争开拓、胸怀格局、唯实惟先的干部人才队伍，优化年轻干部队伍培养的"源头活水"。重塑护理人员职责要求，继续深化人力资源管理举措，深入各护理单元，梳理临床人员需求，按需设岗、按岗聘用、按岗定薪、强化供用。运用更开放的机制来遴选合适的人才，积极探索，形成层级分明、生态卓越、富有活力的人力资源体系。

学科发展的中枢是组织体系。形成上下贯通、执行有力的组织体系，营造团结奋斗的和谐稳定环境，为学科建设走在前列提供保证。党建把方向，坚持用新思想举旗定向。推动进化型组织变革，推进治理创新，人员聘用打破原有事业编制的模式，形成多元联动格局；学科布局不再局限于疾病分类，而是拓展为以护理领域为中心的专科。着眼未来需求优化布局，完善管理体系和创新平台。保持战略视野、整合人力、空间、财务资源，提升护理人员话语权，保持足够的组织张力、合力和活力。

学科发展的灵魂是精神文化。精神体现于护理文化，在文化涵育、文化引领和文化传承中得到全面彰显。不断理清护理精神文化内涵，实现使命愿景、护理精神、护士行为规范的有机融合，形成较为全面的浙一护理文化基因库。重视文化规划；加强护理文化医院建设；完善文化交流空间，打造浙一护理文化品牌。保障护士权益，提升护士待遇；重视文化宣传，提高护士地位；关注护士需求，倾听护士心声。激发每一位护理人员的潜能，以高凝聚力促发展。

学科的未来发展离不开人才队伍、组织体系和精神文化的建设。在国家医学中心建设的征程中，浙一护理以循序渐进、压茬推进的模式努力获取最佳实践。心怀"国之大者"，奋力"走在前列"，努力开创事业发展的新局面，为人类健康事业作出独特贡献。

附录一

历届护理部主任名录

回首浙大一院发展的历程，历代护理管理者兢兢业业、励精图治，将全部的心血和精力献给了她们所深爱的的护理事业，为浙大一院护理事业长足发展作出了卓越的贡献。

历届护理部主任任期如下：

郭绍宗，1947年9月—1954年9月，任护理部主任。

贺绣君，1954年9月—1958年11月，任护理部主任。

黄锦才，1958年11月—1959年5月，任护理部副主任，主持工作；1959年5月—1972年10月，任护理部主任；1972年10月—1981年10月，任总护士长。

王菊吾，1981年10月—1984年7月，任护理部主任。

李荣男，1984年7月—1991年10月，任护理部主任。

姚蕴伍，1991年10月—1996年5月，任护理部主任。

邵爱仙，1996年5月—2006年5月，任护理部主任。

王秀芳，2006年5月—2007年8月，任护理部副主任，主持工作。

徐林珍，2007年8月—2010年3月，任护理部主任。

冯志仙，2010 年 3 月—2010 年 8 月，任护理部副主任，主持工作；2010 年 8 月—2015 年 12 月，任护理部主任。

陈黎明，2015 年 12 月—2017 年 1 月，任护理部副主任，主持工作；2017 年 1 月—2018 年 6 月，任护理部主任。

王薇，2018 年 6 月—2019 年 7 月，任护理部主任。

王华芬，2019 年 7 月—至今，任护理部主任。

附录二

护理大事记

1947年　浙江大学医学附属第一医院前身浙江大学医学院附属医院成立，简称浙大医院。王季午任院长，郭绍宗任护理部主任。

1950年　郭绍宗主任及余光泽、李荷英、申启瑶护士等多名护理人员加入浙江大学医学院抗美援朝志愿医疗队。

1951年　李荣男、任文雄、朱美云、申启瑶4名护士加入由中国红十字会杭州分会组织的抗美援朝志愿医疗队第二手术队，入驻山东兖州华东军区第十五野战医院，救治回国志愿军伤病员。李荣男、任文雄、朱美云荣获三等功，申启瑶荣获四等功。

1952年　经华东军政委员会教育部批复，浙江大学医学院附属医院更名为浙江医学院附属第一医院。

1954年　贺绣君任护理部主任。

1959年　黄锦才任护理部主任。

1960年　浙江医学院附属第一医院更名为浙江医科大学附属第一医院。

1974年　浙江省卫生学校浙一分校成立，设护士班；1979年浙江医科大学附属第一医院护士学校正式挂名。

1979年　内科护理组荣获浙江省"三八红旗先进集体"称号。

1981年　王菊吾任护理部主任。

1982年　王菊吾、姚蕴伍、胡三芳、杨秀珍荣获"浙江省优秀护士"称号；李荣男、孙久缇荣获"浙江省先进护士"称号。

1984年　李荣男任护理部主任。

1990年　浙大一院成为浙江省护理质控中心挂靠单位。

1991年　姚蕴伍任护理部主任。

1996年　邵爱仙任护理部主任。

1999年　章梅云荣获全省卫生系统青年医学技能竞赛一等奖。

1999年　章梅云、赵雪红荣获"全省卫生系统省级青年岗位能手"称号。

1999年　浙江医科大学附属第一医院更名为浙江大学医学院附属第一医院（简称浙大一院），又名浙江省第一医院。

2001年　章梅云荣获"全国卫生系统青年岗位能手"称号。

2003年　陈寒春荣获"浙江大学防治非典型肺炎先进个人"称号。

2004年　邵爱仙主持的研究项目"根据患者ADL分级计算护理工作量"荣获浙江省医药卫生科技创新二等奖、浙江省科学技术三等奖。

2005年　杭州铁路中心医院成建制并入浙大一院，挂牌浙江大学医学院附属第一医院城站院区。

2006年　王秀芳任护理部副主任，主持工作。

2007年　赵雪红荣获"浙江省优秀护士"称号。

2007年　徐林珍任护理部主任。

2009年　骨科病房荣获"全国巾帼文明岗"。

2009年　殷晓红荣获"浙江省优秀护士"称号。

2009年　护理教育中心成立。

2009年　方英领衔团队的内镜护理研究项目"内镜清洗消毒系列研究"荣获2009年度浙江省科技进步奖三等奖、浙江省医药卫生科技创新奖三等奖。

2010年　浙大一院成功获批浙江省成人ICU护理、急诊急救护理、器官移植护理专科护士培训基地。

2010年　冯志仙任护理部主任。

2010年　急诊科品管项目"降低EICU鲍曼不动杆菌感染密度"受邀参加浙江省医院管理论坛交流，并被评为大会优秀项目。

2011年　方英领衔团队的内镜护理研究项目"内镜清洗消毒系列研究"荣获2011年中华护理学会科技进步三等奖。

2011年　方英领衔团队的内镜护理研究项目"消化病内镜诊疗及细菌生物膜清除新技术临床应用研究"荣获2011年度浙江省医药卫生科技二等奖。

2011年　孙彩虹荣获第二届浙江省"最佳明星护士"称号；封华、王海苹、徐雪莲荣获第二届浙江省"明星护士"称号。

2011年　潘向滢荣获"浙江省优秀护士"称号。

2011年　陈霞、黄眆芳荣获浙江省青年岗位技能比赛金奖。

2012年　浙大一院获批国家临床护理重点专科。

2012年　浙大一院成为国家卫生和计划生育委员会护理岗位管理试点医院。

2012年　肾内科、肝胆外科二病区荣获"国家卫健委优质护理示范病房"称号。

2012年　王薇任博士生导师。

2012年　浙大一院获批浙江省血液透析护理专科护士培训基地。

2013年　陈翔、陈霞获浙江省青年岗位技能比赛第二名，获浙江省"五一"巾帼标兵。

2013年　陈霞荣获"全国青年岗位能手"称号。

2013年　冯洁惠荣获"浙江省卫生系统省级青年岗位能手"称号。

2013年　急诊科品管项目"提高急诊抢救室患者交接规范的人次"荣获全国首届医院品管圈大赛二等奖。

2013年　陈黎明荣获"浙江省优秀护士"称号。

2014年　冯志仙荣获"全国优秀科技工作者"称号。

2014年　冯志仙荣获"浙大好护士"称号。

2014年　浙江援非应急医疗队（护士卫建华、罗洁、王萍、陈晗倩、俞超、张卫宁6人）获浙江省人民政府授予援非应急医疗队集体一等功。

2014年　外科监护室获批"浙江省青年文明号"。

2014年　浙大一院获批浙江省伤口造口失禁护理专科护士培训基地和康复护理实习基地。

2015年　冯志仙荣获"全国首批优秀护理部主任"称号。

2015年　王招娣荣获"浙江省优秀护士"称号。

2015年　综合监护室项目"降低ICU失禁相关性皮炎的发生率"荣获浙江省医院品管大赛银奖。

2015年　高春华荣获"浙大好护士"称号。

2015年　沈秀兰荣获"浙大好护士"称号（在援建浙江大学医学院附属第四医院期间）。

2015年　援非抗击埃博拉医疗团队（护士赵雪红、高春华、卞丽芳）荣获中宣部等七部委"全国埃博拉出血热疫情防控先进集体"称号。

2015年　赵雪红荣获中宣部等七部委授予的"全国埃博拉出血热疫情防控先进个人"称号。

2015年　赵雪红荣获浙江省卫健委"先声杯"优秀志愿者。

2016年　援非抗击埃博拉医疗团队（护士赵雪红、高春华、卞丽芳）荣获"浙江省十大最美天使"。

2016年　赵雪红被评为2014—2015年度全省高校优秀共产党员。

2016年　赵雪红荣获"浙大好护士"称号。

2016年　邵爱仙荣获"全国十大杰出护理工作者"称号。

2016年　浙大一院圆满完成G20峰会保障任务。

2016年　护理部开发的"护理质控管理软件"获得中华人民共和国国家版权局计算机软件著作权登记证书。

2016年　急诊科品管项目"提高急性缺血性脑卒中患者D-to-N合格率"荣获

2016年浙江省医院品管大赛银奖、全国第四届医院品管大赛二等奖。

2016年　邵荣雅荣获《中华护理教育》杂志年度优秀编委。

2017年　陈黎明任护理部主任。

2017年　浙一互联网医院护理学院正式上线。

2017年　浙大一院获批手术室护理、糖尿病护理专科护士培训基地以及精神心理护理、静脉治疗护理实习基地。

2017年　浙大一院荣获国家卫生和计划生育委员会"优质护理服务表现突出医院"称号。

2017年　急诊科获浙江省卫生计生系统志愿服务项目二等奖。

2017年　赵雪红任浙大一院纪委委员。

2017年　金爱云荣获"浙大好护士"称号。

2017年　卞丽芳荣获国家卫健委"优质护理服务表现突出护士"称号。

2017年　卫建华荣获"浙江省优秀护士""中华护理学会杰出护理工作者"称号。

2017年　赵雪红荣获2015—1016年度浙江省教育系统"事业家庭兼顾型"先进个人。

2018年　浙大一院护理团队（阮萍、李旭芳、潘瑜、朱立琴）荣获"2018年浙江省护理技能竞赛"团体二等奖，李旭芳、潘瑜获个人技能赛二等奖，阮萍获个人技能赛三等奖。

2018年　卞丽芳荣获中华护理学会"杰出护理工作者"称号。

2018年　急诊科获批"国家级青年文明号"。

2018年　王薇任护理部主任。

2018年　黄丽华领衔研究团队申报的"基于循证构建护理质量敏感性指标"项目荣获浙江省医药卫生科技奖三等奖、浙江省科技进行奖三等奖、2018年"中国护理管理创新奖"卓越奖。

2018年　急诊科品管项目"提高急性缺血性脑卒中患者D-to-N合格率"荣获第三届亚洲医疗质量改进优秀项目一等奖、首届泛长三角医院多维管理工具应用大赛一等奖。

2018年　急诊科"智能化急诊预检分诊信息系统"在2018 AIIA杯人工智能巡回赛暨医学人工智能大赛上荣获新锐奖。

2019年　浙大一院获批浙江省加速康复外科护理、内镜护理专科护士培训基地。

2019年　孙彩虹荣获"浙大好护士"称号。

2019年　赵雪红荣获中华护理学会"杰出护理工作者"称号。

2019年　人工肝中心、肝胆胰外科获批"浙江省青年文明号"。

2019年　浙大一院成为"中国精英教学医院护理联盟"首批成员单位。

2019年　叶娟荣获"浙江省优秀护士"称号。

2019年　肾脏病中心获批全国护理科普教育基地。

2019年　顾青作品"一种内镜电子带锁含正压传递窗装置"荣获中国医学装备协会第四届全国临床创新与发明大赛一等奖；作品"一种超声内镜用供水装置"荣获中国医学装备协会第四届全国临床创新与发明大赛优秀奖。

2019年　王华芬任护理部主任。

2019年　外科重症监护室项目"降低危重患者谵妄发生率"荣获亚洲质量改进优秀案例一等奖、浙江省医院品管大赛综合组银奖。

2019年　急诊科品管项目"提高STEMI患者直接PCI治疗D-to-B时间的合格率"荣获第二届泛长三角医院多维管理工具应用大赛一等奖。

2019年　卢芳燕护理论文《肝胆胰外科短期留置和早期拔除导尿管的最佳证据应用》荣获中华护理杂志社"2019年中华护理百篇优秀论文"。

2019年　浙大一院荣获浙江省专科护士培训"优秀专科护士培训组织单位"；急诊急救、成人ICU及血液透析护理专科护士培训基地被评为优秀专科护士培训基地；赵雪红、卫建华、袁静、钟紫凤、顾青被评为优秀专科护士培训师资；黄昉芳、汪利萍、王秋香、曹美玲、蔡根莲、俞伟萍、张婷婷、王群敏、胡昕被评为优秀专科护士。

2019年　浙江大学医学院附属第一医院之江院区开业。

2020年　王华芬任院长助理。

2020年　浙大一院获批浙江省腹膜透析护理、老年护理专科护士培训基地。

2020年　浙大一院获批中华护理学会京外血液净化、心血管、呼吸专科护士培训基地。

2020年　王华芬荣获"抗击新冠肺炎全国三八红旗手"称号。

2020年　高春华荣获中华护理学会"杰出护理工作者"称号。

2020年　高昕荣获"浙江省三八红旗手"称号。

2020年　潘向滢、羊炜霞荣获"浙大好护士"称号。

2020年　王华芬带领护理团队申报的项目"新冠病毒肺炎集中救治应急救护模式的构建与成效"荣获2020年"护理管理创新奖"抗击新冠肺炎特别奖。

2020年　浙大一院56名护理人员先后驰援湖北武汉、意大利。在浙江省护理学会的表彰中，护理团队荣获"抗疫优秀团队"称号；王华芬、赵雪红荣获"杰出护理管理者"称号；王晓燕荣获"逆行援外杰出护士"称号；13名护士荣获"逆行援鄂杰出护士"称号；35名护士荣获"坚守前线杰出护士"称号；53名护士荣获"逆行援鄂优秀护士"称号。

2020年　赵雪红、刘烨、陈臣侃荣获"浙江省抗击新冠肺炎疫情先进个人"称号。

2020年　浙大一院护理团队荣获"抗击新冠肺炎疫情浙江省三八红旗集体"称号。

2020年　浙江大学医学院附属第一医院总部一期开业。

2020年　急诊科品管项目"提高STEMI患者直接PCI治疗D-to-B时间的合格率"荣获浙江省医院品管大赛进阶组银奖。

2021年　高昕荣获"全国巾帼建功标兵"称号。

2021年　王晓燕荣获浙江大学"事业家庭兼顾型"先进个人。

2021年　浙大一院获批浙江省呼吸、神经内外科、心血管护理专科护士培训基地。

2021年　邵乐文荣获浙江省护理学会"杰出护理工作者"称号。

2021年　赵小梅荣获"浙江省优秀护士"称号。

2021年　王华芬领衔的护理团队项目"新冠肺炎护理体系的构建与临床应用"

荣获浙江省科学技术进步三等奖。

2021年　肝移植中心项目"儿童肝移植多学科协作护理方案的制订及应用成效"荣获浙江省"护理管理创新奖"一等奖。

2021年　肝移植中心项目"提高儿童肝移植围手术期护理质量指标达标率"荣获浙江省医院品管大赛进阶组金奖、第六届亚洲质量改进与创新案例大赛一等奖、第九届全国医院品管圈大赛二等奖。

2021年　肝胆胰外科项目"降低肝胆胰外科围手术期血糖危急值发生率"荣获浙江省医院品管大赛综合组金奖、第六届亚洲质量改进与创新案例大赛一等奖、第九届全国医院品管圈大赛一等奖。

2021年　消毒供应中心项目"提高植入物的干燥合格率"荣获浙江省医院品管大赛综合组银奖、第六届亚洲质量改进与创新案例大赛二等奖。

2021年　跌倒预防小组项目"降低住院患者跌倒发生率"荣获第四届泛长三角医院多维管理工具应用大赛一等奖。

2021年　徐铭获浙江省人民政府见义勇为一等功。

2022年　浙大一院先后派出61名护理人员前往上海、海南参与新冠肺炎重症患者以及方舱医院救治工作，326名护理人员支援上海核酸采样工作。

2022年　方晓眉荣获"浙江省抗击新冠肺炎疫情先进个人"称号。

2022年　肝移植中心"关爱小黄人"志愿服务项目荣获浙江省青年志愿服务项目大赛铜奖。

2022年　黄丽华荣获浙江省护理学会"杰出护理工作者"称号。

2022年　浙大一院护理部成功获批浙江省巾帼文明岗。

2022年　浙大一院余杭院区急诊科项目"提高严重创伤患者送急诊手术时长符合率"荣获2022年浙江省医院品管大赛综合组金奖。

2022年　浙大一院之江院区发热门诊项目"构建智能化传染病风险预警模型在发热门诊分诊中的应用"荣获2022年浙江省医院品管大赛进阶组银奖、2022年度浙江省优秀质量管理小组成果一等奖。

2022年　王华芬任博士生导师。

致 谢

历经 10 个月，从列提纲、收集史料、整理成文、几易其稿，编辑团队团结一致，克服了一个又一个困难，跨越了一个又一个障碍，最终交付浙江大学出版社正式出版。

撰写之初，编辑团队在收集初期资料时不知如何入手，75 载历史，诸多资料缺失，我们颇有山重水复疑无路之感。

回望编书历程，遇皆良人，吾等何其有幸！许多可亲可敬的前辈、师长、同事……给予了我们莫大的精神支持和有力的帮助，在此请接受我们最诚挚的谢意！

感谢浙大一院综合档案室胡应瑛老师、金桂老师、叶安骏老师的不厌烦渎，让我们有幸近距离触摸到建院初期极具历史价值的珍贵档案。

感谢浙大一院原党委副书记陈君芳的热心引荐，让编辑团队得到了浙江大学档案馆王雅琴老师的大力帮助，使我们得以探悉 1947 年医院开幕式合影背后的故事和1951 年医院选派护士参加抗美援朝医疗队、整体护理模式改革等风云往事。

感谢浙江省档案馆工作人员的协助，让编辑团队查询到 1951 年医院 4 名护士参加杭州市抗美援朝志愿医疗手术大队第二分队在野战医院救死扶伤的先进事迹和立功的资料。

感谢浙江省卫生健康委员会档案室许琼老师的帮助，让我们领略到优秀护理前辈们的工作风采。

感谢原肺科护士长石希峰、原内科护士长杨秀珍、原传染病内科护士长 / 原护理部副主任鲍爱娟、原内科科护士长俞继英等护理老前辈的回忆，为我们倾情讲述浙大一院历届优秀护理前辈们在 20 世纪面对自然灾害和公共卫生事件时的不畏艰难、勇于挑战的故事。

感谢原护理部主任姚蕴伍、邵爱仙、徐林珍、王薇，原外科科护士长徐红等护理前辈对书稿内容的修改提出宝贵的意见，护理前辈们严谨求实、精益求精的工作作风深深地感染和激励着我们，在此向护理前辈们致以诚挚的谢意和崇高的敬意。

感谢原人事科科长徐真珍主任，原浙一护校刘建华老师、胡三芳老师，原护理部副主任沈蔚倩的口述，原护理部主任冯志仙的投稿，还原了浙一护校真实的面貌。

感谢浙大一院党政综合办公室章军老师的摄影佳作，让我们从他的镜头中领略浙大一院庆春院区多处古韵遗风。

感谢浙大一院图书馆陈小萍老师的引擎搜索，让我们在整理书稿时有了可以借鉴参考的文献资料。

感谢浙大一院病案室工作人员的毫无怨言，多次配合我们调运沉重的病历资料，从万千份资料中查找出第一例病历资料和护理模式改革期间的护理应用表格。

感谢马亦林教授、陈昭典教授、王开明教授、厉有名教授、陈君柱教授、林茂芳教授、王锡田教授等医疗专家对浙一护理的充分肯定与大力支持，让我们感受到浙大一院医护一家亲融洽和谐的工作氛围。